伤口负压治疗
基础与临床实践

Fundamentals and Clinical Practice of Negative Pressure Wound Therapy

周业平　魏在荣　满忠亚　主编

化学工业出版社

·北京·

内容简介

伤口修复是当前临床医学的热点之一。本书从基础理论到临床实践，由浅入深，按照不同创面，分类讲解目前先进的伤口负压治疗医学观念。图文并茂，旨在精细化、标准化阐述各种不同类型伤口的负压施治原则，提高医护人员技术水平。

本书紧密结合临床实践，介绍常见慢性伤口的负压治疗，实用性强，可供全国各级医院从事烧伤、整形、骨科以及慢性创面修复医师及相关专业研究生参考。

图书在版编目（CIP）数据

伤口负压治疗基础与临床实践 / 周业平，魏在荣，满忠亚主编． -- 北京 ：化学工业出版社，2025．7.
ISBN 978-7-122-48064-4

Ⅰ．R64

中国国家版本馆CIP数据核字第20254TP047号

责任编辑：满孝涵
责任校对：边　涛
装帧设计：史利平

出版发行：化学工业出版社
　　　　　（北京市东城区青年湖南街 13 号　邮政编码 100011）
印　　装：天津市豪迈印务有限公司
710mm×1000mm　1/16　印张 20　字数 315 千字
2025 年 9 月北京第 1 版第 1 次印刷

购书咨询：010-64518888　　　　　售后服务：010-64518899
网　　址：http://www.cip.com.cn
凡购买本书，如有缺损质量问题，本社销售中心负责调换。

定　　价：158.00元　　　　　　　　版权所有　违者必究

编写人员名单

主　编　周业平　魏在荣　满忠亚

副主编　张　逸　周常青　齐　心

编　者　（按姓氏汉语拼音排序）

何　睿　北京大学第一医院

黄二顺　北京大学第三医院

李　娜　沈阳京沈医院

李元新　清华大学附属北京清华长庚医院

吕汝举　山东威高新生医疗器械有限公司

满忠亚　山东省滕州市中心人民医院

齐　心　北京大学第一医院

曲　滨　四川省医学科学院四川省人民医院

王　磊　南通大学附属医院

魏在荣　遵义医科大学附属医院

夏　天　武汉华中科技大学附属协和医院

张　骞　清华大学附属北京清华长庚医院

张　龙　北京大学第三医院

张　逸　南通大学附属医院

张玉海　沈阳京沈医院

赵景会　北京大学第三医院

周常青　北京大学第一医院

周　健　遵义医科大学附属医院

周业平　首都医科大学附属北京积水潭医院

卓么加　青海省人民医院

在现代医学的长河中，伤口治疗始终是临床实践中的一个重要领域。随着科技的进步和医学研究的深入，新的治疗方法不断涌现，极大地提高了伤口愈合的效率和质量，改善了患者的预后。在众多创新技术中，伤口负压治疗技术以其独特的优势和显著的临床效果，成为一项革命性进步。

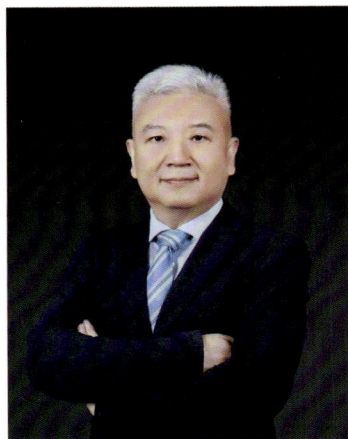

伤口负压治疗技术自问世以来，凭借其减少感染风险、有效控制渗出液、加速组织修复、促进愈合等优势，迅速得到了广泛应用。1993年笔者在北京积水潭医院创伤骨科做轮转医生的时候第一次见到了来自俄罗斯的负压治疗套装，惊讶于其独特的理念和疗效，国内在90年代中期即有专家学者在外科领域开展这一技术，并取得了良好的临床效果。2005年笔者在恩师孙永华教授指引下，在美国多个伤口治疗中心学习，看到了伤口负压治疗技术的广泛应用场景和神奇效果。回国后便与北京大学第一医院周常青教授、遵义医科大学附属医院王达利教授等同道们开始积极推动这项技术，同时携手国内有前瞻性的企业如武汉维斯第医用科技股份有限公司、山东威高新生医疗器械有限公司等，积极投入研发和生产，不断助力这一新技术应用。很多复杂困难的伤口，如冠状动脉搭桥术后的胸骨骨髓炎治疗、地震灾后大面积皮肤软组织缺损坏死、创伤后皮肤撕脱伤等，在使用伤口负压治疗技术后，感染率显著降低，治愈率大幅提高。随着该技术的不断发展和完善，越来越多的医疗工作者开始认识到其重要性，并积极将其应用于各类伤口的治疗中。伤口负

压治疗技术具有较好的临床优势和发展前景，特此编写本书，用以介绍近年来编者团队对伤口负压治疗技术的临床感悟。

本书分为上下两篇。上篇为伤口负压治疗基础，我们广泛收集了国内外关于伤口负压治疗技术的最新研究成果和临床经验，结合自身的实践经验，对负压治疗技术进行了系统阐述。包括负压治疗的历史和发展、创面相关概述、负压治疗的原理和技术要领、病房护理，以及营养支持策略等。下篇为常见慢性伤口的负压治疗实例，我们特别邀请了多位在负压治疗技术领域具有丰富经验的专家，共同撰写了这部分临床实践内容。涵盖了各种类型的伤口治疗案例和经验分享，图文并茂，以期为读者提供更加全面、实用的信息。

本书的编写过程历经两年，凝聚了众多专家与学者的专业知识和宝贵经验，旨在为医疗工作者提供一个全面、系统的学习参考，帮助他们更好地掌握这项技术，提高临床治疗水平。同时，我们也希望通过本书的推广，让更多的医疗工作者认识到负压治疗技术的重要性，并将其应用于实际工作中，为患者带来更加安全、有效和人性化的治疗体验。

在本书的编写过程中，我们得到了来自各方的支持和帮助。在此，我们要特别感谢所有参与本书编写的专家和学者，为本书的成功出版奠定了坚实基础。不过鉴于编者们精力有限，本书内容难免存在不足，敬请读者给予批评指正。

我们衷心希望本书能够成为医疗工作者在伤口负压治疗领域的良师益友，共同推动这一技术在临床实践中的广泛应用。

周业平

2025 年 4 月

目 录

上篇

伤口负压治疗基础

第一章

伤口负压治疗的历史和发展

第一节　伤口负压治疗的历史沿革

伤口负压治疗是一种促进急、慢性创面愈合的方法，它将负压作用于创面，对特定的伤口有促进愈合或改善基底状态的作用。

自1947年开始，只要是能够预见到在手术以后存在血液、胆汁和分泌物的积聚，就会使用吸引装置。1952年闭合伤口内吸引技术被引入临床，这种预防性吸引技术的出现极大地促进了伤口的愈合，将术后并发症减小到最少，并且减少了患者术后的住院时间。有文献报道证实，有效的吸引可以应用于许多情况，比如体液和细胞碎片的积聚。

20世纪70年代，苏联就开始应用负压治疗难愈的伤口，并且有相关的文献报道。1985年，美国的Chariker、Jeter使用闭合伤口吸引装置有效地处理伤口和肠瘘，在治疗中发现负压封闭治疗对于控制感染和引流渗出液有很大帮助，患者伤口愈合得到了极大改善。1986年在莫斯科，Kostiuchenok等人发现对于化脓伤口在清创手术以后使用真空治疗可以明显减少伤口组织中的微生物数量，他们发表了5篇文章，关于植皮前创面准备的221例对照研究，其中116例清创加负压治疗，设定负压值为−100mmHg，发现创面细菌感染率降低，创面愈合加快，证明用负压吸引与外科清创来治疗化脓的感染创面，能显著降低创面的细菌负荷，明显提高创面愈合的速度。

1991年，Davydov等对比单纯外科清创术，讨论了治疗化脓性伤口的几种方法的区别，认为负压治疗可以增强免疫力，降低感染发生率。

同在1991年，日本的Nakayama和Soeda描述了使用可黏合的贴膜和一个可以被替换的吸管，利用上述两样工具，在游离移植的皮肤上制造真空负压，促进了上皮的愈合。有些患者腹部切口不能即刻关闭或者术后早期需要再次打开，Brock等人为腹部外科切口的临时关闭研究了一项技术，这项技术被描述为"三层，无需缝合，持续真空负压使得密封的敷料稳定在伤口之上"。第一层为聚乙烯膜，第二层为保持湿度的无菌外科敷料，第三层是覆盖有丙烯酸树脂的多元酯纤维。在第二、三层之间放置硅胶引流管，产生−100～150mmHg的持续负压。

1997年Morykwas和Argenta等人报道了相似的结果，发表了3篇里程碑样的文章，文章描述，与现代先进工业技术结合，采用多孔的聚亚安酯的海绵作为负压治疗的填充敷料，在使用4天伤口负压吸引治疗后，组织内的细菌数目明显减少。此项研究证明负压吸引治疗可以产生很好的临床效果。

1998年Blackburn等人研究使用负压吸引内置的敷料作为皮肤移植的覆盖物，这些装置形成局部负压，避免了许多导致皮肤移植失败的因素（如血肿、渗出、感染、皮肤移动、受区基底条件差、受压坏死等）。在这篇报道中，他描述了应用一种非黏合纱布覆盖受区，并用无菌的开放细胞泡沫作为支架覆盖，制造出一个无菌的、与外界相隔离的系统。

2004年，Mikel Gray认为负压治疗比盐水纱布包扎换药对于慢性创面的愈合更有优势。

伤口负压治疗现在作为一种方便实用的套装装备已经被国际同行广泛认可，但是，这种负压套装直到1995年才改良成为我国医院使用的常用设备。其实在这种设备商业化推广之前，因为具有很好的临床效果，它就早已经在我国创面修复上使用。比如1996年，乔建国、裴华德等在《医学新知》杂志发表"创腔聚乙烯醇泡沫封闭式负压引流的应用和体会"治疗感染和非感染创腔，罗怀灿、王洪等在《同济医科大学学报》发表"封闭式负压吸引技术在外伤性和感染性四肢创伤治疗中的应用"治疗四肢创面。2004年开始，国内几家医院的医生赴美国学习创面治疗技术，其中主要是负压治疗技术，经过一段时间学习和归国实践，共同推动了负压治疗技术培训。在临床上，开始阶段有些医生用纱布、手术贴膜、抗压引流管自制负压体系，取得了疗效；国内一些有前瞻性的企业开始改进、引进先进的负压套装理念，配套组合开发高分子填充材料，选择更好的贴膜材质并配套先进的抗压引流管，生产出可调控压力的负压机器，有代表性的是武汉维斯第医用科技股份有限公司、山东威高新生医疗器械有限公司，两家企业凭借技术研发优势开展工作，对于推动国内负压技术进步起到了积极的作用。如今越来越多的医生开始接受这一治疗理念并运用到临床实践。2008年汶川地震期间，负压套装产品大量应用于地震伤员救治中，体现了其快捷、有效闭合创面的特点，为早期伤员妥善救治起到了积极的作用，此项技术进一步显示了对于急性创伤治疗的优越性。目前，国内大部分外科体系医生都对负压治疗有所了解和认识，很多基层医院都在开展这项技术，负压治疗技术应用领域越来越广泛，已在外伤、感染、烧伤、胸骨骨髓炎、肠瘘、下肢动静脉溃疡、糖尿病足溃疡、压疮等领域显示了广阔的应用空间。

第二节 伤口负压治疗的临床概述

伤口的愈合都要经过以下阶段：凝血期和炎症期，外伤使组织结构受损并导致出血，引发补体、激肽、凝血级联反应和血浆酶的生成反应，不仅导致了凝血过程，而且在受伤的部位聚集细胞因子和趋化因子，促进愈合的细胞和营养进入受伤区。增殖期，创面肉芽组织形成，包括成纤维细胞、炎性细胞、新生毛细血管网等。创面没有感染，炎性反应期就较短，将创面致病的和无用的物质成功清除后，就开始进入愈合的增殖期。成熟期，细胞外基质富含胶原，在基质成分中占主导地位，相互交联并形成纤维束，逐渐为愈合的组织提供不断增强的硬度和张力。

因此，伤口负压治疗可以改善伤口的愈合，其机制目前公认的有以下几个方面：①伤口负压治疗可以促进局部新生血管的增加而改善局部的循环和氧供状态。很多慢性创面不愈合的原因是局部供血不良，造成组织缺氧，在相对缺氧的情况下，局部代谢紊乱，细胞增殖受到抑制。而研究发现，伤口负压治疗在治疗开始的数分钟至数小时内，创面基底部位的血流量就显著增加，几天后有新生的血管增生，同时临床上可以观察到健康的肉芽组织。②创面渗出过多容易造成伤口局部的渗出液堆积，同时伴有组织水肿，伤口的愈合会受到阻碍，负压治疗可以及时清除组织渗出液并通过与填充敷料的相互作用压迫水肿组织，促进组织水肿的消退。③创面的渗出液含有大量乳酸，而乳酸堆积会延长伤口的炎症期，甚至造成伤口停滞，不能进入增殖阶段，负压治疗可以及时清除这些不利于伤口愈合的液体。④负压造成伤口局部真空，可以直接杀灭细菌，同时通过改善循环，使白细胞的抗菌能力增强，因此，可以减轻创面感染。⑤可以保护创面有活力的胶原，从而促进创面的愈合。

由此，国内的伤口负压治疗装置也种类不一，根据压力的调节方式可以分成三类。一类为通过电脑控制的间断负压系统，一类为使用简易负压罐形成负压的装置，还有一类为直接墙壁负压。负压治疗填充的敷料常用的有普通纱布、抗菌纱布、聚乙烯醇、聚氨酯海绵等。不论是何种装置，基本的治疗内容都包括安装吸引装置、放置吸引管、填充敷料、粘贴透明贴膜和连接引流液收集罐，通过这些配置对创面提供负压，将一个开放创面变成一个受控制的闭合的创面，将创面基底过多的渗出液体移出，同时去除渗液中多种不利于愈合的因素，并促进循环、减轻水肿，从而达到促进创面愈合的目的。

负压治疗的目的之一是促进创面的血流供应，降低组织损伤的可能性，那么，负压应该多少才合适呢？许多学者进行了这方面的研究。1987年Usopov等研究成年兔外科清创后的负压治疗效果，认为负压不应该大于−80mmHg，以避免强烈的负压对组织的损伤；Wackenfors等2004年用激光多普勒测量猪的创面微血管的血流，认为应用较高的负压（超过−125mmHg）会引起创面范围内和邻近组织的局部血液灌注不良；Cynthia A. F的一项研究发现，在接受负压治疗时，创面的血流变化与压力有很大关系，给予−125mmHg负压的时候，血流比正常增加4倍，而当给予−400mmHg时候，血流则被抑制。根据我们的临床实践也发现，对于不同的伤口，压力对伤口局部的循环有很大影响。比如，对于糖尿病足负压不宜过高，宜控制在−40～−60mmHg，否则有可能造成伤口周围的组织继发坏死；对于皮下脂肪层的伤口，−60～−80mmHg较为适宜；而对于小腿和躯干部位的创伤后肌肉组织、筋膜层的稳定伤口，则在−60～−120mmHg为宜。此外，长期持续负压可能造成组织局部血液灌注不良和慢性缺血，而间歇负压可以通过组织反应性的充血而改善局部的循环状态，从而降低由于缺血造成组织损伤的风险。

在国内外临床应用中，填充负压伤口的敷料不尽相同，早期使用普通粗网眼纱布，价格低廉，缺点是易堵管，操作不快捷。企业生产套装化以后带来了临床便捷和材料更新，有的使用亲水性的聚乙烯乙醇化合物，材料强度高，出厂前用无菌生理盐水湿化，这类物质有潮湿的开放微孔结构，通过这些微孔可以将创面分泌物排出；有的使用非亲水性的多聚氨酯材料，存在类似海绵的孔隙结构，通过孔隙排出创面分泌物，可以对创面基底实施更大的压力，缺点是这材料价格昂贵。

负压治疗最担心的问题是，当创面渗出物黏稠或较多、清创不彻底时，临床上可以见到敷料下积脓，处理不及时导致负压失效，原本的负压伤口区域变成了一个巨大脓腔，反而不利于伤口的愈合。所以，使用中应该特别注意护理问题。

负压治疗对于有些伤口应该严格禁止。如有可疑肿瘤细胞存在的伤口，需避免促进肿瘤意外生长；感染后未经清创治疗的骨髓炎也不适合；坏死焦痂后未清除的创面容易在负压环境下溶痂及堵管而加重感染；有大血管暴露的创面直接用负压治疗容易引起不可预测的大出血；对于暴露的脏器，应该控制负压不要太强，避免对脏器的损伤；对于肢体，应该特别注意避免形成环扎状的压迫。

此外，病因学的治疗至关重要，包括伤口的始发因素，以及全身存在的相关疾病，如糖尿病、免疫系统疾病、营养不良等，如果仅着眼于局部伤口的治疗而忽视病因的治疗，有可能因此延误病情。伤口负压治疗对于多数伤口有良好的作用，可以加快愈合，减轻疼痛，减少感染发生率，对于大面积的伤口还可以减少医护人员的换药负担。使用得当的时候，可以减少医院的院内感染，降低伤口感染治疗的相关费用。

第三节　伤口负压治疗系统

负压封闭引流技术作为一种创新的伤口治疗方法，已经在临床实践中被广泛应用。通过对覆盖创面的引流材料施加负压，利用材料良好弹性或可塑型的特点，填充和覆盖不同形状的伤口，能够有效清除伤口渗出液，促进创面愈合，并减少伤口感染的风险。另外负压引流材料还可以给伤口提供一种湿润的愈合环境，促进细胞迁移并防止伤口干燥，从而提高肉芽组织形成速率来促进愈合。

伤口负压治疗系统主要由动力源和封闭源两大部分构成。

一、动力源

动力源为伤口负压治疗系统提供引流所需要的负压，常用的动力源主要有医院中心负压、电动负压吸引器、手动负压吸引装置、高负压引流瓶、弹簧式引流装置等。

1.医院中心负压 医院中心负压是由中心吸引站的真空泵机组作为负压源，通过真空泵的抽吸使吸引系统管路达到所需的负压值，在手术室、抢救室、治疗室和各个病房的终端产生吸力，负压值提供范围可达150～600mmHg，在供终端患者使用时，可以通过墙式流量计来调节负压值的大小，以输出适合的负压值。

医院中心负压可以提供充足的负压值，即使创面密封不良也可以持续引流。缺点一是负压值的控制无法精确；二是患者无法移动，只能在病床上使用。

2.电动负压吸引器 电动负压吸引器使用电能作为动力源，驱动负压泵输出负压，具有功率大、吸力强、应用范围广、移动性好等特点，可以方便患者的移动及转运。电动吸引器按其使用的真空泵类型可划分为两种。

① 滑片式真空泵。这种真空泵含油。其机械噪声较大。缺点是真空泵中贮油室无油、油液面过低或提油环不转动时，便不能润滑真空泵，容易将真空泵烧坏。

② 膜片式真空泵。即真空泵是无油的。其运行噪声小，平时不需要更多的维护。在膜式电动吸引器中还有电磁式结构的负压吸引器，这种吸引器也是利用膜片来控制真空泵进气和排气，达到负压吸引的目的。

电动负压吸引器目前正在向智能化、小型化方向发展。智能化是利用内在控制系统，可以完成负压精准控制、冲洗、吸取的功能，方便了医护人员的工作；小型化是为了应对在战场和救灾等急救场合，或者临时使用的场合，以及家庭、社区的医疗救护场合，只适合于临时急救场合使用。

小型化负压吸引器衍生出一款便携式的设备，常用于需要出院治疗但是伤口还有少量渗出液的患者，便携式负压吸引器因其体积小，便于携带，不影响正常活动，正在欧美地区开始流行。

3.手动负压吸引装置　手动负压吸引装置不使用动力源，依靠手动或脚踩踏产生负压，主要用于各种无法找到合适电源的急救场合，由于体积小、重量轻、携带方便、操作简单，无需电源即可使用，因而特别使用于偏远无电源地区、农村卫生院、家庭护理、野外急救及断电时使用。

4.高负压引流瓶　高负压引流瓶是出厂前将引流瓶内抽吸形成一定的负压，应用水封瓶虹吸作用使密闭环境内的气体或液体及时引流排出，它小巧轻便，易于携带，不影响患者的行动。

5.弹簧式引流装置　弹簧式引流装置利用弹簧的回弹原理保证了操作产生所需负压，它小巧轻便，易于携带，不影响患者的行动。

二、封闭源

封闭源是用来为伤口负压治疗系统创造一个密闭空间，然后接通动力源，通过可控的负压来促进创面愈合，封闭源通常涵盖填充物、贴膜、管路三大部分。填充物是用来覆盖或填充皮肤、软组织缺损的创面，贴膜用来覆盖填充物和创面，管路则用来连接填充物和动力源。

填充物的分类可以从填充物的材料、海绵孔径、管路抗压性、是否可冲洗、是否抗菌等多个角度进行分类，以填充物材料而言，目前主要有以下类型。

1.传统型敷料　主要指纱布，一般由棉花、软麻布和亚麻布等加工而成，有多重不同形状和尺寸。可以用于感染伤口、伤口的包扎和保护、伤口渗液管理、需要经常更换敷料的伤口。

其优点有：①保护创面；②可吸收性；③制作简单；④价格便宜；⑤可重复使用。

其缺点有：①无法保持创面湿润，创面愈合延迟；②敷料纤维易脱落造成异物反应，影响愈合；③创面肉芽组织易长入敷料的网眼中；④敷料被浸透时病原体易通过；⑤换药时易损伤新生的组织；⑥换药工作量大。

2.合成纤维纱布（无纺布）　材料为合成纤维，这类敷料具有纱布一样的优点，如经济并具有很好的吸收性能等，而且有些产品还具有自粘性，使用起来很方便。然而，这类产品同样具有纱布一样的缺点，如通透性高、对外界环境颗粒性污染物无阻隔等。

3.塑料膜性不粘纱布　是在传统敷料的外周再包一层带孔的塑料薄膜，除了具有纱布的特点之外，还具有以下优点：①可以防止敷料纤维脱落；②不粘连伤口，减轻换药时的疼痛和组织损伤。

4.湿润性不粘纱布　由传统敷料经凡士林或者甘油三酯浸润而成。

其优点有：①减少粘连；②湿润环境，利于表皮生长。

其缺点有：①无吸收性；②该敷料有时难以固定，特别是术后早期运动时。

5.半通透性膜（薄膜类敷料）　由聚氨基甲酸乙酯或聚乙烯材料制成的吸收膜，其中敷料的一侧有粘性材料。具有半通透性，允许氧气和水蒸气透过，同时可以阻止水和细菌通过。此类敷料适用于相对清洁的创面，不宜用于感染性创面。

其优点有：①价格便宜；②贴合性好，可以在伤口上连续使用长达1周；③有助于自溶性清创；④防止伤口床摩擦；⑤无需移除就可以观察伤口情况；⑥维持伤口床适度湿度，防止细菌污染。

其缺点有：①可能会与某些伤口粘连；②不能用于重度渗出的伤口；③伤口被密封，可能会导致周围皮肤浸渍。

6.泡沫类敷料　多数由水分子材料发泡而成的敷料，目前使用最广泛的材料有聚氨酯泡沫敷料（PU）和聚乙烯醇敷料（PVA）。这种敷料多孔，表面张力低，富有弹性，可塑性强，重量轻，对渗出液的吸收甚至可达到敷料本身质量的10倍。

（1）聚氨酯泡沫敷料（PU）：是一种主要由聚氨酯泡沫制成、结构具有多孔性、可带有或不带有背衬的伤口敷料。它对伤口渗出液有良好吸收容量，同时又可为伤口提供保护屏障和保持伤口湿性愈合环境。

其优点有：①舒适、不粘连伤口；②吸收性能高；③所需敷料更换频率低；④有不同形状和尺寸，方便不同部位使用；⑤创面无残留。

其缺点有：①可能需要使用二层敷料或胶带固定；②渗液较多时，如果没有及时更换，可能会引起伤口周围皮肤浸渍；③敷料不透明，难于观察伤口。

（2）聚乙烯醇敷料（PVA）：是以聚乙烯醇为原料基础通过特殊加工工艺制作而成的用于呵护伤口的敷料产品。聚乙烯醇是已知唯一的一种水溶且无毒无刺激无味的高分子聚合物，有良好的生物相容性，100%可降解。

其优点有：①可降解性。当温度达到60℃，聚乙烯醇纱布能够完全溶于水；②完全无毒无害。医用级的聚乙烯醇敷料成分是一种极安全的高分子有机物，对人体无毒，无副作用，具有良好的生物相容性。③低掉絮，无毛边。得益于聚乙烯醇优秀度物理特性，聚乙烯醇纱布的掉絮情况比传统纱布好很多。④强吸水性。聚乙烯醇面料比普通纯棉纱布相比，吸水性要强出30%以上。能更好地用于止血、吸收组织液等操作。⑤不粘连伤口。因为聚乙烯醇面料有不吸附油脂渗出液的特点，从而有效防止与伤口及伤口组织粘连，减轻换药痛苦，显著缩短创面愈合时间，提高创面愈合质量。

其缺点有：①可能需要使用第二层敷料或胶带固定；②渗液较多时，如果没有及时更换，可能会引起伤口周围皮肤浸渍；③容易变干；④敷料不透明，难于观察伤口。

基于以上特点，泡沫敷料是目前实际临床应用中最为广泛和成熟的负压引流材料类型。更多泡沫敷料的介绍见本节附文。

7.水凝胶敷料　由明胶、多糖、多电介质复合物和甲基丙烯酸树脂组成的三维立体网状吸水性多聚体，分为片状水凝胶敷料和无定形水凝胶敷料，含水量很大，常超过70%，因此渗液吸收能力较差，但可以主动给干燥的伤口提供水分。片装水凝胶主要用于伤口愈合后期，如增殖期、静脉炎的预防和治疗、化疗药物的外渗的治疗等，效果很好；无定形水凝胶也被称为清创胶，主要用于辅助自溶性清创和软化焦痂等。

其优点有：①水化伤口，提供湿润环境；②促进自溶清创，用于黑痂清创；③利于上皮移行及肉芽生长；④不粘伤口、能止痛、更换敷料时不会损伤伤口并能填满腔隙伤口。

其缺点有：①无细菌屏障；②容易导致周围皮肤浸渍；③需第二层敷料；④不适于多量渗液的伤口；⑤敷料颜色会变绿色，易与绿脓杆菌感染混淆。

8.水胶体敷料　水胶体敷料是一种新型医用无菌敷料，主要由粘性材料、亲水性水胶体（CMC）以及人造弹性体等组成。CMC的原料常见为羧基甲纤维素钠、热塑性橡胶（苯乙烯-异戊二烯-苯乙烯聚合物）、聚异丁烯等化合物粘性混合而成。

该敷料的原理是：亲水性的高分子颗粒与伤口渗液相接触，在伤口表面形成一层湿润的凝胶，为创面提供一个湿润密闭的愈合环境，促进细胞的增殖和上皮细胞的移动，从而加快伤口的愈合。粘性材料为敷料的自粘性提供保证，而CMC则是敷料具有吸收性能的基础，人造弹性体使敷料具有弹性。

其优点有：①可以促进自溶性清创；②封闭伤口床，保护伤口；③防水阻菌，防止尿液和粪便污染；④具有中度渗液吸收能力。

其缺点有：①可能会在伤口床留下残留物，被误认为感染；②容易发生摩擦的部位敷料边缘容易卷边；③感染存在时不可以用；④吸收渗液后敷料局部会变为白色，可能造成误会；⑤粘性较大，如果使用较短时间就去除，敷料粘性仍然很大时可能造成皮肤损伤。

9.银离子敷料 敷料中含有或敷料表面涂有含银离子的化合物，其杀菌主要是基于重金属离子对细菌蛋白质的变性作用。

其优点有：①保护创面，减轻伤口疼痛；②释放银离子杀菌，控制感染；③溶解坏死组织。

其缺点有：①使用时间超过2个月需重新评估；②不能用在良好生长的肉芽伤口上；③会有轻微伤口着色现象；④可能会造成一定的不良反应。

10.胶原敷料 胶原是细胞外介质的主要成分，也是最普遍存在的蛋白质，能够自我集聚成为细胞外支持成分，参与组织结构的维持，进入皮肤后能被细胞吸收利用。胶原具有水合性质，水合角化细胞能在一定程度上防治瘢痕增生。

其优点有：对伤口有一定的修复作用和防治瘢痕增生的作用。

其缺点有：①不适用于感染创面；②抑制瘢痕效果有限。

11.含炭敷料 由活性炭纤维加工而成，能有效地吸附伤口渗出物，破坏细菌生长环境，具有一定的消炎、止血作用，主要用于烧烫伤、创伤及化脓感染和溃疡等。

其优点有：①利用炭的吸附作用，吸附异味；②加入银的成分能增加抗菌能力；③有些加有海藻和亲水性纤维能增加吸收能力。

12.壳聚糖敷料 由浅海虾蟹壳中的α-甲壳素经过脱乙酰化而成，脱乙酰度一般在75%左右，溶于稀酸。适用于手术刀口、新鲜创面、烧烫伤、慢性溃疡等。α-甲壳素经脱乙酰基后制成壳聚糖，是自然界中唯一带正电荷的材料，具有一定的抗菌消炎、止血和促进肌体组织生长等功效。可加工成止血海绵、复合溶胶膜及无纺布敷料等。

其优点有：适用性较广，安全性较高，有一定的抗感染和促进创面愈合作用。

其缺点有：①杀菌作用不强，对感染创面需结合其他抗菌材料使用；②在一定程度上能减少瘢痕形成，由于核心材料的局限使产品减少瘢痕的能力弱化，不能从根本上保证解决瘢痕增生问题。

13.藻酸盐敷料　主要成分来自海中的藻类，这是一种由不溶性多糖海藻酸盐制成的敷料，类似于藻类中的纤维素。海藻酸能与金属离子结合形成盐，是各种金属离子的良好载体，常见的如海藻酸钙、海藻酸锌敷料等。该敷料与创面接触时，通过离子间交换，使不溶性藻酸钙变成了可溶性藻酸钠，藻酸盐中的钙离子在伤口表面形成一层网状凝胶，从而保持伤口的湿性愈合环境。该敷料具有较强的渗液吸收能力，与渗液接触时会变成凝胶状。

其优点有：①创面形成藻酸钠凝胶，提供湿润环境；②有止血功能；③吸收性好；④可缓解疼痛；⑤可用于洞穿（腔）性创面，减少死腔；⑥防水，有助于血液的凝固，促进止血。由于该敷料具有极强的吸收性，能吸收相当于自身重量20倍的液体，一般可7天更换1次，或在外层敷料湿润的时候更换，尤其适用于高渗出的慢性创面，如压疮、溃疡。

其缺点有：①必须使用二层敷料；②可能会引起伤口床脱水和干燥；③误用于暴露肌腱、关节囊或骨骼时会造成这些组织干燥坏死。④用于窦道或潜行时，如果在伤口床停留时间过长，藻酸盐敷料已经完全转变成凝胶状，有些产品在取出时有困难，需要用生理盐水进行冲洗。

14.无机诱导活性材料　应用具有人体上皮细胞再生诱导作用的无机元素为生物活性成分，主动诱导上皮细胞增生，能中和创面酸碱度并具有一定的抗炎性。主要用于烧烫伤、手术切口、供皮区治疗及各类慢性溃疡等的治疗。

15.药用类敷料　即用浸渍或涂敷方法将药物涂覆于敷料上，如软膏类敷料、消毒敷料以及中药敷料等，有保护创面、止痛、止血、消炎、促进新生肉芽组织及上皮细胞生长、加速创面愈合等功能。例如，具有抗菌作用的磺胺嘧啶银敷料、二氧化钛抗菌敷料，具有消炎作用的利多卡因敷料，具有快速祛痛、止血消炎功能的中草药敷料。

很难说哪一种填充物会最合适伤口，即便某种填充物对于某种伤口的有效性已被验证，也不一定适用于所有的患者。在选择敷料时，要判断以下几个方面：伤口类型，伤口尺寸，伤口处在哪个时期。每个阶段，伤口对护理的环境要求不一样，选择的填充物也不同，故应因人制宜，灵活地选择填充物，联合应用，选择最安全、最有效、使用简单、效价比高的填充物才是最合理的。还应准确评估伤口情况，选择经济、简便、实用的伤口覆盖物，促进伤口愈合。

（周业平　　吕汝举）

附　泡沫敷料的发展和应用

根据伤口负压治疗系统的原理，负压引流材料应符合理想伤口敷料的特性：保持伤口/敷料界面的高湿度；去除多余的渗出物和有毒成分；允许气体交换；提供隔热；防止继发感染；防止颗粒或有毒污染；允许在更换敷料时无创伤地移除。

负压引流材料主要分为泡沫敷料和医用纱布两大类。

1986年，Kostiuchenok等研究者首次使用医用纱布包裹多侧孔引流管，结果显示以医用纱布为填充敷料的局部负压疗法（TNP）能较好地降低伤口床上的细菌量，同时也能促进肉芽组织的生长。Witkowski和Preston等通过临床随机对照研究，认为医用纱布是负压封闭引流（VSD）治疗中可选择的材料之一。以医用纱布为填充材料的VSD治疗，肉芽组织长入填充材料内的数量明显低于泡沫敷料，这样可以避免更换敷料时给患者带来的疼痛及对新生肉芽组织造成二次损伤。以泡沫敷料为负压引流材料的VSD治疗，必须将泡沫敷料剪成与伤口大小完全相符的尺寸，但使用医用纱布为填充材料进行VSD治疗没有尺寸上的严格要求，节省了大量的护理时间。基于医用纱布是传统换药方法的常用材料，取材方便而且价格便宜，所以深受当时临床人员及患者的喜爱。1993年，Fleischmann等使用泡沫敷料包裹多侧孔引流管进行VSD治疗的首次调查研究，研究认为开放式分子结构的泡沫是较好的伤口填充敷料。1995年泡沫敷料已经获美国FDA批准并广泛应用于临床。

后来，泡沫敷料不断发展。目前，已经有超过470余篇使用泡沫作为填充敷料的VSD治疗对伤口愈合的作用的相关性文章。一般认为，医用纱布的弹性不如泡沫敷料，压力传导不均，容易导致引流不通畅、堵塞。王淑英等在研究中总结出纱布类材料在负压治疗中也可以引流，但其会紧密粘贴在伤口上，揭除困难，需要用生理盐水纱布湿敷后揭除，不但会增加换药时间，还会引起伤口疼痛、出血，造成二次损伤，容易导致创面过于干燥，甚至形成硬痂，清除硬痂时也会引起伤口出血，进一步损伤软组织，造成瘢痕生长。而泡沫敷料为具有开孔结构的高分子海绵材料，因具备优良的三维互通空间孔隙结构，能够为负压封闭引流技术提供均匀的负压传导及良好的引流通路。另泡沫敷料中的空气在负压作用下开始排空时，敷料力学上的形态结构使敷料开始产生抵抗组织的力量，但这种抵抗力是不均衡的，在一些点上，人体组织内部的力量比敷料外在的牵拉力大，造成敷料的塌陷，最终导致伤口面积的缩小。

基于以上优点，泡沫敷料是目前实际临床应用中最为广泛和成熟的负压引流材料类型。在VSD技术中，泡沫敷料能否有效管理渗出液，主要关注以下四个因素：①垂直和水平面上吸收渗出液能力（伤口液体处理能力）；②在外部压力下引流渗出液；③不黏附于伤口；④保持适当的湿气透过率。根据这些要求，较为常见的泡沫敷料型负压材料有聚乙烯醇（PVA）泡沫敷料、聚氨酯（PU）泡沫敷料，以及其他类型泡沫敷料。

1.PVA泡沫敷料　PVA泡沫是在硫酸等酸性催化剂的存在下，通过聚乙烯醇溶液与甲醛的缩合/交联发泡和固化而形成的一种含有大量羟基（—OH），具有优异的耐化学性和生物相容性的亲水性高分子材料（图1-1）。

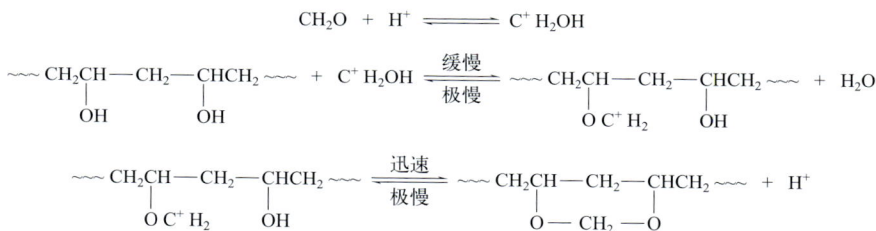

图1-1　PVA泡沫敷料制备化学原理

PVA泡沫吸液能力优异，可以吸收自身重量7～10倍的液体。其亲水性的特性，能够更好地抵抗蛋白质吸附和细胞黏附，在医学上已被探索用于制作人造软骨、腱、韧带、角膜、晶状体和椎间盘等，而在作为负压引流材料应用于VSD治疗时，能够比聚氨酯泡沫敷料更好地保护创面。含水状态的PVA泡沫材料质地柔软且富有弹性，具有较强的抗张力性，其内密布大量彼此贯通的、直径为0.2～1.0mm的细小孔隙，具有强烈的毛细虹吸作用，在负压作用下具有极好的可塑性。且该材料对人无毒性，无组织刺激性，无免疫活性，无皮肤致敏性。但PVA泡沫材料的玻璃化转变温度高（约80℃），导致PVA泡沫材料在干燥状态、不含水的情况下材质坚硬（图1-2）。

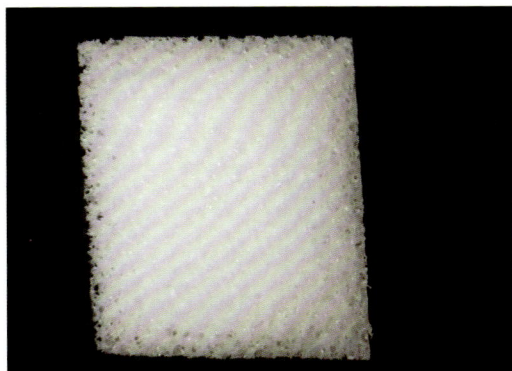

图 1-2　PVA泡沫敷料表观照片

　　传统的PVA泡沫敷料的泡孔是在反应过程中引入淀粉填料，待材料固化成型后将其填料等物质冲洗、移除，留下孔隙，形成非网状的泡沫结构。Larry Jang研究了一种SiO_2溶液同步酸化制备高吸水性多孔PVA泡沫材料的新方法，开发出一种新的PVA泡沫材料，降低因移除淀粉产生大量废水对环境的污染。同时，Larry Jang还研究为了避免淀粉和二氧化硅颗粒等成孔剂造成的环境污染和混合困难问题，通过借助摄像机记录的显微图像，依据相分离原理，开发出一种引入空气，不使用成孔剂制备多孔PVA泡沫材料的新方法。

　　另外为了提高PVA泡沫材料部分性能以更好地适应临床需求，研究人员对泡沫材料的性能进行了拓展研究。武汉理工大学的樊李红采用物理共混方法，通过PVA、海藻酸钠（AL）与甲醛的缩醛化反应成功地制备了海藻酸钠／聚乙烯醇复合海绵材料，改良了泡沫材料的孔径，使材料的吸水率达到2559.27%，同时在泡沫中引入抗菌剂纳米银，结果显示泡沫对大肠杆菌和金黄色葡萄球菌都具有良好的抑菌效果。华南理工大学的钟国鸣在原材料选用中，采用水性聚氨酯预聚体代替甲醛，制得的多孔PVA泡沫材料吸水可高达30倍，远高于吸水倍率一般只有8倍左右的聚乙烯醇缩甲醛泡沫材料。武汉大学中南医院付涛在PVA泡沫材料制备过程中添加生物活性物质壳聚糖，成功制备了聚乙烯醇／壳聚糖复合泡沫材料，材料不仅具备负压封闭引流材料原有的功能特性，而且获得壳聚糖的抗菌性、促进伤口愈合等生物活性，并且材料的孔径、孔隙率增大、弹性增强。但不论什么方法，PVA泡沫材料的制备难点在于其反应条件不易控制，孔径分布较宽，且孔与孔间的连通性较差。对比聚氨酯（PU）泡沫敷料孔径均匀可控、孔间连通性完全的特点（**图 1-3**），限制了 PVA 泡沫敷料在高黏度渗出伤口的应用。

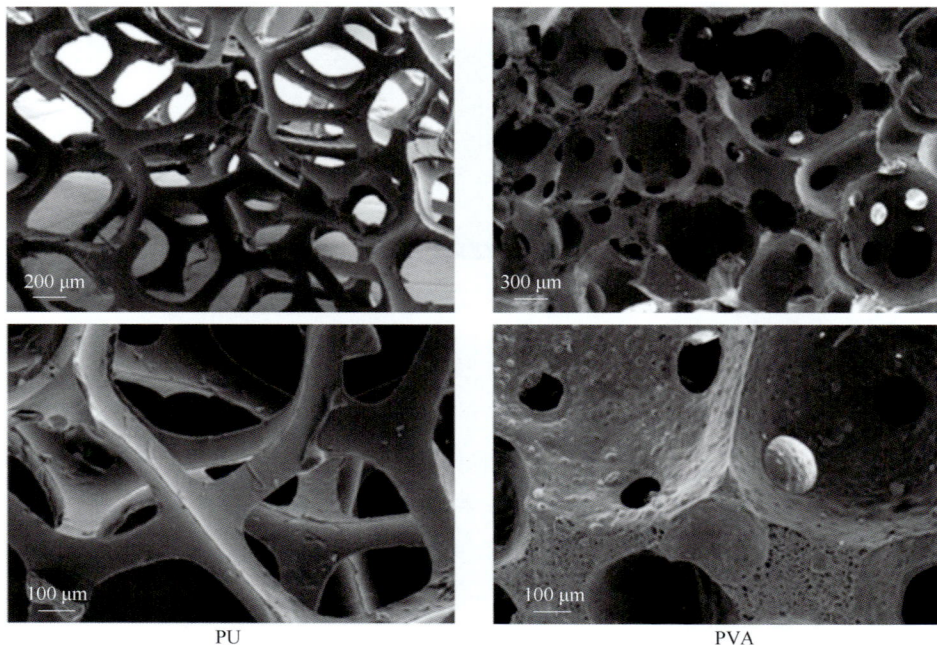

图 1-3　PU 与 PVA 的电子显微镜扫描图

扫描电子显微镜分析，PU 泡沫敷料均匀孔隙，孔径大，连通性高；PVA 泡沫敷料孔隙非均匀，孔径大小不同，孔径连通性差

2.PU 泡沫敷料　PU 泡沫敷料是由异氰酸酯预聚物和多元醇在发泡剂和胺类催化剂存在下反应发泡形成的高分子材料。在发泡过程中，有两种反应同时发生，即异氰酸酯与多元醇之间的反应形成聚合物网络，异氰酸酯与水之间的反应产生泡沫。这种主链上含有重复氨基甲酸酯基团（—NHCOO—）的 PU 泡沫敷料是一种理化性能和血液相容性兼优的疏水性高分子材料。通过对其软、硬段结构的调整，可合成出既有良好的物理机械性能，又具有血液相容性和生物相容性良好的医用高分子材料（**图 1-4**）。

PU 材料在生物医学上应用具有以下优点：①优良的抗凝血性能；②毒性实验结果符合医用要求；③临床应用中生物相容性好，无致畸变作用，无过敏反应，可解决天然胶乳医用制品固有的"蛋白质过敏"和"致癌物亚硝胺析出"两大难题，从而成为许多天然胶乳医用制品的换代材料；④具有优良

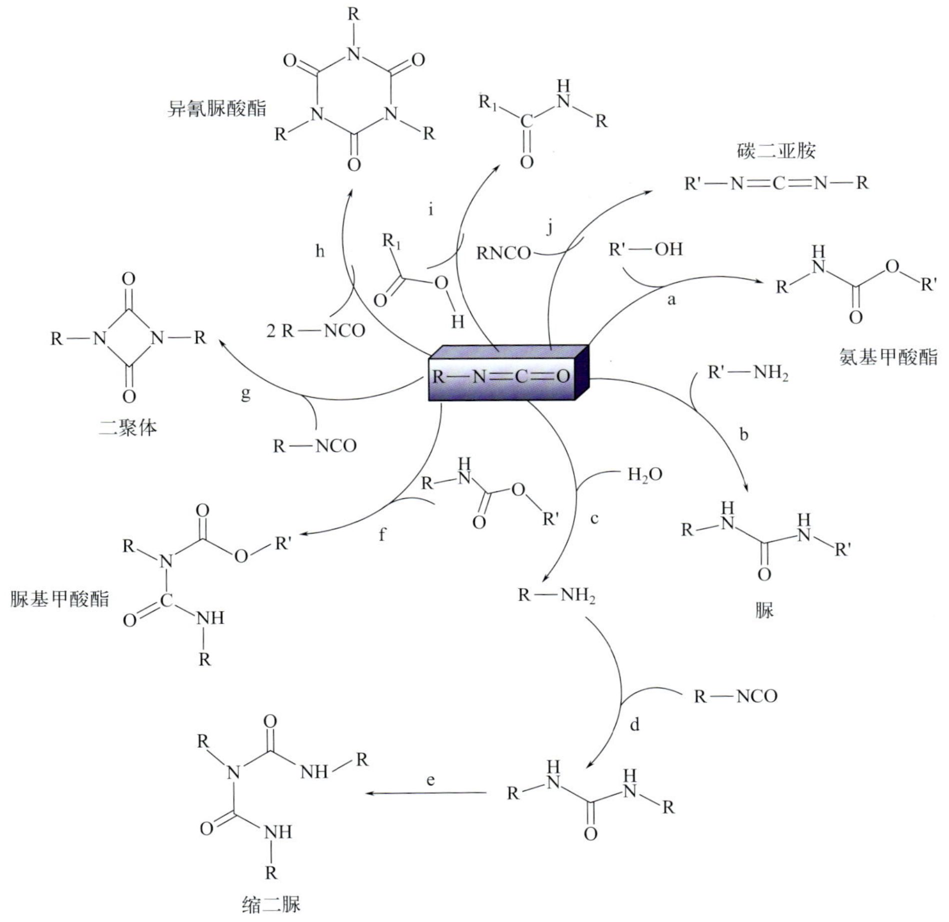

图1-4 PU敷料制备化学原理

的韧性和弹性，加工性能好，加工方式多样，是制作各类医用弹性体制品的首选材料；⑤具有优异的耐磨性能、软触感、耐湿气性、耐多种化学药品性能；⑥能采用通常的方法灭菌，暴露在X射线下性能不变。可通过多种方法对其进行改性，因此广泛应用于生物医学工程领域。

临床所使用的PU泡沫敷料海绵因经过特殊工艺处理，表现出高度网化的结构，进一步增强其引流的通透性能（图1-5）。不过，PU泡沫敷料由于材料疏水的特性，通常在负压引流过程中，创面新生的肉芽组织容易长入泡沫敷料孔隙内，极易发生牵拉出血，同时容易产生碎屑脱落，继而引起创面创腔的异物炎性反应（排斥反应）和继发性感染，因此材料安全性存在较大问题。

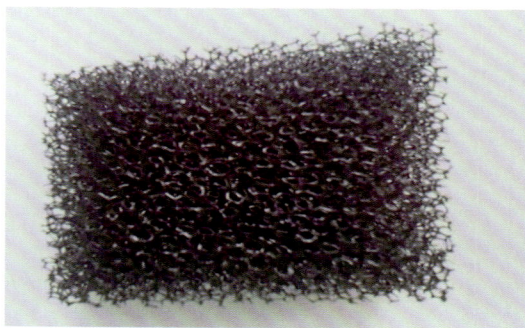

图 **1-5**　PU泡沫敷料表观照片

截至2019年6月的PubMed文献检索显示，有9项研究报告了VSD治疗后的泡沫残留情况，涉及几个外科学科，包括腹部外科、妇科外科、骨科外科、创伤外科和儿科外科。在绝大多数情况下，残留的泡沫是PU泡沫敷料。同时使用PU敷料换药周期短（相关文献显示不能超过3天），导致患者使用成本高，医护人员的劳动强度大，患者也较痛苦。但也有研究报道，当PU泡沫敷料微孔尺寸＜20μm时（一般聚氨酯泡沫敷料微孔多在100μm以上），可有效阻止新生上皮细胞长入。该产品能垂直吸收并锁定渗出液保护层瞬间形成凝胶，使创面在微湿的环境下得到呵护，完全不粘连创面，减少更换次数，缩短创面愈合时间，减轻患者的痛苦；同时能有效屏蔽细菌和病毒等微生物的侵入和滋长。黄忠兵等研究设计采用双层复合材料，内层为与创面接触的亲水性聚氨酯软泡沫，它可以吸收创面的渗出液和载药；外层为改性的聚氨酯弹性体薄膜，具有透湿和隔菌功能，是一种具有良好应用前景的新型敷料用材料。王锐等对几种国产聚氨酯进行了生物安全性评价，结果表明几种聚氨酯均具有可靠的生物安全性。

3.其他类型泡沫敷料　PVA泡沫敷料和PU泡沫敷料的优缺点是显而易见的，有研究学者在此两种基础类型的开孔海绵基础上，开发了结合PVA及PU泡沫敷料两者优点的复合类型的负压引流材料。一份新型发明专利（CN103691010B）介绍了一种复合PVA和PU泡沫敷料优点的多层泡沫敷料及其制作方法。该发明将PVA泡沫和PU泡沫通过化学反应等方式复合成两层独立的泡沫敷料，使用时PVA泡沫层作为引流保护层和人体伤口接触，由于PVA亲水的特性，敷料表面会形成一层水分子薄膜，隔开了敷料与肉芽组织的内皮细胞直接接触，能够阻止肉芽组织长入敷料内，避免牵拉出血和残留，材料安全性极高。虽然其通透率也较低，但能满足负压引流的治疗要求。聚氨酯（PU）泡沫层作为负压传导层不与人体组织接触，消除了肉芽组织长入敷料内部的风险，也能够有效提高整体敷料的负压传导性能，在使用过程中不易堵塞，引流稳定，治疗效果优异。

除了以上材料，研究者同时也探索了其他一些尚未成熟的负压材料类型。Umut等尝试使用丝瓜络泡沫（图1-6）进行了VSD治疗的动物研究，其结果与使用纱布与PU泡沫敷料的结果相似。Erik等研究了使用硅涂层非织造聚酯材料，结果表明材料可促进伤口组织中内皮细胞、成纤维细胞和角质形成细胞的增殖，从而加速了肉芽组织的发育和愈合。

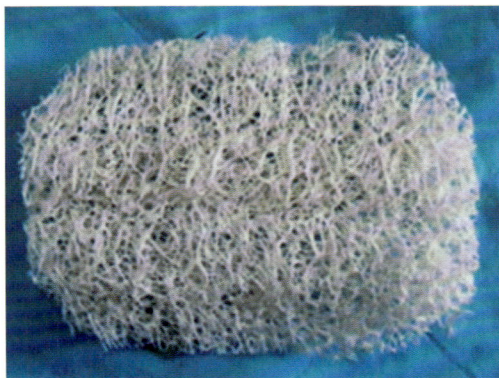

图1-6　丝瓜络泡沫敷料表观照片

（曲滨　夏天）

第二章

创面相关概述

皮肤是人体最大的器官，给人体提供最外层的屏障保护防御，抵抗自然界的外来侵害（包括物理、化学、感染等），同时帮助保持水、电解质平衡。皮肤屏障是一个复杂的综合体系，相互之间独立运转，维持皮肤屏障的完整。理解表皮的结构和功能，以及影响皮肤屏障的因素，有助于处理一些常见的临床创面问题。

一、表皮的结构和功能

表皮是皮肤最薄的部分，厚度从眼睑处的0.04mm到手掌处1.6mm不等。它的平均厚度是0.1mm。表皮没有直接的血供，它是依靠从真皮乳突下毛细血管丛延伸到乳突的毛细血管裖提供血供的。表皮是从基底膜到角质层这一区域。表皮分为四层，基底层、棘层、颗粒层和角质层。在手足掌跖部位的皮肤还有一层透明层，介于颗粒层和角质层之间。

表皮中最常见的四种细胞是角质形成细胞、黑色素细胞、朗格汉斯细胞、梅克尔细胞（按细胞数由多到少排列）。表皮中主要是角质形成细胞，它最终形成角质层中的角质层细胞。黑色素细胞主要是合成和分泌含有黑色素细胞器的黑色素小体。黑色素小体被转运到指样突出的末端，并被角质细胞吞噬，从而产生皮肤的色素沉着，它能保护皮肤不受紫外线的侵害。朗格汉斯细胞处在表皮的中间，能把突触伸到角化细胞之间，横跨粒细胞层和真皮表皮连接处，朗格汉斯细胞具有很多免疫功能，它们对先天性和后天获得性免疫都很重要。梅克尔细胞是低阈值接触感受器，它能把突触从它们所在的基底膜处伸到表皮处，并且通过细胞间连接和细胞桥粒连接跟正在形成的角质形成细胞联系，神经系统发出无髓鞘神经末梢到基底膜邻近的区域，梅克尔细胞也是在这个区域连接表皮和真皮，并且与神经末梢相联系。

表皮更新的平均时间大约是39天，13天用来增殖，13天用于角质形成细胞的成熟，13天用于角质层的形成。正常情况下，角质形成细胞的产生和角质层细胞的剥脱之间达到一种动态平衡。表皮的有序形成对良好的角质层的形成有重要的影响。表皮的过度增殖会缩短表皮的形成时间，因而不能形成正常的表皮，并且会导致皮肤出现病理性改变，像表现为银屑病等。本节主要介绍与创面最为相关的角质层。

角质层既是表皮的最外层，也是表皮屏障最外层的部分，是抵御病原体的生理和生化屏障。角质层屏障包括细胞间脂质复合体（占角质层总重量的15%，另有15%是水、70%是蛋白质）、成熟的角质形成细胞、角质层细胞以及它们的蛋白质和脂质外壳、角质层细胞间的细胞间连接、细胞桥粒和紧密连接。角质层细胞间成分有抗菌活性。它是一个使外部变化传递到皮肤深层的生物传感器，当屏障由于不同原因被破坏发生变化时，一些炎性信号发出信息，刺激表皮修复和重建重要的皮肤屏障，同时促使炎性杀伤细胞趋化运动到达需要修复的部位。

角质层细胞是由扁平的、已经死亡的角质形成细胞组成，角质层细胞由坚韧的、高度交叉的角质化蛋白包膜，这层蛋白包膜外有层脂质外衣。人体的绝大部分都覆盖着这种由15层角质层细胞形成的角质层。一些特定的部位（如面部、生殖器部、掌部、脚底）的角质层可能特别厚或特别薄。角质层厚度的不同导致了身体各个部位皮肤韧性的不同。

角质层细胞之间的夹层是细胞外脂质薄层，这些细胞间脂质层使角质层具有有效的屏障功能。在薄层中的主要组成成分有胆固醇（占重量的25%）、胆固醇酯（占18%）、神经酰胺（占45%～50%）和长链脂肪酸（占10%～15%）。在人体不同的部位脂质的含量不同，所以各部位表皮的渗透性不同。表皮屏障中渗透性的不同导致了皮肤的吸收能力不同。例如，手掌和脚底的细胞间脂质复合体发育较差，因而形成的屏障渗透性较差，水分吸收能力强，所以洗澡或者长期站立水中作业时容易吸收更多水分，从而出现手足角质层增厚、发白、脆弱等表现；而大腿前部、腿的下部、前臂脂质层薄弱，更容易得皮肤干燥综合征。

角质层中用来形成皮肤屏障的脂层的细胞间薄层膜来自薄层颗粒，其中含有脂质成分，有用来转运脂质的酶。脂质成分有磷脂、胆固醇等，亚油酸也是细胞间脂质复合体的一个重要组分。重要的脂肪酸并不是在上皮形成中重新合成的，而是来自于血液循环，在皮肤中重复利用。细胞间脂质复合体的异常会引起的亚油酸的缺乏，继而导致屏障的改变。薄层颗粒是从角质形成细胞释放到上部颗粒层的细胞外的。用来降解细胞桥粒的蛋白酶也在薄层颗粒中，它用来及时地使老化的角质细胞脱落。脂质被转运到细胞内基质的最终脂质产物中，产生脂肪酸、胆固醇和神经酰胺。这些成分对于皮肤屏障的完整性起着非常重要的作用。

成熟的角质细胞有独特的结构。细胞膜内侧是致密的蛋白质外壳，它连接在细胞内的角蛋白细丝束上。在细胞的外表面周围是由神经酰胺组成的脂质外壳，也与细胞间脂质薄层相连。角质细胞之间的紧密连接和角质桥粒连接则提供了额外的强度和屏障功能。在角质层，细胞之间的连接（即细胞层下部的细胞桥粒）变成了角质细胞桥粒。细胞桥粒和角质细胞桥粒构成了角质层的连接。最终，这些细胞内连接的崩解形成了角质层正常的剥脱。异常的剥脱会导致鳞屑，表明正常的角质解链次序异常或者是角质桥粒崩解异常。上皮有组织的、合理的按次序成熟对有效的皮肤屏障最终形成非常重要。

以往认为角质层是静止的、无活性的，而最近的研究表明，无核角质细胞生理上是很活跃的。创面上皮化仅仅是创面的愈合，最终的治愈是上皮的完全成熟，即拥有完全能力和完整无缺的角质层。此外，角质层屏障的损坏或者不完整、不成熟都可以看作是创面的初始状态。因此，对于临床医生来说，仅仅创面上皮化还不够，需要尽力恢复角质层的完整性才能巩固愈合。

二、影响皮肤屏障的因素

有多种因素会影响皮肤屏障完整性。比如常见慢性疾病，如湿疹、过敏性皮炎、接触性皮炎、银屑病、季节性或慢性干燥综合征等；以及外部原因，比如尿液、粪便和过多潮湿刺激会导致皮肤的损坏；此外，手消毒剂也会使手的皮肤屏障持续处在一个不佳的状态。

皮肤屏障遇到各种破坏时，会通过不同机制导致经表皮的水分丢失，从而刺激修复和保护反应，由此触发皮肤的炎症反应，而分泌的炎性细胞因子会引起表皮和真皮中的炎性细胞变化，导致细胞因子IL-1α、IL-1β和TNF-α从角质细胞和颗粒细胞内释放出来，并启动自身修复。同时，过度炎症反应也会诱导进一步的屏障破坏，由角质层受到破坏的初始变化触发的炎性级联反应会导致炎性细胞和化学物质浸润到表皮、真皮和皮下毛细血管。这又可触发系统性免疫炎症反应。角质层的角质形成细胞、朗格汉斯细胞，NK-T细胞和T细胞，都能促使抗原激发免疫反应。表皮表达的抗菌肽（包括α-防御素、β-防御素、hCAP-18、LL-37）有抗细菌、抗真菌、抗病毒的功能，细胞间脂质复合体中的脂质和脂肪酸也有抗菌作用。表皮的每种细胞类型有独特的钟状受体，从而使其对很多感染性物质有识别和反应的能力。这些受体能增强先天性和后天获得性免疫能力。炎性过程一旦触发，就会使因最初的单纯屏障破坏造成的皮肤异常状态一直持续下去，皮肤屏障的持续性异常也是导致形成瘢痕的病理性途径。治疗关键是降低局部的炎症反应，很多修复屏障的治疗就是干预并想办法中断炎症反应的恶性循环。

角质层各种各样的异常情况会使机体的皮肤屏障减弱，皮肤屏障的异常会对皮肤产生炎症和修复双重问题。正常情况下角质层可以有序脱落，不至于过厚而产生异常的瘢痕，或者是过薄而产生不完整的屏障。有几个重要因素对它的正常功能和皮肤屏障的形成很重要，包括角质层pH值、钙离子浓度、角质层细胞含水量、老龄化、皮肤损伤、精神因素、肤色深浅等。这些因素紊乱将会导致角质层屏障异常。

1.角质层pH值 角质层pH值的改变会引起很多的功能改变。理想的pH值是5.4左右。pH值将会改变表皮内的酶系统，pH值升高会使对皮肤很重要的蛋白质和脂质的形成减少，改变皮肤的抗菌能力和水合能力，减弱皮肤屏障，增加炎性反应。角质层中降解角质细胞之间连接的酶对pH值很敏感，需要酸性的pH值才能进行正常的活动。pH值的改变往往伴随着慢性的炎症，在很多情况下都能看到鳞屑。而发炎的皮肤又会使pH值升高，使这个区域易于发生感染。皮肤pH值的恢复将会帮助皮肤屏障的恢复。

2.钙离子的浓度 细胞外的钙离子梯度也很重要，它在颗粒层离子浓度最高，向基底层递减。钙离子浓度的升高会抑制细胞的增殖，促使角质形成细胞转变成角质细胞。

3.角质层细胞含水量　角质层的含水量与皮肤的"柔软"感觉联系紧密，控制水分丢失最重要的因素是紧密的细胞间脂质屏障。表皮正常的水含量占10%～30%。脂质层的存在抑制了水分的蒸发，使水分需曲折地绕过角质层，角质细胞外壳的存在也减缓了皮肤水分的丢失。适当的含水量使角质细胞更具有柔韧性，使细胞移动的时候不至于产生裂隙。含水量异常会形成异常的皮肤屏障，角质层会出现异常的剥脱产生鳞屑，触发角质细胞炎性化学物质释放，导致表皮增生。由于这些炎性化学物质还会刺激基底细胞加快增殖，加快了正常表皮的成熟，会形成病理性角质层。

角质层的水合作用十分重要，湿度是角质层水合作用中很重要的可变因素。角质层感受到湿度的变化后会在细胞间脂质复合体和角质细胞中产生改变，以适应当前的环境。角质层的生物感受器能否感受到变化，取决于湿度是否变化，在有核角质层的深层能够改变薄层颗粒层的分泌和细胞间蛋白的产生。通过增加蒸发作用来降低角质层的水分，从而减少相对湿度。细胞间脂质复合体可以控制经皮水分丢失，在干燥的环境中对抑制水分丢失更加有效。从高湿度到低湿度环境的改变，会导致明确而又短暂的屏障功能下降，在低湿度的环境中皮肤对物理和化学刺激的敏感性增加，也增强了过度增殖和由屏障紊乱导致的炎性反应。

在角质细胞内有几种天然保湿因子，包括氨基酸和氨基酸的衍化物、乳酸、尿素和其它用来保持角质层内水分的化学物质。它们在保持皮肤的酸性pH值方面也很重要。

有些特殊情况长时间接触水，常常会导致角质层的坏死，表面看起来是"泡软"了，实则是细胞间脂质复合体的崩解。过多的水分不仅会增加细菌含量，还会导致角质细胞解链作用增强，从而使鳞屑大量增加。皮肤反复的湿化和干燥更会加重皮肤屏障损害。

负压贴膜覆盖会影响皮肤的保湿环境，所以贴膜材料至关重要，要有良好的皮肤相容性，有良好的透气透水性，贴膜的粘附剂也要避免对于表皮的致敏性。

4.老龄化　老龄化的皮肤会产生很多变化。首先表皮的细胞组成和结构会发生改变。黑色素细胞、梅克尔细胞和朗格汉斯细胞数量减少，表皮真皮之间的连接变平。黑色素细胞的减少使皮肤更容易被烧伤；梅克尔细胞的减少使皮肤的敏感性降低；朗格汉斯细胞的减少使皮肤的免疫功能降低；表皮真皮之间的连接变平使转运到表皮的营养减少，表皮和真皮之间连接的减弱会降低切力，使表皮和真皮之间的联系减弱，使得皮肤更容易在生活中受伤，易出现水泡等。老年人角质形成细胞的增殖和表皮的更新也减慢。

老化的皮肤更容易受湿度改变的影响，特别是干燥的影响。干燥是瘙痒症最常见的原因，搔抓皮肤会导致皮肤屏障进一步地损坏。老年人在经皮药物渗透性方面，脂溶性药物通透性是降低的，而水溶性药物通透性则升高。

老年性干燥综合征是在正常皮肤老化的背景下形成的，没有任何的炎症背景。对伴随干燥综合征的皮肤屏障问题，炎症不是主要的。皮肤的裂缝和裂隙、瘙痒和反复的搔抓会对皮肤造成进一步的损害。从干燥综合征患者提取的角质层标本中，老年性干燥综合征患者角质细胞内的水溶性氨基酸含量相比遗传性过敏性干燥综合征患者明显减少。角质细胞通过水以及细胞内的蛋白质和氨基酸一起来降低分子间张力，以此来获得弹性。在任何一种干燥综合征的皮肤中，角质层内氨基酸含量的降低是一个可以持续观察到的特征。而在老年性干燥综合征中，随着年龄增长而产生生理性皮肤改变，细胞间脂质和皮肤表面脂质含量降低，老化的皮肤有一种由特别大而扁平的角质细胞形成的增厚的角质层，可能是由于在老化皮肤中，表皮增殖速度降低导致角质层更新速度减慢。增加角质层内的水分含量是处理老年性皮肤干燥综合征的最佳选择。因此，对于老年人，皮肤的保湿护理非常重要。

5. 皮肤损伤 完整的角质层将会使皮肤抗感染发挥最大功能。一般来说，角质层对损伤有很强的耐受性，但是表皮和真皮的细胞成份则没有这么强的耐受性。损伤可能首先在这些耐受性弱的细胞发生，但是由于下层的损坏和增殖，会形成一种紊乱的、较差的角质层，这是因为下层的炎症蔓延到了表面，比如晒伤、冻伤。当皮肤发生皲裂时，细菌会趁虚而入，导致组织感染，可能引起蜂窝织炎等，从而导致皮肤屏障的崩溃。破损的屏障往往会导致对正常情况下能耐受的过敏原和化学物质过度敏感，从而引起疾病。

在伤口负压治疗过程中，贴膜会覆盖伤口周围正常皮肤，对皮肤的屏障造成不良影响，有时候会看到水泡、脱皮、浸渍表现，此时需要及时调整治疗。

6. 精神因素 任何形式的精神紧张都会影响表皮，在某种程度上也会影响屏障功能。精神紧张使糖皮质激素分泌增加，刺激分泌肾上腺素和去甲肾上腺素：在紧张情况下，IL-1β、IL-10和TNF-α水平升高，下丘脑的促肾上腺皮质激素释放因子分泌增加，最终导致肾上腺分泌的糖皮质激素增加。增加的炎性因子造成的皮质类固醇分泌增多和高度紧张两者共同作用，使角质层屏障功能紊乱。高度的紧张还能够使肥大细胞的脱颗粒作用增强。紧张造成的糖皮质激素和儿茶酚胺分泌增加对T细胞和巨噬细胞的功能和分化有调控作用。紧张性刺激造成的多重改变使皮肤屏障功能处于紊乱状态，有可能出现湿疹或其他自身免疫性相关皮肤病。

7.肤色深浅 肤色深浅也能影响表皮屏障的强度和恢复速度。通常黑色皮肤有较高的经皮水分丢失和较低的角质层pH值，皮肤颜色越深，屏障功能越强，皮肤修复的速度也越快。

如果能意识到这些状况都与皮肤屏障的异常有关，就会促使我们在伤口负压治疗上更侧重恢复表皮屏障的完整性。

三、皮肤屏障的修复

皮肤屏障的维护主要是恢复和保持表皮的正常水合作用。充足的水合作用是使表皮充分有序地成熟的最重要的因素，成熟的表皮继而形成完整的皮肤屏障。皮肤水合作用差的时候，临床医师所能察觉的症状包括搔痒、鳞屑、皮肤缺乏弹性、炎症、发红、裂纹和裂隙等。了解受损皮肤屏障的危险因素、症状和一些潜在的诱因将会指导我们的治疗。

1.清洁剂 用粗糙的洗剂洗手后，将会导致角质层的水合作用立即升高，并且很快蒸发，使皮肤含水量比洗手以前减少，使手有一种紧绷感。其中，肥皂类的脂质清洁剂比合成性清洁剂刺激性要大。洗手后对角质层进行超微评价表明，对于角质层脂质和蛋白质的分解以及经皮水分丢失的增高程度，传统肥皂要比合成性清洁剂高得多。一些添加剂像硬脂酸、羊毛脂、乙醇、甘油、矿脂、向日葵油或大豆油、甘油三酯等能够降低这些清洁剂对皮肤的影响。

2.润肤霜 皮脂内有28%的自由脂肪酸、32%的甘油三酯、14%的蜡状物、5%的鲨烯，还有其他的少量成分如甘油。定期对皮肤使用润肤霜不仅仅是暂时地覆盖保护皮肤，还能对皮肤产生持续性影响。湿度的提高将会降低前文提到的伴随着屏障功能紊乱的潜在的炎性因子级联反应。我们推荐在干燥症状一出现的时候就定期使用润肤霜，并且持续应用几天，使皮肤屏障及时恢复。

用来保持或修复皮肤屏障的产物多是用来修复表皮细胞和角质层，或为其提供营养，有一些产物则是通过它的封闭性特征来提高皮肤屏障功能。

① 湿润剂和保湿剂：湿润剂有时被称为角质层分离剂，通过对皮肤产物的湿化作用来降低皮肤鳞屑量。湿化作用使角质细胞桥粒连接正常化。湿润剂能够提高皮肤保持和吸收水分的能力，因而提高皮肤的湿润程度，纠正异常的pH值，或者是帮助从下面的组织中向角质层吸收水分。

α羟基酸、β羟基酸和多羟基酸是皮肤产物的重要成分。它们虽然被归为湿润剂，但是除了湿润剂的特性之外还有自己的益处。这些产物是酸性的，它们能够使角质层和皮肤下层酸化，从而使皮肤受益。多羟基酸是另一种大分子量羟基酸，它在皮肤表面停留的时间较长，并且对皮肤的刺激性较小，敏感皮肤对它的耐受性较好。α羟基酸和多羟基酸被归为抗衰老产物，对受损或老化的皮肤有益。

L-乳酸是最有活性的异构体，除了保湿的特性，也能改善轻度干燥皮肤的屏障功能，表现为神经酰胺产量增加。

甘油作为一种保湿剂，是皮肤屏障很重要的组成成分。

尿素是天然的保湿成分，它能很容易扩散进入角质层。尿素不仅是角质层分离剂，在含量高时（比如占到40%时）也是变性剂。除了湿化作用外，它还能帮助角质细胞桥粒连接崩解，促进剥脱。

② 封闭性物质：多是矿脂类产物。它们能够直接降低经皮水分丢失，提高皮肤的湿润程度。矿物油能够抑制30%的经皮水分丢失，矿脂能够抑制99%的经皮水分丢失，是非常有效的封闭性润肤霜成分。这些物质的油腻性和扩散性不同，我们经常用它们的混合物来达到想要的效果。比如二甲基硅油等硅树脂的应用很广泛，不易引起粉刺，有很轻的气味和很低的油腻性。

③ 生理性脂质：保持和修复角质层的另一种选择是应用生理性脂质，包括脂肪酸、神经酰胺和胆固醇。在正常皮肤条件下，应用以适当比例混合的三种脂质对角质层屏障的恢复和加速复原很有效，使屏障易于恢复。在某些特定情况下，不同比例有不同的益处，例如儿童遗传性过敏性皮炎，应用以神经酰胺为主的脂质混合物，与常用的矿脂等封闭性产品一样有疗效。

④ 维生素类物质：维生素A醇，必须在角质层内通过酶的作用转化成维A酸才能有活性，起保湿作用，可以改善自然老化和光照老化皮肤。烟酰胺，在皮肤中局部应用时，能够促使神经酰胺、蛋白质和自由脂肪酸的合成，改

善屏障功能。

将这些不同作用效果的成分混合，以恰当的比例配置成润肤产品并使用，可以改善皮肤屏障和病损的皮肤。

临床上，因为治疗需求，经常会用一些特殊的敷料或者贴膜把皮肤表面封闭住，对皮肤屏障恢复有不同作用。完全封闭性敷料可以降低表皮异常的角质层增殖反应，减少经皮水分丢失，减慢表皮成熟和减少角质增生，对于增生性瘢痕的治疗常用这种方法；半透性敷料不抑制表皮的增殖，不减慢皮肤屏障的恢复，但能够降低经皮水分丢失，帮助在未成熟的表皮保持潮湿状态。

第二节　创面愈合基本理论

一、创面愈合概述

广义的创面是指由于创伤导致人体正常解剖结构的破坏。因皮肤的连续性或完整性遭到破坏而形成，是正常皮肤在外界致伤因素如烧伤、冻伤、化学物质、外科手术以及机体内在因素如局部血液供应障碍等作用下所导致的损害。

创面愈合按照组织愈合的类型进行分类，可分为一期愈合和延期愈合。一期愈合指在短时间内创面逐层对合，闭合表皮、封闭伤口，恢复组织的结构和功能。在愈合过程中不伴感染，常见于外科手术后伤口愈合等。延期愈合指因创面对合欠佳或伴有感染，不能在短时间内封闭伤口，通过血管增生、成纤维细胞增殖、胶原合成和基质沉淀，继而角质形成细胞在创面组织床表皮化闭合表皮，再逐步完成组织修复和重塑，最终愈合创面。这一过程往往导致瘢痕愈合，多见于慢性创面愈合过程。瘢痕组织主要为无细胞无血管的胶原沉积，保持了组织结构的连续性，不同程度地恢复组织的强度和功能。

二、创面愈合的生理过程

创面愈合是一个连续的复杂生理过程，可大致分为止血期（伤后即刻）、炎症期（0～5天）、增殖期（3～14天）和重塑期（7天～1年）（图2-1）。每个阶段的划分主要依据愈合过程中动态出现的标志事件，存在不同程度的时空重叠。由于创面并发症（创面裂开、血肿、感染等）以及患者存在影响愈合的局部（持续受压、血管和神经病变等）或全身因素（高龄、营养缺乏、血糖控制不佳、免疫功能异常等）可导致创面愈合演替进程受阻，表现为愈合时间延迟、瘢痕增生等。掌握创面愈合不同阶段的生理特点，对正确处理影响伤口愈合的疾病或状况、促进创面愈合有着重要意义。

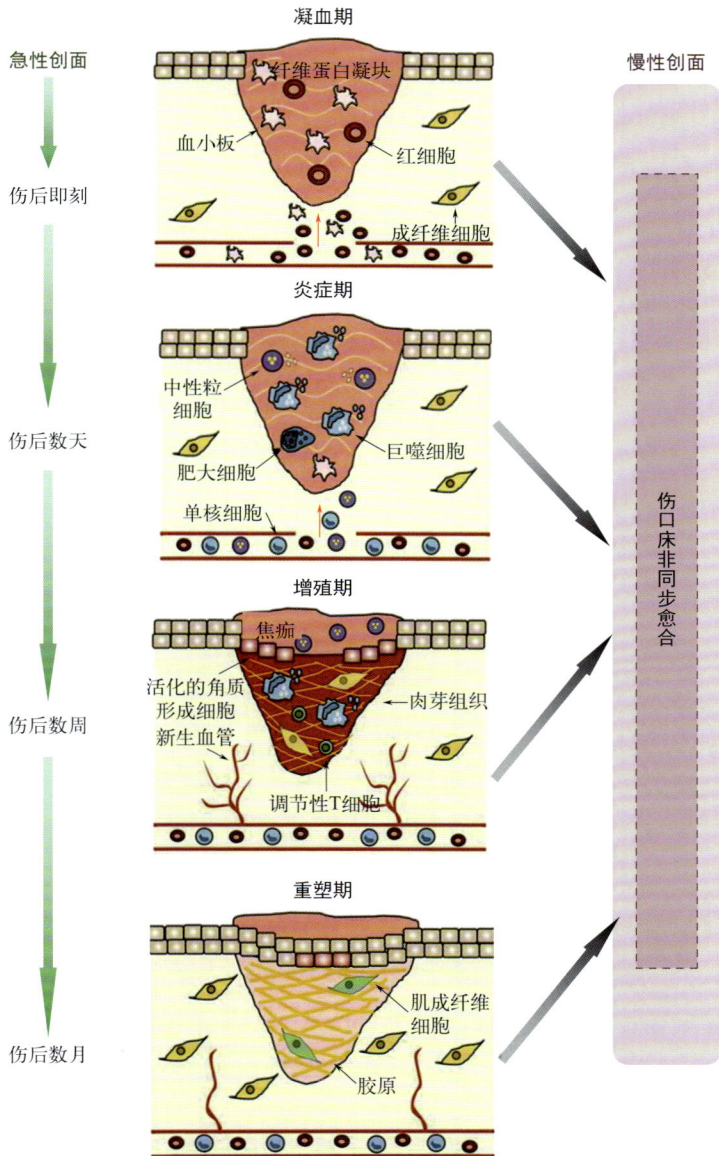

图 2-1 创面愈合的各个阶段及其主要细胞成份

（一）止血期

当组织受损后，局部组织回缩、血管受压并迅速启动凝血反应，减少创面出血。血液中外溢的血小板接触血管内皮下基质时被活化，通过其表面受体（如糖蛋白Ⅵ）与细胞外基质蛋白质（如纤维连接蛋白、胶原蛋白和血管性假血友病因子）相互作用进而粘附于受损血管壁。凝血酶随后诱导血小板发生构象改变，并释放含有增强凝血功能的生物活性分子，数分钟内促进伤口血凝块形成以封闭伤口。血小板作为早期创面修复过程中最丰富的细胞类型，通过血凝块可直接捕获局部的免疫细胞，同时通过脱颗粒释放趋化因子将免疫细胞募集到损伤部位。血小板还分泌刺激成纤维细胞和角质形成细胞增殖的生长因子，动员内皮祖细胞参与组织修复。血小板表达许多Toll样受体调节抗菌肽的产生，抑制创面细菌感染。

血凝块阻隔了伤口和外界环境，可防止外界细菌入侵、为免疫细胞浸润到创面周围组织提供细胞外支架、储存细胞因子和生长因子，为后续创面修复打下基础。血凝块形成后不久，创面凝血过程将受到负反馈调节而终止，以防止过度血栓形成。这一调节包括：调节血小板源性生长因子，促进平滑肌细胞和内皮细胞增殖，修复损伤的血管壁；调节前列腺素合成增加以抑制血小板聚集；调节抗凝血酶Ⅲ抑制凝血酶功能；调节凝血因子Ⅴ和凝血因子Ⅷ被活化蛋白C降解等。

（二）炎症期

多种炎症因子参与创面免疫应答，主要包括坏死细胞和受损组织释放的损伤相关分子模式（damage-associated molecular patterns，DAMPs）以及细菌成分释放的病原体相关分子模式（pathogen-associated molecular patterns，PAMPs）。PAMPs和DAMPs激活组织驻留的免疫细胞，如肥大细胞、朗格汉斯细胞、T淋巴细胞和巨噬细胞，通过结合模式识别受体来活化下游炎症信号通路。随后释放的促炎性细胞因子和趋化因子募集循环白细胞到损伤部位。促炎性细胞因子也刺激血管舒张，上调内皮细胞粘附分子的表达（如选择素等）并促进中性粒细胞和单核细胞的粘附和浸润。

中性粒细胞在白细胞介素1（IL-1）、肿瘤坏死因子α（TNFα）和细菌内毒素（如脂多糖）的趋化下在组织受损后早期即参与局部免疫应答。中性粒细胞通过吞噬作用和释放活性氧（ROS）、抗菌肽、类二十烷和蛋白水解酶来清除坏死组织和病原体。中性粒细胞还可释放一种被抗菌肽和细胞毒性组蛋白包裹的DNA网状结构，可捕获和杀死病原体，称为细胞外陷阱（neutrophil extracellular traps）。创面病原体和坏死组织被清除后，中性粒细胞在创面修复开始后的几天内下降，主要通过凋亡、坏死和巨噬细胞吞噬作用被清除，少数细胞可以离开炎症区域并通过逆向内皮迁移返回循环系统。

一般认为循环单核细胞在中性粒细胞出现后被招募进入伤口组织，并响应局部炎症环境刺激分化为巨噬细胞。巨噬细胞是组织修复中的主效应细胞，在组织损伤后7天达到伤口浸润峰值，表现出多功能性和高可塑性。与中性粒细胞一样，巨噬细胞通过进化上保守的受体介导的吞噬作用清除坏死细胞碎片和致病性物质，对炎症因子的反应也表现出不同的行为和形态变化。巨噬细胞可大致分为经典激活（促炎型）和选择性激活（抗炎型）两大类型。脂多糖和干扰素-γ（IFN-γ）等促炎性细胞因子诱导巨噬细胞活化，并通过释放ROS、炎症因子和生长因子调节炎症反应。巨噬细胞吞噬凋亡的中性粒细胞，逐步取代它们作为主要的炎症免疫调节细胞。炎症后期，创面细胞因子组成和含量、微小RNA（miRNAs）、转录因子以及促炎和抗炎受体呈现阶段性变化，调节驱动新招募的单核细胞选择性激活或现有巨噬细胞原位转换为抗炎表型。活化的巨噬细胞表达多种促进组织分解的细胞因子（IL-4、IL-10、IL-13）、精氨酸酶和大量的生长因子，促进创面再上皮化、纤维化和血管生成。

值得注意的是，创面中性粒细胞和巨噬细胞的大量存在可能掩盖了其他髓系来源细胞在伤口修复中的重要性。例如肥大细胞在炎症期起始阶段释放组胺来协助招募中性粒细胞，组织驻留的T细胞亦被证实参与早期组织损伤反应。近年来研究表明，老年和糖尿病小鼠组织驻留的树突状表皮T细胞显著减少、创面愈合延迟，而皮下注射树突状表皮T细胞可有效促进创面愈合。外周血T细胞在炎症期被招募至创面组织中调节炎症反应，调节性T细胞的去除可导致小鼠组织修复过程显著延迟。

（三）增殖期

这一阶段的主要特征是角质形成细胞、成纤维细胞、巨噬细胞和内皮细胞的广泛激活，以协调完成伤口闭合、基质沉积和血管生成。在创面形成后的12h，角质形成细胞就因局部机械张力变化，活性氧（ROS）、生长因子、细胞因子刺激或病原体相关分子模式而被激活。激活后的角质形成细胞在创面边缘发生上皮-间质转化而获得较高的迁移和运动能力，细胞由前到后的极性取代了由下到上的极性，进而在伤口进行横向迁移以重塑表皮层，这一过程称为再上皮化。邻近的角质形成细胞通过提高自身黏附能力重新与伤口表面的薄层上皮及细胞外基质（ECM）形成紧密连接，通过释放基质金属蛋白酶（MMPs）来促进细胞迁移、利用纤溶酶等重塑富含纤维蛋白的伤口床，同时ECM合成增加、重建基底膜，通过进一步的分化最终重建局部表皮结构。同时特定的干细胞区室中毛囊干细胞被诱导增殖，子代表皮细胞从生发中心产生增加，以满足重建伤口的细胞需求。在浅表创面中这些细胞从残留的附属器迁移至伤口，而在全层伤口中细胞自表皮边缘迁移至伤口。

组织驻留和间充质来源的成纤维细胞受到源自血小板、内皮细胞和巨噬细胞的创面生长因子信号调节，一方面可以促进纤维化反应、沉积ECM蛋白，另一方面可以分化为肌成纤维细胞、促进伤口收缩。此外成纤维细胞通过产生MMPs来降解伤口床的ECM，并代之以富含纤维连接蛋白、未成熟胶原蛋白和蛋白多糖的肉芽组织。新生的肉芽组织可作为伤口细胞迁移和分化的支架，支持新血管形成和成熟ECM沉积。

愈合过程在细胞代谢需求增加导致局部组织缺氧，促进缺氧诱导因子和环氧合酶2的合成，上调血管内皮细胞生长因子（VEGF）等表达。VEGF促进微血管内皮细胞增殖并上调其抗凋亡蛋白水平，内皮细胞迁移到伤口床，萌发出新的血管并与其他血管融合，形成稳定的管状网络。创面新生血管形成可以满足高增殖愈合组织的代谢需求，巨噬细胞可产生多种蛋白酶（如MMPs等）降解纤维蛋白基质和分泌趋化因子驱动内皮细胞发生表型转化、增加迁移能力。此外，巨噬细胞还参与新血管系统的重构，通过引导血管尖端延伸、吞噬冗余血管分支来调节血管生成反应，防止组织过度血管化。

组织损伤后神经纤维的再生对局部感觉和运动功能的恢复至关重要，相关领域的研究有待进一步深入。创面激活的胶质细胞可通过分泌趋化因子等参与修复过程。新近研究发现创面修复过程中从发芽的神经元和免疫细胞中释放神经肽（如P物质）影响细胞增殖和血管生成等多种细胞过程。P物质在糖尿病患者创面中含量显著减少，创面局部注射P物质可促进创面愈合并有助于神经再生。

（四）重塑期

创面愈合重塑期的主要特征是胶原蛋白成熟，形成细胞间连接。成纤维细胞是负责创面 ECM 重塑的主要细胞类型，在愈合早期合成透明质酸、纤维连接蛋白和蛋白聚糖逐步取代最初的纤维蛋白凝块，并在愈合后期促进胶原原纤维成熟。正常成人皮肤胶原纤维组成中 80% 为 I 型胶原、10% 为 Ⅲ 型胶原，而伤口肉芽组织中胶原处于无序、无定形状态，Ⅲ 型胶原含量高达 30% 而 I 型胶原含量仅为约 10%。随着创面不断重塑，Ⅲ 型胶原逐渐被 I 型胶原取代从而增加创面瘢痕组织的抗拉强度。瘢痕中胶原排列方式以大束纤维平行排列为主，而未受损皮肤中胶原纤维呈现篮状编织排列。随着瘢痕的不断成熟，胶原空间结构呈现相应改变，在伤后 7 ～ 10 天伤口进入易损期，表现为抗张强度降至正常皮肤 10% 以下、伤口容易裂开；随着伤口瘢痕变平、红色消退及不同程度的伤口收缩，其抗张强度逐步恢复，但 ECM 的完整性和结构无法完全回复到未受损皮肤水平，创面修复后组织抗拉强度最高可恢复至受损前 80% 左右。

ECM 的这些连续变化需要对关键 MMPs 进行时间和空间的精准调控，以实现胶原降解和合成之间的动态平衡。抗炎巨噬细胞、成纤维细胞和角质形成细胞等表达胶原酶，在创面修复过程中切割胶原原纤维，而弹性蛋白可重塑弹性纤维，以保持皮肤的弹性。高表达的 TGF-β 和机械张力刺激肌成纤维细胞分化。肌成纤维细胞形成假足延伸至 ECM，促进细胞质内的 α- 平滑肌肌动蛋白（α-SMA）与基质支架中的纤维连接蛋白结合，进一步通过桥粒形成细胞间连接协同促进伤口收缩。当巨噬细胞、内皮细胞和成纤维细胞发生凋亡或离开损伤部位，局部瘢痕愈合时，伤口愈合反应减弱。

三、慢性创面愈合生理

根据愈合时间可将创面分为急性创面和慢性创面两大类。急性创面经过高度有序的级联细胞信号和行为事件确保皮肤屏障的快速修复，协调、精细的调控机制确保了创面修复过程的微小变化不易对愈合结局产生不良影响。但对愈合过程的系统性损害可能导致瘢痕过度增生或创面愈合延迟甚至不愈合。

任何创面经过常规方法规范治疗4～6周仍然不能愈合或无明显愈合趋势，称为慢性创面。研究指出，我国每年总体创面治疗需求在1亿人次左右，各种复杂难愈合创面的治疗需求超过3000万人次，科学有效的创面治疗已经成为国家重大需求。

慢性创面在病因、发病机制、大小、身体位置、发病率、宿主因素等方面存在相当大的异质性。慢性创面愈合过程存在非线性演替的特点，即创面可能因炎症失控无法进入增殖重塑阶段、同一创面不同部分处于不同的愈合阶段，或因内外源因素的综合作用出现修复停滞甚至阶段逆转。

慢性创面的高危因素尚待进一步研究。老年和糖尿病患者的皮肤由于广泛的细胞衰老、组织更新减缓、水合减少、真皮基质萎缩，相应的组织力学发生变化，皮肤弹性减低且对摩擦损伤的敏感性增加。一方面，衰老细胞获得高分泌表型产生过量的促炎性细胞因子和组织降解蛋白酶，局部特异性免疫细胞亚群浸润增加、免疫调节失衡。另一方面，慢性伤口边缘的角质形成细胞等常出现细胞周期、分化和迁移等信号通路异常，创面角化不足或角化过度，再上皮化和基质重塑功能受损。创面高水平的炎症和氧化应激状态导致组织破坏的持续进行、对感染的抵抗力降低，创面微生态失调、细菌生物膜形成等增加病原微生物对抗生素和宿主免疫的抗性，形成感染、炎症和修复不足的恶性循环（图2-2）。

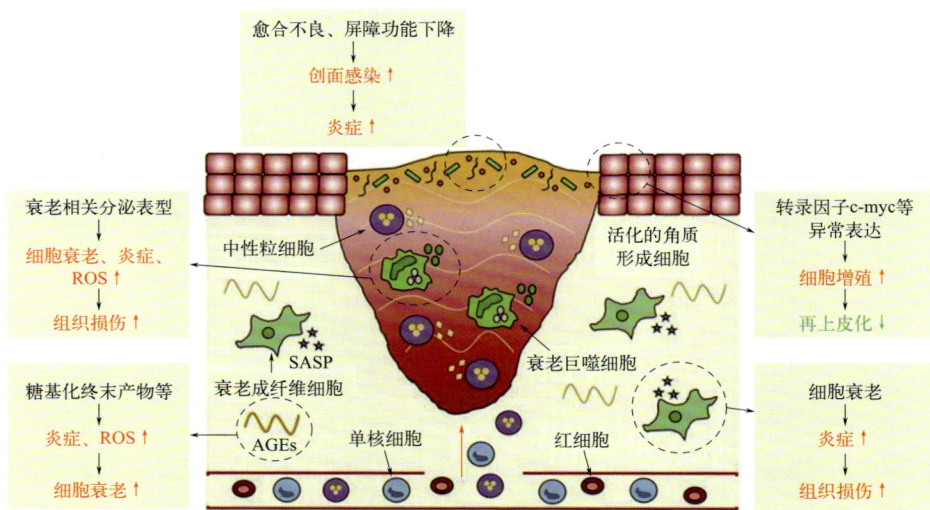

图2-2 影响慢性创面愈合的主要因素

慢性创面愈合不良、屏障功能降低，被细菌浸润时加重炎症反应。同时创面角质形成细胞异常激活，细胞增殖和迁移能力受损。慢性创面微环境中巨噬细胞和成纤维细胞衰老产生衰老相关分泌表型（SASP），促进细胞衰老、释放 ROS 进一步加重局部炎症。同时大量的晚期糖基化终末产物（AGEs）等也会加剧伤口环境中的炎症和细胞衰老。上述因素的中和作用导致组织损伤、细胞功能障碍，导致愈合延迟甚至无愈合趋势。

第三节　复杂创面处理基本原则

复杂创面（complex wound）是创面的一种严重形式，是指各种原因导致的皮肤、黏膜缺损，应用简单（换药、植皮等）治疗方法、在短期内不能治愈、即使治愈也不能达到理想的外形及功能重建的创面。

复杂创面是一个形态学诊断，应注意它的病因、病理解剖、病理生理、治疗方案。该类创面特点如下。

（1）病因：烧伤、创伤、辐射、冻伤、肿瘤、糖尿病足、感染、免疫性疾病等，往往多因素作用、严重单因素作用或持续单因素作用。

（2）病理解剖：常伴有深部组织外露，甚至深部组织缺损，其次常伴有多种组织缺损，再次是多个部位缺损，最后是特殊部位缺损，比如眼睑、鼻背部等。

（3）治疗：以创面外科整合治疗（wound surgical integrated treatment，WSIT）模式为主，以内科学治疗为辅。该类创面简单治疗方案效果不理想甚至不能治愈，即使治愈也将导致严重功能障碍或不理想的外形，即使可治愈也将导致治疗周期长，故需采用 WSIT 以提高治疗效果、缩短治疗周期。

一、创面修复的常用外科技术

1.换药　换药为创面治疗最基础、最广泛的治疗方式。其目的是引流坏死组织，防止创面恶化，祛除影响创面愈合的因素。研究显示，换药时使用的外用抗生素软膏、生长因子等药物和新型敷料，以及严格规范的无菌操作不仅可以降低创面感染概率，还可缩短创面愈合周期。对于面积较小、较表浅的创面，可以通过规范换药完全愈合。创面联合应用现代湿性敷料和生物制剂（生长因子），可为换药带来事半功倍的效果。湿性敷料可保持创面相对湿润和低氧环境，不仅有助于坏死组织的降解、引流，还能刺激巨噬细胞释放生长因子加速新生血管形成，促进创面肉芽组织增生、缩短创面愈合时间，目前临床应用的湿性敷料主要有水凝胶、水胶体、藻酸盐和泡沫敷料等。

2.清创术　及时有效的清创是促进创面愈合的关键，也是外科治疗的主要手段。掌握准确的手术时机，选择合适的清创方式、注意保护健康组织，以及术中对坏死组织、不健康组织的正确判断，是影响创面修复效果的关键环节。对于急性坏死性筋膜炎、脓肿形成或湿性、气性坏疽，为防止感染进一步扩散，在进行抗感染同时应及时清除感染创面。特别注意清创前应检查患肢血运情况，比如对于血管源性溃疡，清创时注意不宜清除过多组织，造成新的组织坏死；但对于糖尿病足溃疡创面，笔者认为大部分为神经性溃疡，在排除血管疾病的基础上应对创面进行彻底、广泛的清创，包括清除坏死变性的肌肉、肌腱以及已有骨髓炎形成的骨组织，为二期创面覆盖提供更清洁、安全的环境，缩短创面修复周期。

更多清创术内容见本节附文。

3.负压封闭引流技术　负压封闭引流技术已被临床广泛用于各种慢性创面的治疗，受到广大医务人员的认可。该技术通过使创面处于一种密闭、湿润的环境，能及时通畅地引流、抑制细菌繁殖、促进创面血液循环，并应用机械力作用促使肉芽组织生长和抑制细胞凋亡等，使创面保持促进创面愈合的病理生理过程。同时对于一些渗出较多的感染创面，还可通过负压冲洗有效清洁创面、控制局部感染，促进创面愈合或为后期行创面修复提供良好环境。对于有血管神经、肌腱、骨骼外露的创面，应谨慎使用负压治疗，因为可能会造成这类组织继发性坏死。同时应根据需求选择持续性还是间歇性负压，随时检查负压装置，确保处于负压状态，若漏气需立即拆除更换，以免引发加重感染。

4.抗生素骨水泥覆盖引流术　近年来受骨科诱导膜技术（induced membrance technique）的启发，将抗生素骨水泥应用在糖尿病足创面修复上，获得了不错的临床效果，该技术临床应用前景可观。糖尿病足迁延不愈的重要原因是由于持续的创面感染、创面血运欠佳、肉芽生长不良。糖尿病足在进行有效的清创后进入创面修复期，在这个过程中，需要为创面生长提供良好的环境和条件，促进成纤维细胞的增殖和基底肉芽组织快速增长，使创面进入上皮化期，加速创面愈合。合并下肢血管病变的糖尿病足溃疡感染后，常规剂量的抗生素静脉治疗很少能使肢端组织达到有效血药浓度，而加大剂量可引起明显的全身抗生素不良反应。抗生素骨水泥能持续释放抗生素，作用于局部，既可高效杀菌，又能降低不良反应，为糖尿病足治疗提供了新的治疗思路。同时，抗生素骨水泥应用于创面可在创面形成一层诱导膜，诱导膜内诱导局部微环境释放多种因子，包括抗炎因子、促血管内皮细胞生长因子等，诱导创面内肉芽组织的形成，促进创面愈合。

使用抗生素骨水泥应注意几点：①创面清创应彻底；②需待骨水泥冷却后才安置于创面，否则高热会进一步损伤组织、扩张创面血管引起局部出血；③骨水泥安置后需用无菌生物膜进行密闭，为创面创造密闭的微环境。

5.皮片/皮瓣移植修复术　对于未累及肌腱骨骼的浅表创面，皮片移植是覆盖创面的首选方法。皮片移植的优点是供区创伤小，皮片成活率高，但创面愈合后因磨损破溃发生再次溃疡的概率较高。然而在临床实践工作中，皮瓣转移对于糖尿病足创面的修复更为广泛。因绝大部分患者就医时溃疡创面已为Wagner分级Ⅱ级以上创面，皮片移植难以覆盖创面。与皮片移植相比，皮瓣转移修复后创面不易挛缩，功能重建更好，且随着显微技术的不断提高，无论是局部带蒂皮瓣还是游离皮瓣，手术方式的选择更为自由。但术后供区创伤较大，手术难度和对术者技术要求高，且不适应于因血液循环障碍引发的糖尿病足溃疡创面。无论是局部带蒂穿支皮瓣还是游离皮瓣移植，术前需先行患肢数字减影血管造影检查，确保手术的安全性。不管是选择皮片还是皮瓣移植，均应以创面愈合为治疗目的前提下，尽量减少对供区的损伤，不应造成供区功能障碍。必要时可采取相应手段保护供区，供区刃厚皮片回植，皮瓣切取时尽量最大限度地保留供区外观及功能。随着超级显微外科发展，穿支皮瓣修复糖尿病足创面将在较大的显微外科中心成为主力方案。

6.下肢血运重建术　对于下肢血运障碍引起的慢性创面，可通过重建下肢血运的方法改善肢端组织循环，促进创面愈合。主要包括介入治疗、下肢动脉血管搭桥术、体外循环加压灌注疗法。介入作为一种微创手术是治疗的首选。可通过腔内血管再通，使长期缺血的肢体血恢复流灌注，完全或部分恢复组织血液灌注，有效降低截肢平面。常用的手术方法包括经皮血管腔内成形术、球囊扩张基础上的血管内膜旋切技术、溶栓技术、支架置入技术等。

下肢血管搭桥术也称下肢动脉旁路移植术，该术式虽然远期通畅率高，但手术创伤大，要求患者心肺等器官功能良好，且对于糖尿病患者来说膝下微小动脉多数闭塞，短期内通畅改善微循环的几率低，而手术一旦失败无再次手术机会，选择此手术必须慎重。

7. Llizarov技术　Llizarov技术应用到慢性创面治疗中包括纵向骨搬移技术和横向骨搬移技术。胫骨横向骨搬移是将带血运的胫骨骨搬移过程中刺激周围新鲜微小动脉再生，从而改善患肢血供。横向骨搬移技术用来治疗下肢缺血性糖尿病足可有效重建缺血组织的微循环，促进创面的愈合。Llizarov技术应用过程中需注意减少术中钉道局部热损伤以及加强术后钉道护理，以预防钉道感染等，尽量避免并发症的发生。

8. 富血小板血浆/富血小板纤维蛋白(PRP/PRF)技术　PRF/PRF即富血小板血浆修复技术，适应证是局部微环境血供较丰富且有较小的骨与软组织缺损，或对凝血酶过敏的患者。PRF/PRF在慢性修复中应用越来越广泛，临床上用于修复各种皮肤、骨和软组织损伤。PRP中血小板激活后可释放多种生长因子，直接刺激创面修复细胞的增殖分化及ECM的合成。促进创面愈合的因素还包括：富含的纤维蛋白原和纤维蛋白作为生长因子的载体及细胞黏附分子，在细胞的黏附和增殖过程中起着重要作用；通过影响糖尿病足溃疡创面愈合过程中细胞迁移达到促进创面愈合的目的。

9. 干细胞治疗　包括骨髓干细胞治疗、脐带间充质干细胞治疗和脂肪干细胞治疗等。目前临床上应用较多的脂肪填充或脂肪胶治疗慢性创面，已展示了良好的治疗前景。脂肪移植后分泌多种细胞因子，为创面毛细血管新生、纤维结缔组织重塑等创造有利条件。能提高组织中成纤维细胞的增殖能力，加速胶原蛋白的合成。还可促进巨噬细胞抑制炎性反应，改善慢性创面的炎性状态。随着干细胞技术的发展和认识的深入，干细胞在慢性创面治疗中的应用拥有广阔的前景。

10. 截肢/趾术　截肢指征：肢体坏死感染并脓毒血症甚至危及生命；无法重建血供；创面愈合困难；需多次手术修复、费用高、后期功能恢复不理想且全身情况差合并多种基础疾病的患者，可行截肢/趾术。应把握截肢时机和截肢平面，若非危及患者生命的感染，应先控制感染，再行手术。需综合考虑患者全身状况、局部感染及损伤程度决定，争取残端伤口一期愈合的前提下尽可能地保留患肢长度及功能。避免残端缝合张力过大，以免影响残端伤口愈合。术前可行动脉造影了解患肢循环情况，参考造影结果决定截肢平面。

缺血肢体截肢注意事项：①截除骨、肌肉、皮肤平面的关系，一般皮肤伤口距离肌肉平面3～5cm，皮肤伤口距离骨平面8～10cm，以保证伤口无张力缝合；②术中注意避免使用电刀止血，以结扎或缝扎止血为主。

二、创面床准备的基本原则——TIME原则

2002年第14届国际创面愈合组年会提出了创面床处理的TIME原则，阐述了临床观察的现象、处理方法与内在的病理生理学之间的关系。TIME原则的应用收到了良好的临床效果，逐渐成为创面床处理的重要临床工具，其具体含义如下。

TIME为创面处理过程中创面床准备四项原则方法的首个英文字母的缩写：T指清除创面坏死组织（tissue）；I指控制炎症、减轻感染（infection/inflammation）；M指保持创面正常的湿度为肉芽组织生长和创面上皮化创造条件（moisture）；E指去除创缘迁移受损的表皮（epidermis，nonmigrating）。

T：为失活的或缺乏活力的创面组织和坏死组织，包括坏死细胞和碎片，为细菌生长提供了良好的基床，细菌生长和繁殖又会加剧炎症反应和感染。Falanga等提出"坏死负荷"来描述大量的坏死组织和坏死组织内的过度渗出和细菌滋生，慢性创面细菌的蓄积可能会使炎症反应迁延持久，阻碍创面收缩和再上皮化。迁延持久的炎症反应又会引起中性粒细胞、肥大细胞和巨噬细胞聚集，释放蛋白酶、过氧化物阴离子、炎症因子来加剧炎症反应，这些炎症性产物反过来破坏创面的生长因子、其受体和细胞外基质蛋白。而且失去生命力的坏死组织也会为感染提供条件。清除坏死组织不仅仅去除了阻碍创面收缩的组织，也同时去除了大量的微生物、毒素以及其他削弱宿主免疫的物质，因此清创对创面的愈合至关重要。

I：指所有的慢性伤口都有细菌。有细菌并不一定表示感染已经发生或者会阻碍创面愈合。但是，创面一旦有感染会通过加剧炎症反应导致伤口迁延不愈。创面的细菌水平可以分为污染、菌落聚集、局部感染或感染扩散四个等级。污染是指创面虽然存在微生物，但没有繁殖，并不阻碍愈合；菌落聚集指创面有微生物繁殖，但菌落并没有引起宿主细胞的损伤，因此亦不阻碍愈合；局部感染是指细菌负荷处于菌落聚集和感染之间，严重菌落聚集的创

面亦无法愈合或愈合过程缓慢，但并不表现出感染征象（如红、肿、发、疼痛或功能障碍）。如出现愈合延迟、疼痛或对痛觉敏感、渗出增加、创面颜色变化、质脆、肉芽组织异常、有脓或者异常气味等临床表现说明局部感染已发生，局部感染的创面应使用有效的抗菌剂。感染扩散指发生的范围超过了创缘，需要全身使用高效抗生素。

慢性创面细菌负荷包括创面微生物的数量和类型、毒力和宿主情况，阻碍创面愈合的细菌的临界数量值目前具有争议。研究表明，与被阻碍愈合的创面每克组织是否聚集了多于10^5的细菌和微生物的数量相比，其类型和致病性更能决定感染的严重性。

M：1987年Eaglistein等的研究发现在湿润环境下创面愈合速度比暴露在空气中快40%。早期的研究也表明上皮细胞更容易在湿润的创面上爬行，但如果创面液体过多也会导致创缘和周围皮肤浸渍影响愈合。创面过于干燥会减慢创缘表皮细胞的爬行，并限制表皮再生。干燥的创面会结成一个坚硬的痂，内在的胶原组织和创缘周围组织变得干燥。

E：指创缘慢性创面不易再上皮化，并伴随着慢性炎症反应，上皮细胞不能移行闭合创面、创缘细胞高度增殖，并阻碍创面的正常细胞移行。创面不能愈合最明显的表现是创面不能上皮化，肉眼观察健康愈合中的创缘通常不会有清晰的、均匀一致的边缘，上皮生长的边缘在创面床展开，创床呈粉红色，相反，不健康的创缘可能水肿、肥厚，还可能伴有感染，肉芽组织没有弹性、易脆。

综上所述，根据TIME原则清创、控制感染和炎症、保持创面一定的湿润环境构成了创面床准备的主要组成部分。

三、创面修复的创面外科整合治疗模式（WSIT）

笔者近年在进行糖尿病足创面治疗过程中提出了WSIT，具体如下。

糖尿病足患者的创面因其特殊性，常需要分期处理。早期治疗的核心是全面评估患者、清创、控制感染、维持患者全身情况稳定，降低患者病死率和截肢率；中期治疗难点及重点在于精准辨析糖尿病足创面的病因及影响创面愈合的不利因素，其治疗以创基准备、改善血供及神经功能为主，采用合适的方法修复创面，避免截肢；后期治疗在于康复、预防创面再次形成。由此可看出，糖尿病足创面的治疗围绕避免截肢、高效修复创面、预防创面再次形成展开。

尽管MDT协作模式在糖尿病足创面患者保肢中的应用效果已得到公认，但也存在之前所述的一些问题，尤其是MDT的任务不明确。针对MDT协作模式的不便捷性，笔者团队提出了慢性创面治疗的WSIT模式，也曾探讨该模式在糖尿病足创面治疗中的应用。笔者团队在长期临床实践中，基于糖尿病足创面各期治疗的重点不同，采取了以下方案，即WSIT团队以外的其他多个学科团队调理全身情况和解决手术时机问题，而WSIT团队解决如何手术的问题。这并不是将WSIT团队与其他多个学科团队进行割裂，而是将这些学科团队进行有机整合。WSIT团队由烧伤整形外科人员构成，该科室包含创面修复和血管外科亚专科，可以完成糖尿病足创面处理的所有外科技术操作；糖尿病足创面患者由烧伤整形外科（WSIT团队）收治，且MDT协作讨论由烧伤整形外科（WSIT团队）医师主导并执行，可获得较好的临床治疗效果。

WSIT模式要求如下：①集中糖尿病足创面修复的各亚专业（如创面修复专业、血管外科专业）人员于1个治疗组或学科，即WSIT团队；②整合多种外科技术，以清创、血管介入、抗生素骨水泥覆盖和皮片/皮瓣移植修复等四大技术为核心，换药、VSD、新型敷料覆盖、PRP/PRF的局部应用、神经松解术、脂肪移植（笔者团队前期研究证实，纳米脂肪联合鼠神经生长因子可促进慢性创面患者游离股前外侧皮瓣术后的感觉恢复；且脂肪来源干细胞基质胶用于治疗慢性创面是安全可靠的，能促进慢性创面的愈合）等技术为辅助。③患者入院完成辅助检查后即刻启动MDT（即WSIT团队与内分泌科、感染科、临床药学室、营养科、影像科、麻醉科、心内科、肾病科、呼吸科、康复等学科人员）讨论，确定手术指征、手术时机以及围手术期相关问题。这一模式在遵义医科大学附属医院推行后，减少了不必要的转科治疗和会诊，提高了医疗效率，缩短了住院周期，也增加了WSIT团队对糖尿病足创面的认识，使其对各种治疗手段的优点、不足及适应证有了更深入的认识，提高了WIST团队成员对糖尿病足创面的诊疗能力。此外，WSIT团队以小组的形式与其他多个学科团队协作，能综合考虑患者的年龄、营养状态、下肢血供、全身情况、住院时间、费用、足部功能重建可能性等因素，制订个性化修复方案。糖尿病足创面WSIT模式的宗旨在于划分不同类型的糖尿病足创面，在此基础上综合考虑患者病情及WSIT团队以外其他多个学科团队的意见，并随患者病情变化而适时调整修复方案。在WSIT模式中，所有创面外科处理过程在同一个学科或治疗组完成，且同时重视患者创面修复后的长期随访及宣传教育，避免创面复发。

WSIT团队在糖尿病足创面患者的治疗过程中需注意以下事项：①明确创面条件适合于创面修复。患者全身情况稳定，局部感染控制后才开展外科治疗。②严格把握适应证，目的在于降低病死率和截肢率，或降低截肢平面。③重视WSIT团队以外的其他多个学科团队的意见，避免盲目为修复而修复。④对老年、病重或足部功能修复重建可能性小的患者，修复方案应简便快捷；对青壮年、足部功能修复重建可能性大的患者，以重建功能性足为目标。

在MDT背景下，WSIT团队的工作流程见**图2-3**。糖尿病足患者具体的WSIT方案如下：①针对神经性糖尿病足创面或以神经病变为主的混合性糖尿病足创面，合理组合应用清创术、抗生素骨水泥填充诱导膜技术/VSD术、植皮术/游离组织瓣修复术/神经松解术进行治疗。笔者团队之前曾报道用"清创术+抗生素骨水泥填充诱导膜技术/VSD术+游离组织瓣修复术"治疗糖尿病足创面，取得了较好的修复效果；②针对缺血性糖尿病足创面或以缺血为主的混合性糖尿病足创面，合理组合应用血管介入术、清创术、VSD、抗生素骨水泥填充诱导膜技术、横向骨搬移技术、植皮术、异体PRP局部应用技术、各种组织工程材料覆盖术、游离组织瓣修复术进行治疗。笔者团队前期采用"横向骨搬移技术+抗生素骨水泥填充诱导膜技术+VSD+植皮术"进行整合治疗，成功治愈了13例Wagner 3级或4级缺血性糖尿病足创面患者，验证了WSIT模式能改善下肢血运、减轻疼痛和避免大截肢。

WSIT团队属于MDT，但却相对独立，且掌握了众多的糖尿病足创面外科技术。MDT会议主要讨论围手术期问题，WSIT团队以整体的形式参与，而其他科室只需代表参与，在长期的临床实践过程中，笔者单位WSIT团队已能独立救治一般情况尚好的糖尿病足创面患者。然而，由于WSIT模式至少需并入血管外科人员，这一模式的推广和WSIT团队建立难度较大，需要医院积极推动。此外，该模式仅重点关注糖尿病足创面修复，还需要加大力度探讨预防糖尿病足创面发生的措施。该模式的另一大不足在于缺乏数据支持以及多中心应用研究，但笔者团队成员已在整理前期临床数据待后续发表，且该模式已经通过评选成为国家卫生健康委员会卫生健康推广项目，相信将有更多单位实践。总之，WSIT模式还需在多个地区进行推广试行，整合更多的糖尿病足创面治疗的相关技术，以适应不同地区、不同医院和科室的需求。

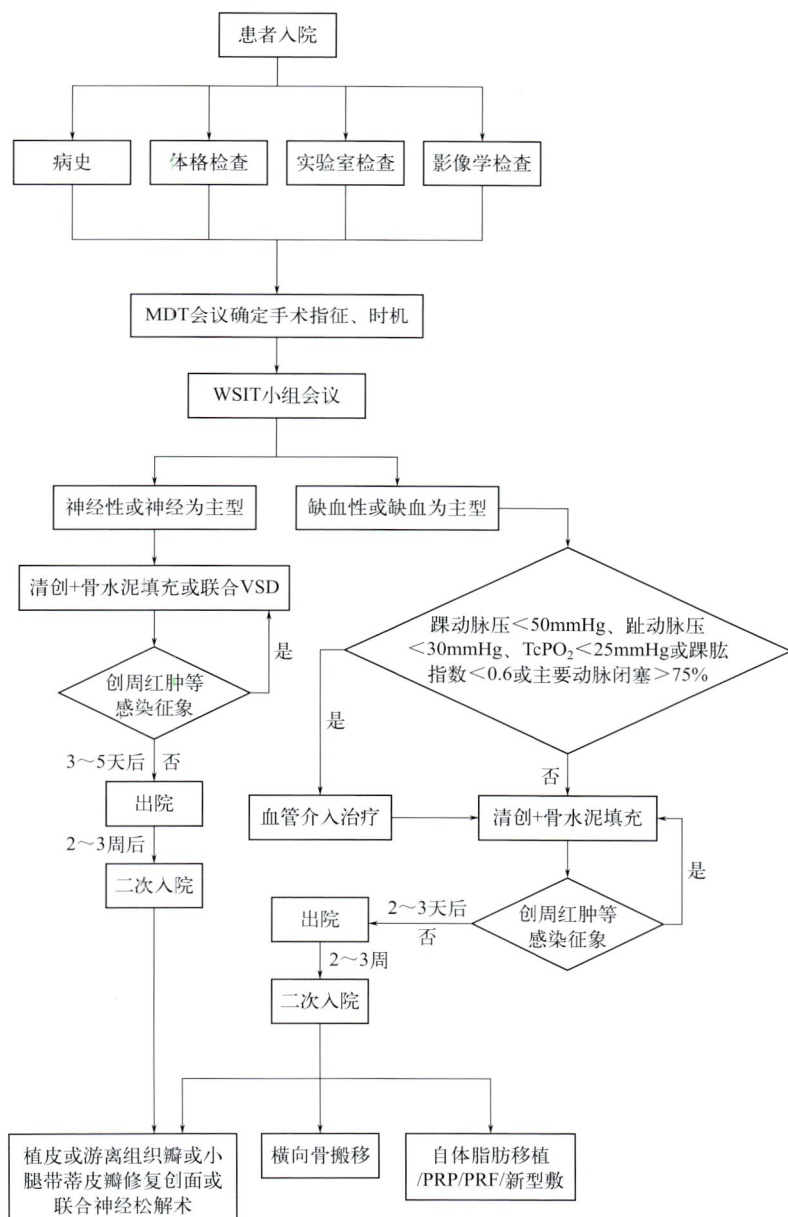

```
                        ┌──────────┐
                        │  患者入院  │
                        └──────────┘
        ┌───────────┬───────────┬───────────┐
   ┌────────┐  ┌────────┐  ┌──────────┐  ┌──────────┐
   │  病史   │  │ 体格检查 │  │ 实验室检查 │  │ 影像学检查 │
   └────────┘  └────────┘  └──────────┘  └──────────┘
        └───────────┴───────────┴───────────┘
                 ┌──────────────────────┐
                 │ MDT会议确定手术指征、时机 │
                 └──────────────────────┘
                    ┌──────────────┐
                    │  WSIT小组会议  │
                    └──────────────┘
        ┌───────────────────┐   ┌───────────────────┐
        │ 神经性或神经为主型   │   │ 缺血性或缺血为主型   │
        └───────────────────┘   └───────────────────┘
```

患者入院

病史　体格检查　实验室检查　影像学检查

MDT会议确定手术指征、时机

WSIT小组会议

神经性或神经为主型　　缺血性或缺血为主型

清创+骨水泥填充或联合VSD

创周红肿等感染征象　　是

踝动脉压<50mmHg、趾动脉压<30mmHg、TcPO$_2$<25mmHg或踝肱指数<0.6或主要动脉闭塞>75%

3～5天后　否

出院　　是

2～3周后

二次入院

血管介入治疗　　清创+骨水泥填充

出院　　2～3天后　　否　　创周红肿等感染征象　　是

2～3周

二次入院

植皮或游离组织瓣或小腿带蒂皮瓣修复创面或联合神经松解术　　横向骨搬移　　自体脂肪移植/PRP/PRF/新型敷

图 2-3　WSIT团队的工作流程图

第四节   常见创面的基本特点

一、糖尿病足溃疡

糖尿病患者中的一部分会因为神经血管问题而出现足部溃疡（**图2-4**），而足部溃疡与患者的感染率、截肢率、死亡率增高密切相关，也是糖尿病病情发展严重程度的一个重要标志。

足底感觉障碍是发生足溃疡的重要原因，80%以上的糖尿病足溃疡可以检查到足底的感觉神经病变，表现为痛觉触觉的迟钝、两点辨别觉障碍，当局部受到的压力增加的时候，发生足底溃疡的风险会极大提高。糖尿病足底压力的异常增高是糖尿病足溃疡重要的独立因素。另外，真菌感染的增厚甲板、足底胼胝、下肢供血障碍等都是足溃疡发生的危险因素。

很多患者的初起症状往往是觉得足部发凉、麻木、刺痛等，门诊遇到这样的患者的时候，首先应该注意检查全身情况，注意血糖、糖化血红蛋白，要评估下肢动脉血管情况。用血压计检测踝肱比（ABI）是个很好的筛查血管情况的指标，国人正常值是0.9～1.3，大于1.3提示动脉管壁钙化严重；小于0.9提示下肢动脉缺血，患者有可能出现间歇性跛行，即走路一段时间引发小腿无力或者抽筋疼；如果小于0.4是严重缺血，面临溃疡、截肢巨大风险，必要时请血管外科会诊治疗。还要观察足部是否存在关节畸形，是否有局部骨凸，争取对其发病因素做全面分析，比如血糖控制情况、吸烟史，了解综合的风险因素。其次，对溃疡伤口做评估，包括溃疡大小和深度、局部的细菌检测和抗生素敏感试验、足底血运和神经病变情况。不同部位的伤口也有不同的风险，趾端溃疡很有可能出现足底（**图2-5**）、足踝甚至小腿以上的潜在感染灶，严重者甚至可达躯干部位，此时多伴有全身感染中毒症状。

伤口的感染严重影响溃疡愈合，很多患者发现足部感染溃疡的时候，血糖检测结果是很高的，众所周知，高血糖抑制白细胞的趋化反应，对于局部溃疡或者伤口破溃，必须进一步探查，找到潜在的脓腔，及时切开引流至关重要。对于已经出现的坏死组织、感染灶，一旦发现，需要及时清创处理，同时手术中做细菌学检查和药物敏感试验，对临床选择适当的抗生素治疗有重要意义。

部分糖尿病患者，由于下肢血管病变，远端足趾出现干性坏死。此种情况下，可以择期手术截除坏死足趾。

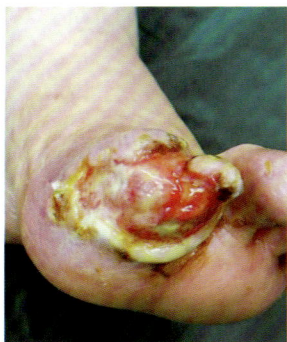

图 2-4　糖尿病足趾感染坏死

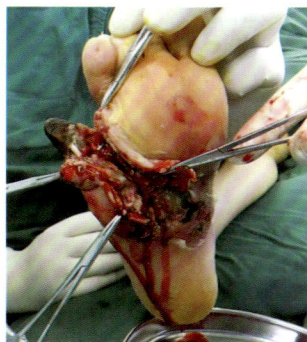

图 2-5　糖尿病足小趾坏死，感染灶和足底相通

深达骨组织、关节囊、肌腱或者腱膜的伤口，必要时需拍X光片以协助诊断，这些部位的治疗较为复杂，感染复发率高（图 2-6）。

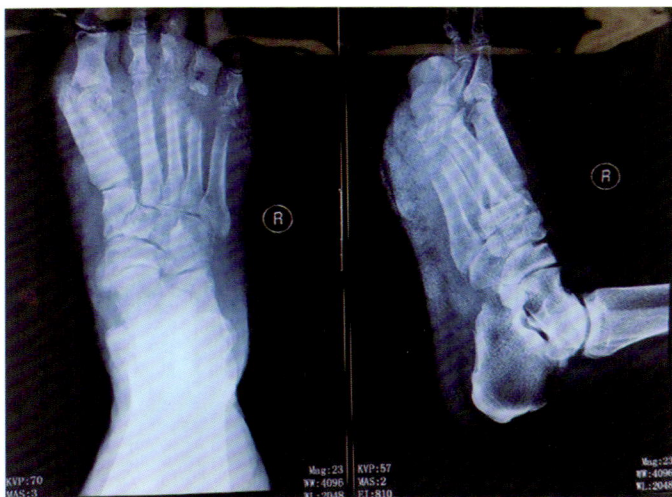

图 2-6　糖尿病足溃疡引起骨髓炎

糖尿病足溃疡治疗特别要注意处理足底的压力点，特殊承重部位更容易发生局部缺血坏死，进而感染、创面加深，治疗中尽量通过调整足底受压位置来预防溃疡的发生。现在可以通过技术手段检测足底压力分布，同时，制作辅助足垫来减少溃疡发生机会。

清创治疗是糖尿病足溃疡治疗的关键步骤。外科清创术是一种基本操作，糖尿病足溃疡患者的创面往往污秽、深在，有可能伴随肌腱、关节囊、骨组织暴露，手术要尽量锐性清除明确的坏死组织、硬化无生机的创缘，清洗脓腔，减轻局部组织张力，保留良好的、有血运的组织基底。

仍有部分医生认为糖尿病足患者应该避免外科手术刺激，他们的理由是手术会刺激加重循环障碍，然而，大量的临床研究和实践发现，通过控制血糖、缓解循环障碍等综合治疗手段处理后，及时的手术清创有利于糖尿病足溃疡的愈合，如果能手术解决局部骨突引起的压力问题，也能有效预防溃疡的复发。有些医生会担心手术造成新的切口不愈合，而延误了手术时机，往往造成感染进一步向深部扩散，加重病情。

负压治疗技术的兴起，为糖尿病足溃疡患者带来了新的治疗手段。伤口负压治疗，顾名思义，关键在施加于伤口的负压，其填充材料有高分子合成海绵类，也可以用普通粗网眼纱布，可以根据伤口具体情况来决定。负压可以刺激局部血管生成，促进糖尿病足患者快速生成新鲜肉芽创面基底。如果有组织缺损创面，负压可以更有效地促进肉芽组织堆积填充伤口。糖尿病足溃疡患者容易出现局部组织循环障碍，负压控制在-50mmHg左右较为适宜，太强的负压可能会加重溃疡周围的组织缺血坏死。如果是足趾的溃疡，在手术清创时，一定要探查全面，充分显示脓腔范围，有时候实际创面范围比预期的要大很多。放置负压时需要充分开放伤口，避免局部积脓。

总之，糖尿病足溃疡能导致局部和远隔部位感染，甚至引发脓毒血症，严重影响生活质量，治疗不及时有极大截肢风险。认识糖尿病足创面，及时采取正确有效的治疗手段，是临床工作者的不二选择。

二、下肢静脉性溃疡

下肢静脉性溃疡常见于下肢静脉血管外科疾病，多是起因于静脉回流不畅或者静脉淤滞造成的静脉高压。我国农村地区很多"老烂腿"患者，多是下肢静脉性溃疡，该病的发病率随年龄增加，治疗困难，容易反复发作，造成巨大的治疗费用消耗。

人体静脉系统的小静脉与毛细血管网相交通，并逐渐汇合组成大的静脉。静脉血管壁较薄，在压力下易扩张。下肢静脉由深静脉、浅静脉、交通静脉组成。深静脉与动脉伴行，正常状态下担负大部分静脉回流。浅静脉在皮下组织中形成丰富的血管网，接收来自足部组织血液回流。交通静脉连接浅静脉系统和深静脉系统。深静脉系统和浅静脉系统存在静脉瓣，它们用来防止返流。在下肢交通静脉中仅允许由浅静脉向深静脉单向流动，但在足部，瓣膜允许血流由深静脉至浅静脉系统，当深静脉系统遇到阻塞时可以提供重要的循环通路。驱动静脉血液回流心脏的基本动力来源是小腿骨骼肌。腓肠肌和比目鱼肌在肌筋膜束缚下收缩，推动血液回流。休息时静脉瓣闭合，可以防止血液返流。协助骨骼肌回流动力的是呼吸运动，即膈肌和胸壁运动产生足够胸腔内负压，促进血液回流下腔静脉。

当静脉瓣功能丧失的时候，可以发生下肢静脉淤滞，严重时出现溃疡，难以愈合。导致静脉瓣功能丧失或者关闭不全的因素可以是小腿肌筋膜松弛、骨骼肌泵功能丧失、充血性心力衰竭，腹腔压力增高、肥胖、静脉过度充盈、深静脉血栓等。

下肢静脉溃疡溃疡通常相对较浅，形状不规则，创缘略肿，肉芽组织脆弱，周围皮肤色暗黑，触之组织韧，主要位于踝周内侧区域，渗出量大，常伴恶臭。长期药物治疗者可以见到创缘附近皮肤湿疹、色素沉着。长期不愈合的伤口可以同时出现下肢广泛水肿、蜂窝织炎、皮肤紧绷菲薄伴瘙痒（图2-7）。

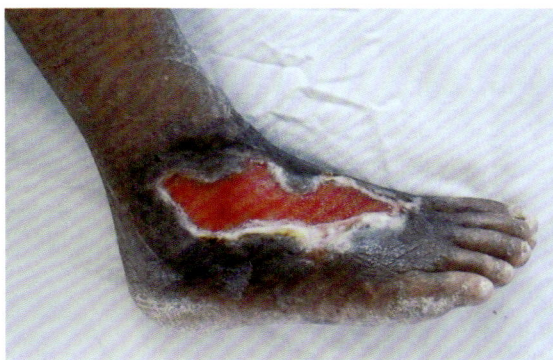

图 2-7 足部静脉性溃疡

一旦明确下肢静脉淤滞性溃疡，首先应考虑去除导致静脉张力增高的疾病，应该选择合适的下肢弹力绷带，目的是持续压迫，促进恢复静脉回流，尽量维持静脉瓣功能，适当运动，平时注意休息时抬高患肢促进回流。

临床处理此类患者，首先治疗全身疾病因素，包括戒烟等生活习惯调整，其次是局部处理，注意每次换药需清创，去除创面腐肉、坏死组织、异物等，妥善用药促进愈合，用吸收渗液良好的敷料以及亲水性敷料，不允许违规局部使用抗生素。保持创面新鲜，感染控制后择期手术植皮。

下肢静脉性溃疡患者的伤口渗出液量大，对于住院需要植皮手术的患者，术前、术后使用负压治疗来控制伤口的渗出，对增加伤口愈合机会、减少感染风险极有优势。

静脉性创面愈合后应长期保持良好生活习惯，可以穿弹力袜促进下肢静脉回流，降低溃疡发生率。静脉性溃疡是个长期预防和治疗的疾病，应坚持预防为主，一旦发生，则需要尽快治疗。

三、压疮

压疮，也称压迫性溃疡、褥疮，是由局部压力或者剪切力造成的缺血和细胞坏死，进而出现皮肤组织破溃。组织受损的程度与压力强度和压力作用时间相关，有时候长时间低强度压力同样可以造成局部伤害。

健康成年男性毛细血管充盈压力是32mmHg，体重对局部组织产生压力，正常人可以通过变换体位来调整受力部位，使组织能承受短期内的巨大压力，很难发生压疮。而一旦由于某种因素造成体位活动受限，如截瘫、下肢骨折、脑卒中、昏迷、长时间全麻等，患者不能主动调整受压部位，局部长时间受力，很容易造成组织缺血，最终发生坏死，表现为局部溃疡（**图2-8**）。对于伴有全身疾病的体位受限患者而言，持续的体重压迫2h，即有可能发生压疮。对这些卧床患者，建议至少每2h翻身一次。除了自身体重压力外，受力部位人体内的骨突、外界的硬物都可以促进局部压强增大，形成剪切力和摩擦力，加速组织缺血坏死。因此压疮也好发于骨性隆起表面，例如足跟、骶骨、坐骨结节或大转子部位，多数在骶尾区，其次在足跟和足踝。

压疮临床上可以分为四度。

Ⅰ度压疮表皮或皮肤是完整的，此时并未出现溃疡，但是和周围健康皮肤比较，可以出现局部充血潮红、皮温变化、感觉异常。

Ⅱ度压疮发生表皮和真皮损伤，可以观察到水疱或浅溃疡出现（**图2-9**）。Ⅰ、Ⅱ度压迫性溃疡是部分皮肤层缺失，仍残留正常皮肤、毛囊、汗腺，溃疡多数可以自行修复。

Ⅲ度压疮则表现为深的溃疡，表皮坏死，创面深达皮下组织，小面积的或是局部组织松弛的创面，通过积极治疗也可以换药愈合，大面积创面可能需要植皮手术。

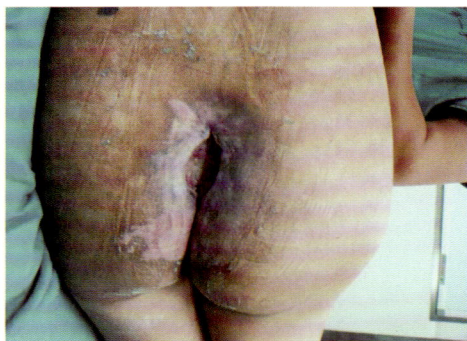

图2-8 臀部压疮

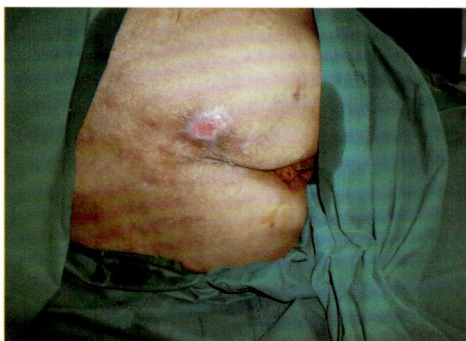

图2-9 Ⅱ度压疮

Ⅳ度压疮则坏死进一步加重，创面深达肌肉、肌腱、骨组织，很难通过非手术治疗愈合。

对于Ⅲ度、Ⅳ度压疮而言，通过换药，使肉芽组织填充组织腔隙，可以让伤口表面收缩和上皮化封闭创面。但是，坏死缺失的皮下组织、脂肪、肌腱、肌肉甚至骨不能再生，而是由瘢痕组织替代。伤口通过肉芽组织填充和上皮增生覆盖，得到封闭，但其重塑期可能需要2年以上，才逐渐恢复强度，最多能达到70%～80%原始强度。因此，压疮患者容易在同一位置出现伤口反复发作，并加重加深。

Ⅲ度、Ⅳ度压疮往往需要皮瓣手术治疗。比如，骶尾部压疮以往多采取臀大肌皮瓣修复，现在多采用臀上动脉穿支皮瓣修复（图2-10）、臀下动脉穿支皮瓣修复（图2-11）、股后侧皮瓣修复（图2-12）、阔筋膜张肌肌皮瓣修复（图2-13）。

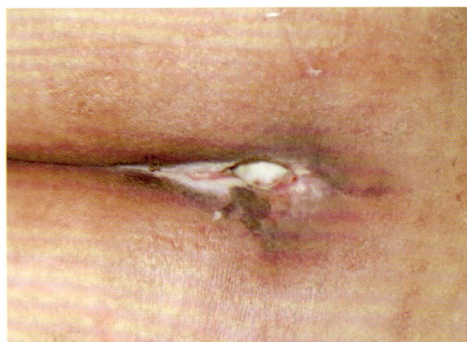

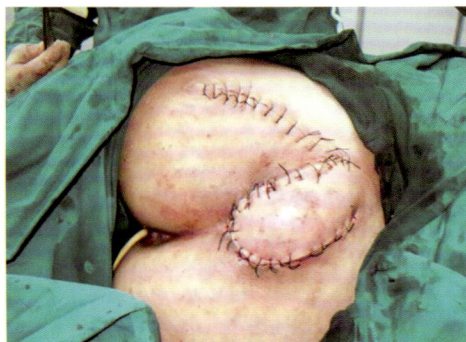

图2-10 骶尾部压疮（左）及臀上动脉穿支皮瓣修复（右）

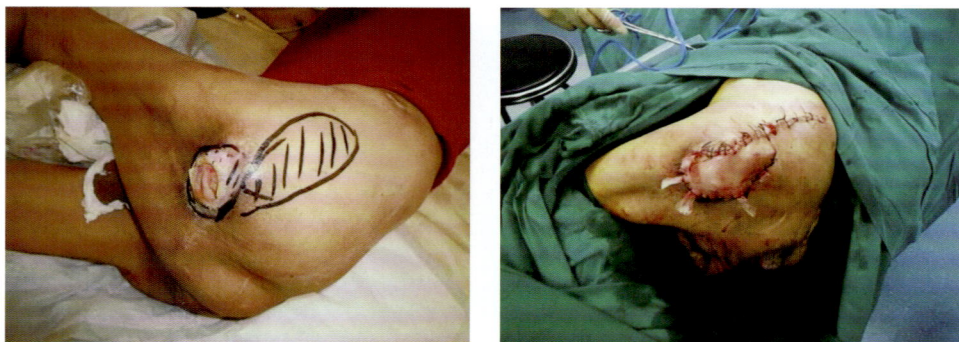

图 **2-11**   坐骨结节压疮（左）及臀下动脉穿支皮瓣修复（右）

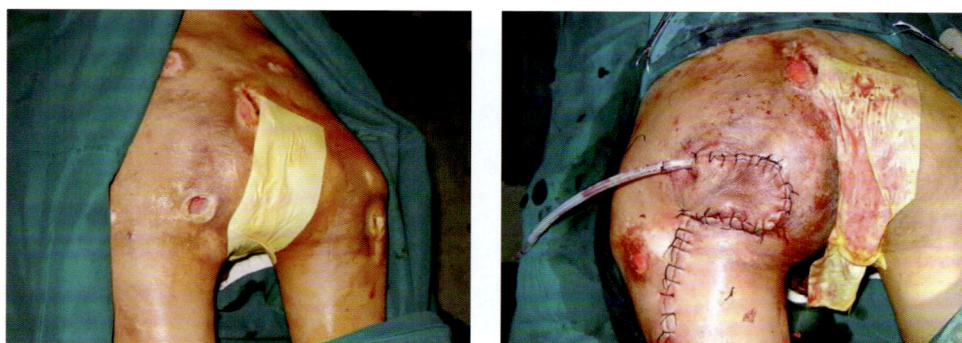

图 **2-12**   坐骨结节压疮（左）及股后侧皮瓣修复（右）

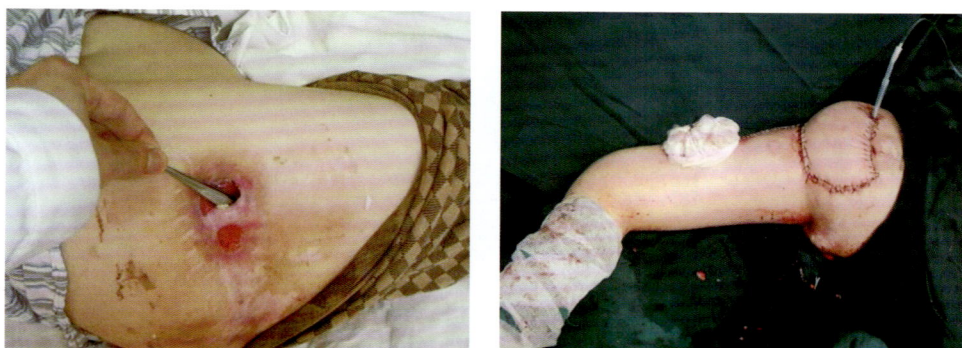

图 **2-13**   大转子部位压疮（左）及阔筋膜张肌肌皮瓣修复（右）

多数压疮患者可以接受伤口负压治疗，能有效地控制渗出和感染，肛门部位附近创面受排便影响无法贴膜，如果确有必要，可以采用腹部造瘘，暂时肛门改道排便。

　　临床上应该积极采取预防措施，降低复发率。加强局部的管理，注意体位变化，及时调整，注意皮肤护理，注意局部减负，加强活动和使用预防性敷料，尽量避免复发。

四、下肢外周动脉疾病相关溃疡

　　流行病学调查发现，我国下肢外周动脉疾病（PAD）患病率3.08%。PAD是下肢动脉血管粥样硬化症的表现，下肢血管壁局部增厚，管腔直径缩小，很多患者可以有皮肤干燥、脱屑、色素沉积（图2-14）等表现。

　　部分患者可以出现下肢动脉缺血性溃疡，可见足趾端、踝侧、趾间或小腿皮肤局部坏死、溃疡（图2-15），深达皮肤、皮下甚至骨，创面多数表现为渗出少、干燥，伴或不伴伤口疼痛。有20%～40%的患者无足背动脉搏动，局部皮肤毛细血管再充盈时间＞4s，提示局部供血障碍。

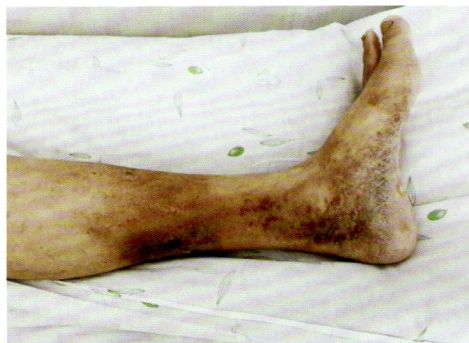

图 2-14　PAD皮肤色素改变　　　图 2-15　PAD皮肤溃疡

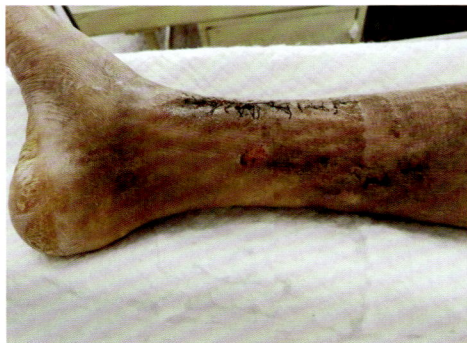

　　考虑下肢动脉血管病变时，应测量踝肱比指数。患者仰卧，在踝上部用测量血压套袖围住小腿，测量踝收缩压；在上臂臂动脉处测量上臂收缩压。测量双侧上臂，取最高的收缩压值，分别与双侧的踝动脉压带入公式计算，踝肱比指数＝踝收缩压/上臂收缩压，该指数的临床意义见表2-1。

表2-1　踝肱比指数及其意义

踝肱比指数	意义
＞1.3	血管有硬化或钙化
0.9～1.3	血管正常

续表

踝肱比指数	意义
0.7 ~ 0.8	可能存在轻度阻塞性病变
0.4 ~ 0.7	患者可能出现间歇性跛行，提示存在中重度阻塞性病变，此时创伤后愈合受损
< 0.4	患者存在重度阻塞性病变和缺血，即将有肢体缺失的危险

对于临床遇到的下肢外周动脉疾病出现下肢伤口患者，首先要明确全身基础疾病状况，判断动脉粥样硬化对全身各系统器官的影响，请血管外科协作判断下肢动脉闭塞严重程度，注意辅助检查如CTA血管造影等，根据堵塞严重情况，必要时要尝试球囊扩张、血管支架再通血管或搭桥重建血管通路。同时，口服改善循环状况的相关药物，如阿司匹林类。

对于局部伤口，应警惕严重的下肢动脉闭塞可能存在伤口无法愈合的可能，或者需要极其漫长的愈合时间。患者创面往往干燥、渗出少，创面周围组织或者其他部位可能继续干性坏死，清创术尽量避免使用止血带，以免加重病情。预防和控制创面感染，减少创面加深机会。动脉闭塞性创面常伴随创面干燥、渗出量很少，负压应用时还要警惕局部循环障碍，一般来讲，负压治疗效果不好。

对于PAD患者特别要重视预防发生创面，已经出现创面的要重视并采取措施预防加重，包括治疗全身疾病，改善循环，改善脏器功能，减少其他危险因素。患有高血压、糖尿病者要及时正规治疗，调整生活习惯，适量运动，调节营养摄入，戒烟、戒酒。下肢的踝、足底、足趾等部位骨突多，皮下组织薄，一旦受到过度压力，容易发生局部坏死，平时生活中应注意自身检查或者家属帮助检查，对于预防创面发生有极大帮助。

（周业平　周常青　魏在荣）

附 清创术

历史上第一次有文字记录的清创术是 1363 年法国的 Guy de Chauliac，他提出扩大伤口，清除坏死组织能够促进伤口愈合。

清创术内容包括两个部分：一是从受伤部位清除坏死组织、异物，清除失活的组织；二是获得重要的治疗相关信息，术中重新评估损伤、研判预后、组织良恶性分辨、细菌培养加药敏试验等。以往多限于清除坏死组织这一内容，实际在临床治疗中，对于清创术中得到的伤口信息也非常重要。

清创术是外科医生的基本操作技能，但是在临床实际工作中，医生的清创能力、技巧以及效果却存在差异。熟练的外科医生能够更好地把握清创的节奏、控制清创的界限，保留有活力组织的同时最大化去除坏死组织。尤其是对于需要用负压治疗的患者，一般需要最大化地去除坏死组织，有时候遇到失活组织和健康组织相互交叉、夹心、分层等情况，有可能需要保留部分坏死组织，以避免破坏过大，然而假如坏死组织保留过多，也存在引起感染的风险。如何把握操作程度，是对一名外科医生综合处理伤口能力的考验。

受伤以后，在受伤位置往往出现创伤或者感染坏死组织、死骨、肌腱、异物、感染灶等，这些无活性组织对于伤口的愈合起到阻碍作用。大面积的坏死组织的溶解脱落过程往往伴随着坏死组织吸收、感染等情况，这些除了影响局部的愈合速度外，还会通过血液循环造成全身感染中毒症状。失活的组织是感染的一个重要原因，一旦出现感染，细菌繁殖争夺伤口营养，产生毒素抑制伤口上皮生长，延缓胶原沉积，进一步延缓愈合。清创可以很好地降低伤口细菌负荷。一次有效的清创可以去除感染坏死组织，清除细菌，避免产生持续的炎症反应。清创的过程中，还可以清除衰老细胞，让慢性伤口重新变得新鲜，更加易于愈合。

坏死组织一般从肉眼上就可以分辨，表现为苍白或者黑色、棕色焦痂，焦痂脱落溶解后，深部组织黄色无光泽，触碰不出血、有脓性分泌物等。焦痂韧硬，缺乏血液供应，焦痂坏死组织在伤口表面形成占位，是肉芽组织、上皮生长的障碍，通过清创术清除焦痂，可以明显促进肉芽生长和愈合，为植皮或者皮瓣修复做准备。去除焦痂后的创面在愈合过程中的颜色应该是鲜红、有光泽，此时，创面肉芽组织健康有活力，而污秽、暗淡、伴有异味的创面是不健康的，需要清创处理（图 2-16 ～图 2-20）。

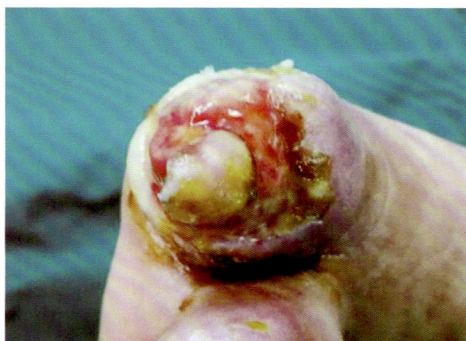

图 2-16　糖尿病足足趾坏死

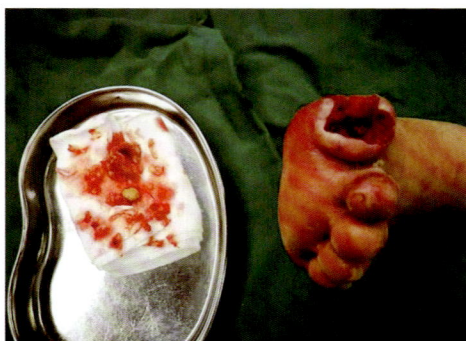

图 2-17　糖尿病足清创

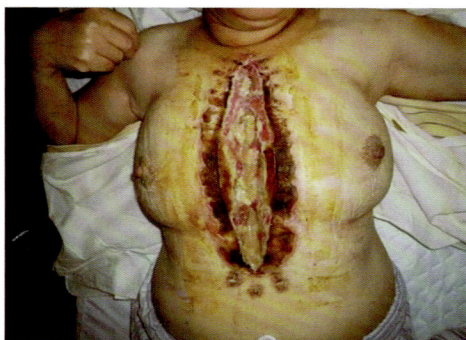

图 2-18　胸骨骨髓炎

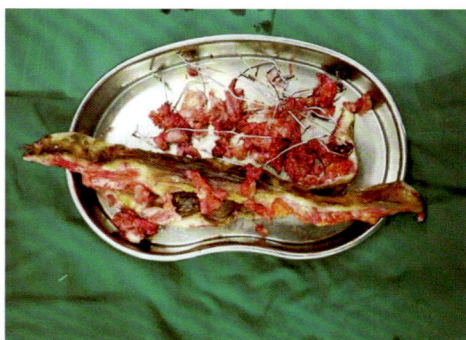

图 2-19　胸骨骨髓炎清创，去除死骨、异物等

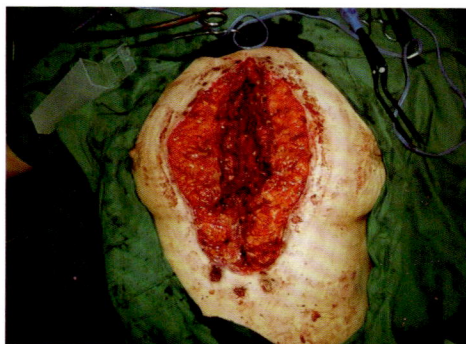

图 2-20　胸骨骨髓炎清创后

清创术包括锐性清创术、外科清创术、酶类清创术、自溶清创术、机械性清创术等。

（1）锐性清创术只清除坏死组织，可以使用手术刀、剪子、刮匙等，是门诊和病房清除失活物质最快速和最有效的方法，伴有很少的疼痛刺激，可以表面麻醉或局部麻醉镇痛，有时候可以根据伤情，逐层清除坏死组织。

（2）外科清创术不仅清除坏死组织，同时根据治疗需要，可能还会清除一部分有活性但是不健康的组织，甚至部分健康组织。为了阻止感染进展、脓肿引流、获取组织培养，或清除坏死感染的组织（包括骨骼），需要外科清创术。对需要麻醉和止血的较大创面的外科清创术，要在手术室进行。术中切除一些血供不佳的组织，如软骨、关节囊或韧带。在清创过程中，需要清除坏死组织，有时候不可避免地也会同时去除部分活组织，目的是为愈合提供更好的基底环境。清创以后，会伴随着伤口的进一步扩大，例如骶尾部压疮，伤口在体表可能仅仅是一个非常狭小的窦道开口，实际在深部存在广泛的坏死空腔/囊腔，伴有增厚感染的囊壁，有时窦道迂曲蜿蜒深入到骶尾骨附近。在清除坏死组织同时，也会扩大切口，充分暴露深部的感染坏死组织，患者和家属会见到一个明显扩大的伤口，术前需要跟患者和家属沟通解释，以免患者不理解造成误会。

有些特殊原因的清创，比如糖尿病足溃疡，患者有可能伴随下肢动脉闭塞症，此时，需要手术前血管外科帮助研判，在手术清创时候尽量避免使用止血带加压，不得不用的时候，需要跟家属和患者讲解可能存在的继发性足坏死风险。电烧伤也是如此，电烧伤后早期，由于血管内膜受损，病情不稳定，血管内膜可能随时脱落或者继发肿胀造成血管堵塞。进行手术时，止血带操作有可能加速血管栓堵，造成远端坏死截肢，在早期进行清创术时，有时遇到继发性肢端坏死，往往就是这个原因。因此，对于电烧伤早期清创，要酌情限制止血带的使用。

（3）酶类清创术是用一些对创面坏死组织进行降解的药物进行治疗的过程。可以在焦痂或者坏死组织表面刻线或刻槽，以利于酶制剂药膏穿透坚硬的焦痂，这样使得活性酶快速地进入坏死焦痂将其溶解。使用过程中可能伴有刺疼，对于感染创面也不适宜，可用于不能耐受手术的患者。

（4）自溶清创术是指坏死组织在保湿敷料的辅助下，如水凝胶、透明膜、中药膏剂等，机体内源性酶液化坏死组织，创面渗出液体中含有巨噬细胞、中性粒细胞，它们消化分解坏死组织。湿润的环境使白细胞和巨噬细胞发挥最佳功能。同样，在应用敷料之前，在焦痂的表面划出平行的沟槽，能更好地促进创面的自溶。自溶清创往往需要比较长的时间，但一般不产生疼痛，治疗中出现疼痛时，要警惕伤口感染风险。每次更换敷料时需要用生理盐水冲洗清除那些溶解脱离的失活组织。液化坏死组织有臭味，以及浓稠渗出，但是不要错误地认为是感染。

（5）机械清创术是指应用机械的方法清除坏死组织，例如用干纱布擦拭、擦洗、冲洗，在清除坏死组织的同时，它们也可以伤及正常的肉芽组织和上皮细胞，并且引起疼痛。

伤口负压治疗对于伤口愈合有显著的辅助作用，但是应用负压治疗之前，必须对伤口采取良好的清创术，坏死组织的存在增加了负压范围内组织感染风险，增加了堵管率。清创后，如果有大血管的暴露、骨髓腔的暴露，应该先给予妥善处理再负压治疗，否则有大出血风险。

（周业平）

第三章

伤口负压治疗的原理和技术要领

第一节　伤口负压治疗的原理

伤口负压治疗技术是一种有效的伤口管理方式，自其进入临床使用以来，不断被发展完善并广泛用于各种急慢性创面的治疗，取得良好疗效，已成为创面修复重建的有力武器。

1.提供理想的愈合环境　现代伤口愈合理论提出，适度湿润的环境能够加速伤口愈合，而过度潮湿的环境可能导致伤口感染以及周围正常组织的浸渍，不利于伤口愈合。伤口负压治疗能提供封闭的伤口环境，隔绝外部感染源，在及时、有效地引流渗液的同时，又能保持适度湿润的愈合环境。

2.改善局部灌注　伤口负压治疗改善局部灌注的具体机制尚未明确，可能的原因为组织受到压力作用后，毛细血管开通，从而血流增加，但压力值过高可能阻碍血流灌注。Morykwas等对新鲜猪皮缺损创面的研究发现，使用−125mmHg负压治疗伤口5～7min，血流量得以极大地增加，之后降低到基线；用−400mmHg负压治疗伤口时，血流量反而减小。间歇性给予负压时，血流量呈方波样曲线，即局部血流量增加，去除负压后血流量很快恢复至基线水平。Lindstedt等对猪创面的研究中发现，伤口负压治疗增加了距伤口数厘米的毛细血管血流量，进而提升局部氧分压，从而促进创面愈合。Chen等对兔耳创面的研究中发现伤口负压治疗能增加血流量、血管直径、血液流动速度、血容量、血管再生以及血管内皮增生。李学拥等研究认为，在伤口负压治疗时，创面组织存在双向受力和双向微小移位的现象，即部分组织产生向外移位，而部分组织产生向内移位，向内移位（受正压）的组织内的血液受到挤压加速向受负压的组织内流动，因而导致创面血液循环的加速。

3.减轻水肿　水肿是影响伤口愈合的重要因素之一，组织肿胀后会引起伤口组织的压力升高，进而影响微循环，阻碍了营养物质的输送，造成局部氧含量、抗感染能力、伤口愈合能力下降。虽然相关研究不多，但临床上普遍认为伤口负压治疗可以减轻组织水肿，一方面与吸出伤口渗液直接相关，另一方面与微循环的改变间接相关。Kamolz等对猪腹部创面的研究中发现，相较于普通引流组，伤口负压治疗组的组织水肿更轻。Kubiak等对压力性损伤患者的研究中发现，借助高频超声检测，伤口负压治疗组的组织水肿得以减轻。吕小星等对兔耳创面的研究中发现，在伤口负压治疗的第2、4、6、8天，创面周边组织含水量均更低，第4、6、8天的血管通透性均更低。

4.对创面的机械作用　负压产生的机械应力对伤口的作用可以体现在"宏观"和"微观"两个层面。一方面，负压产生的机械力能主动收缩创缘，缩小创面范围，属于宏形变；另一方面，机械力传导至细胞水平，可以启动一连串的生物化学反应及基因转录，参与血管生成、细胞增殖、蛋白合成等过程，属于微形变。大量研究表明，机械应力有调节内皮细胞形态、功能以及基因表达的作用，在内皮细胞基因启动子中已找到了一种对剪切力敏感的顺式作用元件。局部剪切力还可促使血小板及内皮细胞产生血小板源性生长因子（PDGF）、成纤维细胞、平滑肌细胞和单核细胞的增生和移行，并能促进胶质细胞增生。Saxena等认为，机械应力牵拉细胞膜和细胞骨架，将信号传入胞内，引起胞内信号分子如细胞内钙离子、蛋白激酶C等释放，引导细胞合成分泌伤口愈合所需的各种细胞因子，最终促进细胞增殖及基质合成。

5.其他分子机制

（1）调节免疫反应：伤口负压治疗可以在伤口急性期增强特异性的炎症因子表达，以利于上皮细胞迁移和伤口愈合。有学者认为伤口负压治疗在急性创面、烧伤创面能够抑制炎性细胞渗出，防止创伤进一步发展；对于慢性难愈性创面，能够促进炎性细胞渗出，促进伤口愈合。Gouttefangeas等发现，应用伤口负压治疗1周及2周后，浸润于泡沫上的主要细胞是粒细胞，以及单核细胞（包括巨噬细胞、少量的T、B细胞群和NK细胞）。功能性$CD4^+$ T淋巴细胞是受创面抗原影响、具有异源性表型和功能的细胞亚群，提示T淋巴细胞可能在创面净化方面中起作用。此外，还提示聚乙烯泡沫可能提供了刺激T细胞介导免疫反应的有利环境。

（2）促进细胞增殖、血管形成：Jacobs等动物实验表明负压能促进CD31的表达，相较于对照组，血管内皮生长因子（VEGF）及成纤维细胞生长因子2（FGF-2）的表达在治疗5天后分别上升了近40%和140%。汤苏阳等研究结果显示，负压治疗能提高创面组织Bcl-2及神经生长因子（NGF）的水平，Bcl-2可增加细胞对多种促凋亡因素的抗性，NGF可作用于角质细胞、成纤维细胞、内皮细胞等修复细胞，促使其增殖分化，合成、分泌生长因子，并表达相应的受体，以自分泌或旁分泌的形式参与创面愈合的过程，同时NGF还是强血管扩张剂，通过提高局部血流量来提高皮肤的免疫功能和抗炎能力。

（3）抑制细胞凋亡：Miller等研究结果显示，伤口负压治疗后，原癌基因的表达减少，从而部分或完全阻断了基质金属蛋白酶（MMPs）的表达，进一步阻止细胞凋亡，保护胶原成分不被降解，因此加速了慢性创面愈合进程。

第二节　伤口负压治疗的技术要领

一、伤口负压治疗的适应证

（1）急性创伤伤口污染相对明显，感染风险高，可在清创后进行伤口负压治疗，待感染期过后再行闭合伤口。

（2）清创后局部切口张力较大，强行闭合存在皮肤坏死，甚至骨筋膜室综合征的风险，可给予伤口负压治疗，待肿胀消退，二期闭合伤口。

（3）创伤导致皮肤软组织缺损，但伤口污染或挫伤严重，不适合一期行组织移植闭合伤口，应用伤口负压治疗过渡，待局部感染控制，软组织条件好转后，再行修复重建。

（4）创伤导致重要脏器损伤伴有休克，可简单清理创口后进行伤口负压治疗，待全身病情稳定后再进一步处理创面。

（5）创伤后发生感染、组织坏死，如坏死性筋膜炎等，或手术切口裂开、感染，需要多次反复清创，感染控制后，应用伤口负压治疗维护伤口，为后续治疗做好准备。

（6）各种慢性伤口，如压疮、下肢静脉溃疡、糖尿病性足溃疡、深度烧伤残余创面，或伴有内植入物外露等。可作为辅助治疗，在修复手术治疗前进行创面床准备，增加植皮或皮瓣修复的成功率。

（7）应用于真皮替代物、自体皮肤移植或皮瓣修复创面后的固定。

二、伤口负压治疗的禁忌证

1.绝对禁忌证　创面活动性渗血或暴露血管；创面周围存在暴露的器官；创面内存在焦痂等坏死组织；未治疗的骨髓炎和化脓性关节炎等，伤口负压治疗有可能形成脓肿而加重感染；怀疑恶性的创面。

2.相对禁忌证　溃疡未经有效清创，坏死组织仍然较多或创面生物膜未清除；创面血供未得到改善，创面仍然处于缺血状态；深部组织感染未彻底清除，以及存在未处理的死骨、游离骨；合并痛风创面及合并凝血障碍性疾病。

三、伤口负压治疗的并发症及其处理

（1）创周出现皮肤湿疹或正常皮肤贴膜处出现张力性水疱等最常见的并发症时，可通过贴膜保护创面周围皮肤、降低负压值，贴膜时尽可能减少皮肤牵拉等以预防并发症。

（2）创面止血或清创不彻底，伤口负压治疗期间，创面出血或感染持续加重时，需立即停用负压、拆除负压装置，经彻底止血或清创换药控制感染后进行重新评估。

（3）单次伤口负压治疗时间过长，导致肉芽生长进入材料内。在拆除负压材料时，应尽可能彻底去除泡沫材料，以避免其成为异物引起继发感染，如需继续伤口负压治疗，则负压装置留置时间不应过长，需定期进行更换。

（4）创面疼痛加重或水肿加重时，排除创面感染、组织缺血及全身情况等影响后，可暂停负压或更换伤口负压治疗模式进行观察，必要时拆除负压装置。

四、伤口负压治疗的注意事项

（1）伤口负压治疗不能替代外科清创手术，负压的使用应建立在清创的基础上，不能简单盲目地使用伤口负压治疗，否则会加重感染。

（2）在使用伤口负压治疗后创面情况不佳，需重新评估创面，是否存在潜在的病情没有得到有效处理。

（3）注意观察引流液的性状和数量，如发现病情变化时，及时中断伤口负压治疗，进行探查，如止血、进一步切开引流等。

（4）若负压吸盘在创面范围内放置会造成组织压迫而引起医源性损伤，且无法通过变换体位予以避免时，可通过负压材料的桥接，将吸盘放置于远离创面的安全部位，注意使用贴膜保护正常皮肤。

五、伤口负压治疗操作中的选择

1.负压材料　目前常用的负压泡沫材料可分为两类，即聚乙烯醇和聚氨酯材料。

（1）聚乙烯醇材料呈白色，亲水性较好，结构较致密，孔径小（100～300μm），优点包括生物相容性好、抗拉能力强、肉芽不易长入网孔、不遗留碎屑；缺点是在创面渗出液体较少时，容易变硬堵管，甚至卡压创面、引起组织缺血，因此要随时观察、及时更换。

（2）聚氨酯材料呈黑色，疏水性，孔径较大（500～650μm），优点包括通透性好、质地柔软、不易变硬；缺点为肉芽组织易于长入其中，因此单次应用时间不宜过长，否则肉芽组织会长入泡沫多孔状结构中，去除材料时将对创面产生损伤并造成不必要的失血。

2. 压力值　伤口负压治疗的压力值大小与治疗效果、并发症的发生均有密切关系，建议的负压值范围为 $-75mmHg$ 至 $-125mmHg$。负压值的设定应考虑局部血供、渗出量以及治疗效果等情况，对于范围大、渗出多、需要持续固定的创面，负压值应设置略高，$-125mmHg$ 是最为常用的负压值。近年研究显示压力值 $-80mmHg$ 是血流灌注和细胞生长的最佳值。负压值过高可引起组织缺血，尤其是肢体环形创面、血管损伤创面、组织明显挫伤者，更容易出现血运障碍。当然，压力值的设定不是恒定不变的，可以根据病情或临床需要进行适度调整。

3. 负压模式　负压模式的选择要根据本单位所能选用的负压装置进行选择，如果只有墙壁负压可用，则只能选用持续模式；如果具备可移动式负压调控仪器，则可以选用持续、间歇或可变负压三种模式。持续负压模式是负压值维持在一个稳定水平；间歇和可变负压模式是指负压在所设定的时间间隔内循环启停，在部分可移动式负压机器中可实现。间歇负压模式一般设定为维持负压5min、暂停2min，如此循环，但其启停时易引起组织变形导致创面疼痛。可变负压模式是在设定的压力范围内产生规律性的循环波动负压，其最小负压值不会降到0，而仍有一定较低的负压，减轻了创面疼痛，更容易被患者接受。研究显示间歇模式对肉芽组织生长的促进作用要强于持续模式，它所产生的 Massaging 效应更利于伤口愈合，但持续模式仍然是临床上最常用的治疗模式。对于指/趾间、窦道、肛周等特定部位，或者需要持续固定、渗出较多的创面，首选持续模式。

4. 更换频率　如无感染、活动性出血或组织缺血，建议3～5天进行更换，最长不宜超过7天；用于真皮替代物、自体皮肤移植或皮瓣覆盖创面后的固定治疗，以及手术切口关闭后的伤口负压治疗，更换时间可适当延长至5～7天。

六、病例分享

患者老年男性，术后伤口愈合欠佳，局部存在感染，予以扩创治疗，充分引流，去除坏死组织及外露手术缝线，经过换药治疗后，感染得以控制，坏死组织明显减少，予以伤口负压治疗，经过两个周期治疗，创面条件明显改善，予以清创缝合，切口表面继续伤口负压治疗，术后1周拆除负压装置，伤口愈合良好，患者顺利出院（图3-1）。

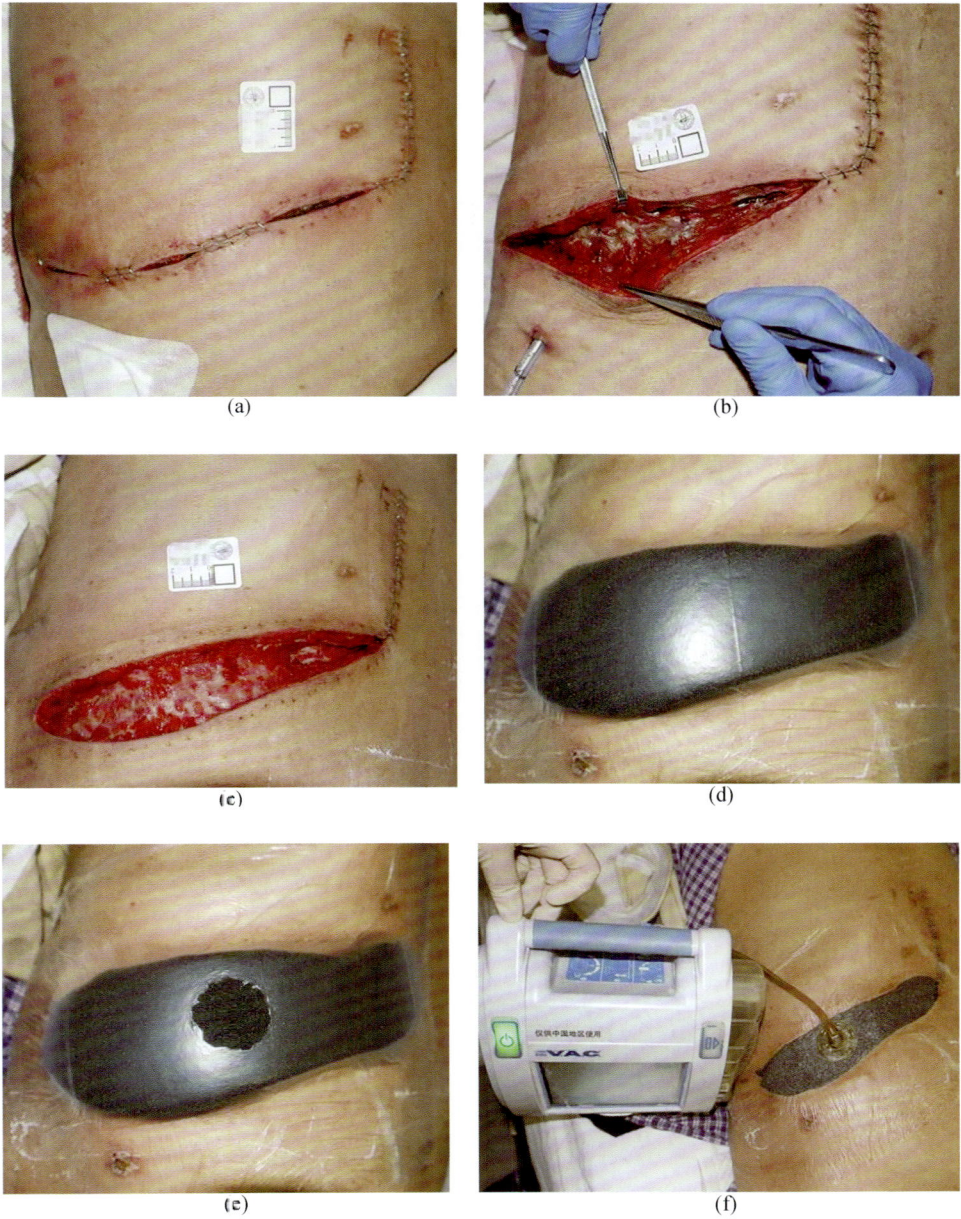

(a)

(b)

(c)

(d)

(e)

(f)

图 **3-1**

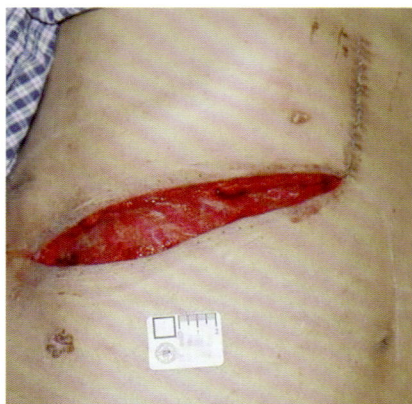
(g)

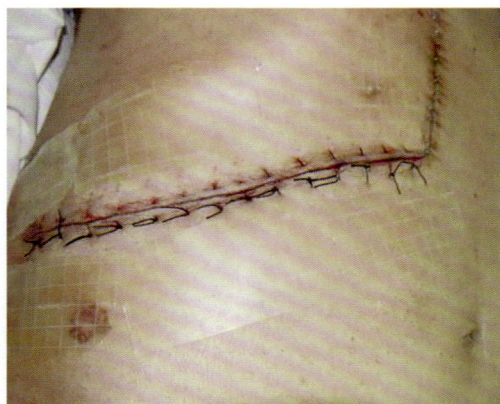
(h)

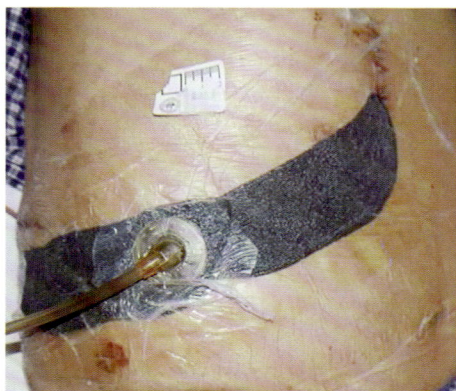
(i)

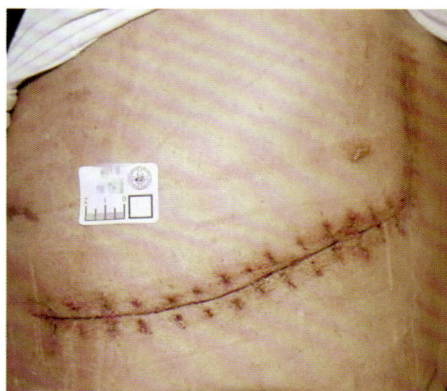
(j)

图 3-1　病例分享

（a）术后伤口愈合欠佳，创缘皮肤发红；（b）扩创治疗，保持引流通畅，去除坏死组织及外露手术缝线；（c）经清创换药治疗后，坏死组织明显减少；（d）根据创面大小裁剪负压材料，表面贴膜覆盖；（e）根据吸盘引流孔大小裁剪贴膜；（f）放置吸盘后启动负压；（g）经伤口负压治疗后，创面具备关闭条件；（h）创面予以清创缝合，继续伤口负压治疗，放置负压材料前先用贴膜保护切口周围正常皮肤；（i）负压启动后；（j）术后切口愈合良好

（齐心　何睿）

参考文献

1. Apelqvist J, Willy C, Fagerdahl AM, et al. EWMA document: negative pressure wound therapy[J]. J Wound Care, 2017, 26(Sup3): S1-S154.

2. Normandin S, Safran T, Winocour S, Chu CK, Vorstenbosch J, Murphy AM, Davison PG. Negative Pressure Wound Therapy: Mechanism of Action and Clinical Applications. Semin Plast Surg. 2021 Aug;35(3): 164-170.

3. 陈波, 贲道锋, 夏照帆. 负压创面治疗技术的研究应用进展 [J]. 中华损伤与修复杂志 (电子版), 2014(2): 198-202.

4. 陈银兵, 黄金华. 负压创面治疗技术的研究进展 [J]. 中国美容医学, 2010, 19(2): 285-288.

5. 海峡两岸医药卫生交流协会烧创伤暨组织修复专委会. 负压伤口疗法在糖尿病足创面治疗中的应用全国专家共识（2021版）[J]. 中华烧伤杂志, 2021, 37(6): 508-518.

6. 何凌霄, 廖灯彬, 宁倩, 等. 负压伤口疗法的应用现状及展望 [J]. 创伤外科杂志, 2023, 25(5): 383-387.

7. 季超, 肖仕初. 负压伤口疗法在创面治疗中的临床应用及其相关研究进展 [J]. 中华烧伤与创面修复杂志, 2022, 38(6): 585-589.

8. 李国瑞, 苏映军, 郭树忠. 负压疗法的科学原理和运用 [J]. 现代生物医学进展, 2014, 14(13): 2573-2575, 2589.

9. 汤苏阳, 陈绍宗, 胡昭华, 等. 封闭负压引流技术对失感觉神经支配创伤愈合中 Bcl-2 与 NGF/NGF mRNA 表达的影响 [J]. 中华整形外科杂志, 2004, 20(2): 139-142.

10. 叶健文, 吴晓敏, 潘晓华. 负压创面治疗技术应用的研究进展 [J]. 感染、炎症、修复, 2021, 22(1):58-61.

第四章

伤口负压治疗的病房护理

伤口负压治疗在外科创面治疗中应用广泛，对创面床准备及进一步手术治疗起到了良好的辅助作用，减轻了患者的痛苦，明显缩短了创面治疗的时间，该技术治疗期间，护理工作也是其中重要的一环。

第一节　伤口负压治疗的常规术前护理

1.心理护理　创面患者尤其慢性创面患者治疗周期偏长，患者住院后环境陌生，创面带来的疼痛、行动不便等问题会产生不同程度的焦虑、恐惧等，影响患者的生活质量，护理人员应主动介绍伤口负压治疗的原理、方法、治疗的优点及注意事项，加强沟通，并将一些救治成功的病例告诉患者，使其树立战胜疾病的信心。

2.基础护理　对于创面治疗的患者做好基础护理很重要。护理人员应做好宣教，让患者及患者家属了解并理解基础护理对于创面患者的重要性。注意保暖，使用热水袋时避免低温烫伤；定时更换患者体位，抬高患技，可以适当减轻患肢疼痛；保持治疗环境整洁，避免压疮的发生；剪趾甲时避免用力过猛，不要过短，以免伤及周围组织。特殊患者如糖尿病患者全身皮肤弹性差、感觉减退、免疫力下降，护理人员应加强巡视，保证患者治疗安全。

3.饮食指导　改善全身营养情况，纠正贫血及低蛋白血症。加强饮食营养，提高患者机体免疫力，应给予优质蛋白质、高热量、高维生素食物，如鸡蛋、豆制品、蚕蛹等。

4.控制血糖　创面患者对于血糖的控制尤为重要，糖尿病患者应定时监测血糖；长期佩戴胰岛素泵的患者应警惕低血糖的发生，患者床旁应准备糖果、运动型饮料、饼干等，可以根据病情加强和医生的沟通，术前空腹期间停止胰岛素的泵入。特殊人群如老年人等，术前不宜空腹时间过长，和医生沟通合理安排手术，根据血糖变化调整胰岛素的剂量，做到护理精细化。

5.术前备皮　术前备皮不但可以防止细菌滋生引发感染，还可以使贴膜更好地贴合皮肤，使贴膜保留时间更长，有个别患者贴膜过敏，护理人员应及时询问过敏史，及时与医生沟通。

第二节　伤口负压治疗的常规术后护理

1.常规护理　定时更换患者的体位，避免皮肤长时间受压，也要注意观察术后患肢末梢血运的情况。适当抬高患肢，经常按摩受压部位；尽量选择透明的负压瓶，便于观察引流液情况，并每天更换。更换负压瓶前，夹住引流管，关闭负压表。然后更换负压瓶，负压瓶应低于手术创面，将逆行感染的发生率降到最低。身体各关节（包括患肢）没有制动的关节应适当活动，避免各关节处的僵硬，鼓励并指导下肢肌肉的主动收缩运动，预防下肢静脉血栓的形成。

2.转运护理　负压封闭引流术后患者优选移动式负压机器，确保引流通畅。患者安全到达病房由护理人员进行常规护理后，对负压机器进行充电及保养，使机器处于备用状态。

3.抗感染护理　护理人员应密切注意患者生命体征相关指标的变化，遵循医嘱给予患者抗生素治疗，并注意观察负压引流液的性状及量，必要时及时给予患者换药处理。

4. 引流管的护理　保持负压引流管通畅，引流管低于创面位置，避免扭曲、折叠、漏气，观察负压管型是否存在，并告知患者及家属尽量不要牵扯、压迫、折叠引流管等相关注意事项，做好引流管固定，防止脱管的发生。下肢手术的患者可使用支被架，避免压迫术后创面。建议每日用生理盐水冲洗引流管，防止管路堵塞，可根据引流液的性状及量调整冲洗频率。常见的引流管护理问题展示见**图3-1～图3-5**。

5. 观察引流液　注意观察引流液的颜色、清亮度、量的变化，压力大小

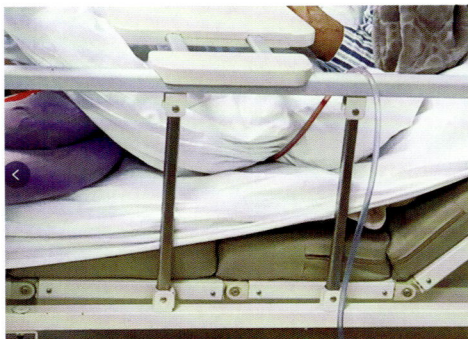

图3-1　患者日常活动过程中出现的隐患，引流管扭曲

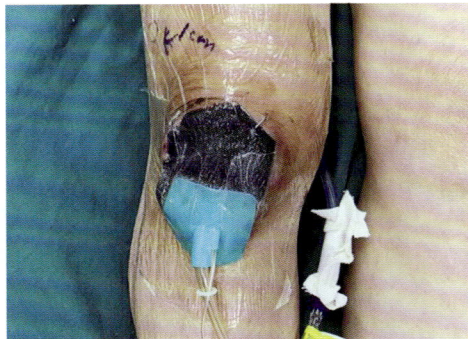

图3-2　患者术后导管二重固定未妥善固定

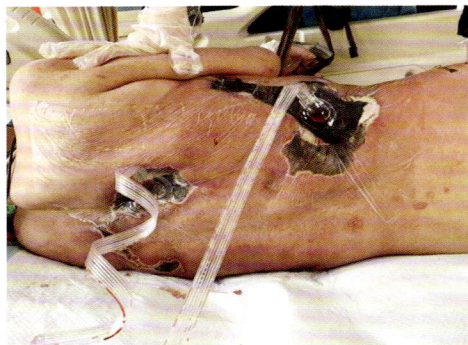

图3-3　患者受伤部位比较特殊，负压位置患者翻身不利于引流液引出，护理工作需特别注意

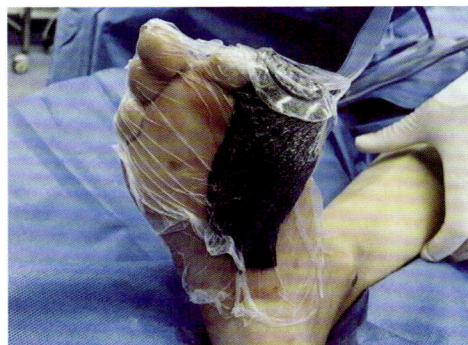

图3-4　患者负压吸引位置不易固定，需注意贴膜脱落导管滑脱的风险

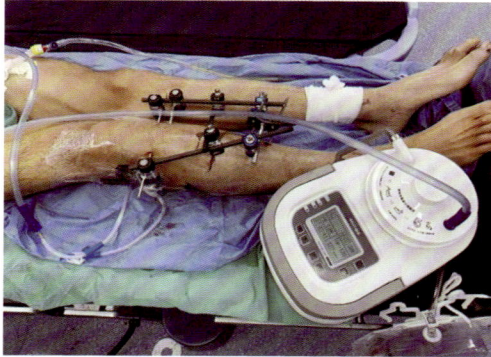

图 **3-5**　患者术后，转移时用移动式
负压机器运送患者，保持管路通畅

遵循医嘱执行，按时巡视，当发生有大量新鲜血液被吸出时，应立即关闭负压源，马上通知医生，安抚患者及家属，配合医生检查是否存在活动性出血，做好相应的处理。若引流液变得浑浊甚至有脱落坏死组织引出，结合创面边缘皮肤颜色的变化、体温变化，提醒医生是否出现了感染。

6.敷料护理　负压治疗正常启动后，敷料情况应塌陷、质地略硬，引流管内引流液有流动，说明创面封闭好、负压有效。若敷料隆起，引流管内引流液固定不动，说明贴膜漏气或引流管堵塞，需查找原因，给予解决，否则负压治疗没有意义。术后创面敷料应干净整洁，若有渗出液渗出应及时给予换药处理，护士巡视应每日触摸敷料，感受敷料的硬度及温度。

7.植皮护理　创面植皮区行负压治疗，植皮术后要重点观察患肢感觉及末梢血液循环，观察术区敷料渗出情况，应抬高患肢，禁止下床，减少在植皮肢体进行护理操作，避免影响皮片成活，防止植皮区受压。植皮术后负压压力应偏小，具体压力可以根据术中情况调节，一般在50～80mmHg（−10.6～−6.6kpa）之间，可以提高植皮成活率。

8.疼痛护理　患者术后疼痛，护理人员应初步判断疼痛原因，疼痛评分3分以下，护士可应用安慰、心理疏导、转移患者注意力等方式减轻患者疼痛；疼痛评分大于3分，如负压压力过大、体位摆放不合适、外固定物卡压等，通知医生，协助医生找到疼痛病因，必要时遵医嘱给予止疼药。术后患者疼痛属于常见现象，对于不同的患者找到疼痛原因，有针对性地解决问题，减轻患者痛苦，保证患者充足睡眠。

9.饮食护理　患者术后加强营养对于创面的恢复非常重要，应给予高蛋白、高热量、高维生素饮食，以增强患者免疫的能力，促进伤口愈合；对于特殊患者如糖尿病患者，应给予糖尿病饮食，以高蛋白饮食为主，多饮水，有利于创面的恢复。

10.健康教育　健康教育在伤口负压治疗中占有重要地位。由透性粘贴薄膜密封的创面，禁止接触热源，如仪器照射、烤灯、热水袋等；对于特殊患者如糖尿病患者，护理人员应让患者了解糖尿病相关知识，提高患者治疗的依从性；护理人员应掌握并告知患者锻炼的重要性及方法，防止并发症的发生。现代病房负压管理中较为普遍的是墙壁负压，可能会出现负压不稳定的情况，护士应加强巡视，遇到问题及时解决，减轻患者心理负担。并做好术后相关护理指导。

第三节　伤口负压治疗的换药操作

换药，也称更换敷料，是外科常用的技术，其目的是观察、了解伤口的情况，查看有无感染迹象，并根据情况给予相应的处理，防止伤口感染与损伤，促进伤口愈合。负压封闭引流具有改善创面血运、降低感染风险等优点，减少了传统换药的次数和抗生素的使用，也减轻了患者的经济负担。那么，如何进行术后带有负压装置患者的换药工作呢？

1.流程

（1）评估患者：评估患者全身情况及局部情况，采用一视、二嗅、三触、四摄、五录的方法。一视，用肉眼观察创面；二嗅，注意创面是否有异常气味；三触，触碰创面，感受创面温度等；四摄，每次换药前进行照片留取，做到工作细致化；五录，建立创面跟踪记录表，可以更详细地记录创面的情况。

（2）心理护理：做好患者与患者家属的沟通工作，告知换药过程中可能会出现些许疼痛，但不要紧张，取得患者及患者家属的理解。

（3）物品准备：治疗车、无菌手套、洗手液、消毒液、相机、冲洗液、注射器、贴膜等。

（4）伤口处理

① 带膜处理

关于漏气：考虑各管路接口处连接不严或贴膜密封欠佳，找到漏气的位置，贴膜加以固定，查看负压表压力是否稳定。

关于渗出液过多：考虑压力过小或贴膜密封性欠佳，若患者渗出液较多应及时清理，调整压力大小，使创面处于无菌、密封的状态下。引流管内有大量鲜血被吸出时，立即停止负压，检查创面是否有活动性出血，保证引流通畅前提下调节负压。

关于管路堵塞：考虑密封不严或负压源异常、引流管打折或被患者压在身下等，分泌物较多时，持续冲洗，必要时更换管路。

关于感染：敷料内有坏死组织和渗液残留，考虑负压压力过小引流不畅导致，发现后及时更换管路。

② 负压装置移除的换药：用物准备齐全，协助医生撤除负压装置，注意观察撤除后创面有无活动性出血，观察创面有无坏死组织残留，敷料上有无各类性状分泌物、有无异味。协助医生做好后续创面处置工作。

③ 更换负压装置的换药：用物准备齐全，协助医生更换负压装置，注意无菌操作，做好患者及家属的健康宣教。

（5）检查包扎是否完整，松紧是否合宜。指导或协助患者采用舒适体位休息。

（6）收拾整理换药的器械及材料，尤其注意锐器及污染物的管理。

2.注意事项

（1）伤口换药时，尽量指导患者放松心情，取舒适体位，疼痛敏感患者可以通过转移患者注意力等方式缓解患者疼痛。对操作性疼痛敏感的患者，可提醒医生，治疗前先给予止痛药，待药效发挥时，再给予治疗操作。

（2）换药治疗过程中注意无菌操作，再好的药物及材料都不能替代无菌术。

（3）换药过程中，禁止在有创面的地方贴膜。因为湿润的地方，贴膜的黏性会消失，也不利于创面恢复。

（4）部分外伤患者创面存在外固定装置，严密封闭相对困难，换药时应注意密封性，及时调整负压。

（5）常见的漏气位置：各连接管的接口处、外固定架的钉道位置、边缘有液体渗出处、皮肤褶皱处等。

（6）化脓性伤口、感染创面注意观察伤口周围皮肤的颜色以及有无皮下积液、触碰疼痛等不适，如果出现感染严重等情况，遵医嘱做细菌培养或者药敏试验，选择敏感抗生素进行治疗。

（7）负压封闭引流技术不能替代外科清创术，当创面基底有较多坏死组织时，必须以清创术为基础，再行伤口负压治疗。

（李娜　张玉海）

参考文献

1. 刘江月, 李智. 负压创面治疗技术在难愈性创面治疗中的临床观察 [J/CD]. 中华损伤与修复杂志（电子版）, 2017, 12(5): 366-369.

2. 胡大海, 黄跃生, 邹京宁, 等. 负压封闭引流技术在烧伤外科应用的全国专家共识（2017版）. 中华烧伤杂志, 2017, 33(3): 129-135.

3. 付志强, 孔旭, 何景涛, 等. 抗生素骨水泥链珠结合负压封闭引流技术在感染创面治疗中的应用 [J]. 中国美容整形外科杂志, 2017, 28(10): 604-606.

4. 牛云飞, 季胤俊, 徐敏, 等. 负压封闭引流术在骨科感染创面中的应用 [J]. 现代医学与健康研究, 2021, 5(18): 141-144.

5. 梁鹏飞, 胡佳雄, 张丕红, 等. 封闭负压包扎在全厚皮片移植中的临床应用 [J]. 中华烧伤杂志, 2018, 34(7): 492-496.

6. 朱珠, 张宜南, 葛云霞. 不同填充敷料在伤口负压治疗中应用的研究进展 [J]. 中西医结合护理（中英文）, 2020, 6(10): 489-492.

第五章

伤口愈合中的营养支持策略

伤口往往伴随着组织的缺损，复杂伤口愈合及修复的过程需要额外的营养物质，营养素的缺乏是形成慢性伤口的重要原因之一。即使患者临床上没有明显的营养不良表现，但是其对伤口愈合过程的影响可能远远大于临床医生的想象。伤口负压治疗技术是在原有伤口创面进行局部封闭，制造负压，这样的治疗对于伤口感染控制、减少渗出液过多造成的伤口侵害是有益的，但是有可能会伴随着创面渗液增加、营养物质流失加快，特别是对于大面积创面裸露和强力负压吸引时，这种营养丢失会加速，及时的营养补充策略调整很有必要。

第一节　正常的愈合过程营养物质的作用

伤口的愈合是一个复杂的过程，每个阶段其营养作用也不同。

1. 止血期和炎症期　外伤使组织结构受损并导致出血，引发补体、激肽和凝血级联反应和血浆酶的生成反应，触发凝血过程，而且在受伤的部位聚集细胞因子和趋化因子，使促进愈合的细胞和营养进入受伤区。

2. 增殖期 伤口坏死物质清除后，开始进入愈合的增殖期。成纤维细胞在修复过程中产生大量的胶原和结构蛋白，用来合成细胞外基质成分。此期间各种营养素、微量元素和矿物质的缺乏将直接造成伤口愈合的迟缓。

3. 成熟期 红胞外基质富含纤维连接素，不仅作为细胞生长的土壤，同时也作为成纤维细胞生成的胶原沉着的基地。胶原是基质中的主要成分。成熟期伴随伤口的收缩，是愈合过程中的重要阶段，能使表皮需要量减少，也使瘢痕的形成量减少，成纤维细胞与胶原共同作用为这种收缩运动提供力量。充足的营养可以为这一时期提供所需的物质基础。

伤口形成的那一刻即是愈合过程的开始，每一步都依赖于蛋白质、矿物质、维生素、碳水化合物以及脂肪的充分供给。良好的营养基础，是伤口愈合的基本条件之一。

第二节 伤口愈合所需的基本营养物质

一、蛋白质

蛋白质构成体重的16%。在伤口愈合过程中，由于需求加大，容易造成患者蛋白质缺乏，感染机会增加。

一些氨基酸对伤口的愈合具有特殊作用，例如精氨酸对于淋巴细胞免疫反应和伤口愈合具有促进作用；谷氨酰胺是在组织间氮转运的媒介物，也是巨噬细胞、淋巴细胞和成纤维细胞的代谢燃料；半胱氨酸在促进伤口愈合和维持正氮平衡方面表现出良好的效果。

二、碳水化合物

大部分的能量提供来源于碳水化合物。葡萄糖运送到细胞，穿透细胞膜，被胰岛素利用，为正常的新陈代谢提供了能量。由于葡萄糖的快速吸收和转化，使得血糖迅速升高。碳水化合物提供能量可以节省蛋白质的消耗。对于碳水化合物并没有特定的每日需要量。在伤口愈合过程中，足够的碳水化合物和丰富的种类都是很重要的。

三、脂肪

1g脂肪可提供9 kcal热量。脂肪是一种必需的营养物质，是饮食能量的主要提供者，同时发挥储存能量和补充必需脂肪酸的作用。人体共有2种必需脂肪酸，Ω-3和Ω-6，必须通过食物获得。它们是作为长链高度不饱和脂肪酸的前体而为人体所必需，而不饱和脂肪酸又是细胞膜形成和类二十烷酸所必需的物质。Ω-3脂肪酸由于其抗炎症作用，可能对于伤口愈合率有所益处。

高热量的饮食可以防止氨基酸的氧化供能，而使得氨基酸可以应用于组织修复。

四、维生素

脂溶性维生素在蛋白质合成和细胞分化的过程中，起着必不可少的作用，如维生素A、维生素D、胡萝卜素等，是上皮细胞结构和功能所必需的，影响着许多蛋白质的合成，影响着细胞的分化、增殖和生长。

水溶性维生素种类繁多，各具功效。如维生素C是一种保护其他抗氧化剂和多不饱和脂肪酸免于氧化的强有力的维生素，缺乏将可能导致胶原交联缺陷和张力强度下降，可能降低白细胞的反应性。维生素B_1主要储存在骨骼肌中，缺乏时ATP的合成会减慢。烟酸缺乏可以影响脂肪酸、胆固醇和类固醇的合成。泛酸是脂肪、蛋白质和碳水化合物代谢所必需的，是辅酶A的主要成分，还在许多药物代谢过程中起着重要作用。叶酸和维生素B_{12}在嘌呤和嘧啶合成中十分重要。

五、矿物质

钠，是一种主要的细胞外电解质，调节水的平衡、pH值以及渗透压。

钾，是一种主要的细胞内电解质，参与平滑肌、骨骼肌和心肌的肌肉收缩过程。

氯，参与维持pH值以及渗透压。是维持胃酸pH值所必需的，还是血色素中氧和二氧化碳载体所必需的元素。

钙，是一种必需矿物质，是凝血、肌肉收缩、膜渗透性和神经传导所必需的。人体中99%的钙在牙齿和骨骼中。

磷，和钙离子同样是骨骼形成所必需的。磷的缺乏几乎能影响到所有的新陈代谢的途径。85%的磷位于骨骼。

镁，是另一种主要位于骨骼结构中的矿物质。它负责稳定细胞膜，是ATP代谢所必需的，也是多种代谢反应中的辅助因子。

六、微量元素

铁，其是亚铁血红素酶的组成部分，这些酶包括血色素、细胞色素等。过多的铁消耗将促进感染的发生。

锌，是许多与伤口愈合有关的酶系统的辅助因子。锌的缺乏将严重影响伤口部位的上反化过程和成纤维细胞的增生。

铜，参与了金属结合蛋白的基因表达。铜形成血浆铜蓝蛋白，促进了亚铁离子氧化为能够穿透细胞膜的铁离子，而这一过程是铁传递蛋白的形成所必需的。

硒，能够促进抗氧化剂的作用，保护细胞膜。

创伤患者的营养需求量会增加，应该关注并满足其营养需求不断增长的需要。每一种营养组成部分对于伤口修复和维持健康都是至关重要的。

第三节　伤口愈合营养需求评估

对伤口患者进行营养风险筛查和营养需求评估是必要的。假如不能顾及患者的营养需求，即使有完善的创口护理和治疗，也可能导致伤口愈合迟缓。

营养支持包括控制分解代谢、补充充足的营养以满足能量和蛋白质需求，以及调整日常饮食以补充额外的能量消耗，满足维生素和矿物质的需求也很重要。应根据个体的需要满足整体的需求平衡。

蛋白质能量营养不良是创伤患者中最常见的营养不良类型。蛋白质摄入不足，可导致创伤局部的氨基酸供应减少，从而会导致伤口愈合不良；能量摄入不足会引起蛋白质合成降低，减慢组织的再生速度，同时抗感染能力也降低。肌肉萎缩、创口愈合不良、慢性创伤进展以及慢性感染都可能是蛋白质、能量营养不良症的继发病，通常都伴有显著的去脂体重丢失。正常人在生理情况下可能丢失10%的去脂体重，而不伴有明显的疾病。去脂肪体重降低达10%以上会引起免疫功能异常，达15%则可能导致感染。若去脂肪体重丢失达15%～20%而且仍然继续，将会严重影响创口愈合。大于30%的丢失会引起自发性压迫性溃疡和破疮，以及组织极端地易破溃。40%的去脂体重丢失会导致多器官功能衰竭。

一、伤口急性期应激时营养素的代谢需要和补给需要

总的能量需要包括基础代谢率、因应激而额外增加的能量需要和自主活动的能量需要。

在发热情况下，体温每升高1℃，能量需要增加10%。60岁以下的人群正常代谢是25kcal/（kg·d），60岁以上是20kcal/（kg·d）。Harris-Benedict公式是最常用的计算基础代谢率的方法。计算基础代谢率只是估算，它低估了低体重人的需要。在肥胖个体中，当实际体重超出理想体重30%时，基础代谢率公式会高估需要。此外，还要确定活动因子和应激因子。

最终的能量需要为BMR×活动因子×应激因子算出每日需要的热量。营养不良和有能量缺乏的患者需要更多的热量。

理想的营养素的补给，碳水化合物应占55%～60%，而不只是单糖。当碳水化合物摄入量为每天100～150g以上时，可抑制糖异生和避免酮症酸中毒。它们通常占非蛋白提供的能量的70%～85%。过多的摄入会导致肝脏脂肪变、过多的二氧化碳产生和脂肪形成。

脂肪提供20%～25%的热量。建议不超过2g/（kg·d）。脂肪的补给能改善高糖血症。为预防脂肪酸缺乏，推荐亚油酸最少占热量的1%～2%。推荐的静脉脂肪酸（一般是ω-6脂肪酸）最大摄入量是2.5g/（kg·d），对于重症患者更要严格限制。ω-3脂肪酸口服或静脉摄入对患者伤口愈合有益。

蛋白质的补给，正常成人大约需要0.8g/（kg·d）的摄入，应激患者需要更多，为1.5～2.0g/（kg·d），治疗伤口时，推荐至少1.5g/（kg·d）。营养缺乏和非应激的患者也需要最少1.5g/（kg·d）来补充恢复体内蛋白质。谷氨酸、精氨酸、半胱氨酸对伤口愈合和纠正破坏性分解应激反应非常重要。确定氮平衡对充分的补给蛋白质很有帮助。

二、高代谢状态和伤口愈合状态下营养素的需求

包括关键的氨基酸（如谷氨酸、精氨酸、半胱氨酸）、维生素和微量矿物质，它们是伤口愈合所必需的，在细胞代谢和再生中起关键作用。它们在所

有组织中都有少量存在，在严重的应激反应中由于丢失增多、消耗增多和补给不足会出现明显缺乏。为了保证充足的营养，每天最好补给足量的矿物质和维生素。特殊需要者，特殊补给。

第四节　治疗营养缺乏的额外策略

对于一个创伤后形成伤口的患者，如何制定一个可实施的营养治疗计划是非常重要的，确定摄入的营养物质的种类和量很必要。对于门诊患者还需要提供教育和计划。

研究已经证实，经口摄入或至少肠道摄入优于肠外摄入。慢性伤口患者在恢复期和愈合期微量营养素的需要会超过平时需要量的几倍，口服是最好的补给途径。因为考虑到营养不良状态下肠道可能存在吸收不良，因此在开始的几天推荐补给口服谷氨酰胺来帮助恢复胃肠道功能。

合成代谢的激素如氧甲氢龙、睾酮及其他睾酮类似物，胰岛素样生长因子-1和生长激素，能帮助防止去脂体重的下降和恢复去脂体重，促进伤口愈合。

氧甲氢龙作为一种睾丸激素的类似物，有很高的合成代谢作用。许多研究显示其具有维持正氮平衡和减少去脂肪体重消耗的作用，并且对伤口（包括烧伤）愈合有益。它具有很低的男性化的作用，合成代谢作用是甲基睾酮的5～10倍。通过这种药剂增加的体重主要是去脂体重。这种合成代谢作用有助于抵消皮质类固醇治疗对伤口引起的消极作用。通过成纤维细胞的增殖促进胶原的产生，从而使组织的张力强度增加。

生长激素能减轻脂肪体重的下降。生长激素也有缺陷，因此也并不意味着需常规运用。生长激素与一些细胞受体结合引发许多代谢作用，如使以肝脏为靶器官的一种类似胰岛素的生长因子-1的产生增加，它将会在伤口愈合中发挥积极作用；当脂肪动员产生能量时会起到一种节约蛋白质的作用。人类生长激素被应用于外伤、烧伤和其他伤害以增加合成代谢和加速伤口愈合的速度，通常的剂量是0.1～0.2mg/kg体重。

研究营养在伤口愈合中的作用的重要目的是要求我们在治疗的开始和整个治疗过程中都要充分考虑每个患者的情况。当营养状况有问题的时候，伤口愈合会受到影响，慢性伤口的形成及其后的持久不愈合，与基本营养物质供应不足和特殊营养物质缺乏密切相关。因此，在伤口的整个治疗过程中，应该自始至终关注患者的营养状态。

（周业平）

参考文献

1. Demling RH, DeSanti L.The Stress Response to Injury and Infection: The Role of Nutritional Support. Wounds, 2000; Vol 12, No 1: 3-14.

2. Demling Robert H, DeSanti Leslie, The Anabolic Steroid, Oxandrolone, Reverses the Wound Healing Impairment in Corticosteroid-Dependent Burn and Wound Patients, Wounds, 2001; 13(5): 203-208.

3. Arginine physiology and its implication for wound healing. Witte MB, Ba-bul A, Wound Rep Reg 2003; 11: 410-423.

4. Jacobs DG, Jacobs DO , Kudsk KA ,et al.Practice Management Guidelines for Nutritional Support of the Trauma Patient[J].Journal of Trauma Injury Infection & Critical Care, 2004, 57(3): 660-679.

5. 葛可佑.中国营养科学全书[M].北京：人民卫生出版社, 2004.

6. LubosSobotka 临床营养基础[M].蔡威，译.上海：复旦大学出版社, 2002.

下篇

常见慢性伤口的负压治疗实例

第六章

糖尿病足溃疡的伤口负压治疗

第一节 糖尿病足溃疡创面概述

一、定义

糖尿病足的基本定义是糖尿病患者踝关节以远的皮肤及其深层组织破坏，常合并感染和（或）下肢不同程度的动脉闭塞症，严重者累及肌肉和骨组织。

荟萃分析发现，全球糖尿病足溃疡患病率为6.3%，男性高于女性，2型糖尿病高于1型糖尿病。不同国家、地区之间糖尿病足溃疡患病率差异极大，介于1.5%～16.6%。我国糖尿病患者1年内新发溃疡发生率为8.1%，愈合的糖尿病足溃疡患者1年内再发溃疡发生率为31.6%。糖尿病足溃疡患者年死亡率高达11%，截肢患者更是高达22%。糖尿病足已经成为糖尿病患者致残、致死的主要原因之一，也是造成社会沉重负担的重大公共卫生问题。

二、病因

糖尿病足溃疡的致病因素主要包括以下几个方面。

1. 代谢异常 血糖升高可能改变皮肤屏障功能。研究表明，高血糖损害糖尿病小鼠角质形成细胞的增殖、分化。空腹高血糖是一种分解代谢状态，表现为胶原蛋白合成减少、蛋白酶增加、成纤维细胞增殖减少，延迟伤口愈合。此外，高血糖抑制中性粒细胞和巨噬细胞功能，导致糖尿病患者免疫功能低下，同时降低对损伤的反应，增加患者感染风险。

2. 周围神经病变 代谢功能异常及神经血管功能障碍常导致糖尿病患者出现周围神经病变。保护性感觉的缺失，导致糖尿病患者无法感知皮肤损伤，在高血糖和病原微生物的共同作用下，溃疡发生后经久不愈。运动神经病变引发肌无力和肌肉萎缩，还可导致部分关节活动受限，跖趾关节、足跟等承重部位常由于压力急剧升高而出现皮肤破损，同时，持续的高足底压力也会导致局部组织的炎症自溶反应，最终引起足部溃疡的发生。自主神经功能障碍，导致泌汗减少，皮肤干燥、皲裂，皮肤天然屏障功能缺失，病原微生物更容易侵入机体。综上所述，周围神经病变不会直接导致糖尿病足溃疡，却是糖尿病足溃疡最重要的致病因素之一。

3. 周围血管病变 动脉硬化、狭窄导致的缺血是血管疾病介导溃疡的主要致病因素，近年来研究发现静脉功能不全和微血管病变同样参与了糖尿病足溃疡的发病过程。周围动脉病变导致血管功能受损、血流变缓，引发肢端缺血、缺氧，伤口愈合延缓，甚至截肢。静脉功能不全与糖尿病足患者的下肢水肿密切相关，影响局部氧弥散，延缓创面愈合。糖尿病患者的微血管病变，包括毛细血管基底膜增厚、管径缩小、细胞变性等，导致血管舒张和收缩功能受损，毛细血管的物质交换受阻，局部血管破坏与炎症，溃疡迁延不愈。

4. 感染 感染虽然不是糖尿病足溃疡的主要致病因素，但却是导致糖尿病足溃疡患者伤口愈合缓慢的重要原因之一。糖尿病足溃疡感染的发生多由于定植的细菌和（或）部分真菌突破皮肤屏障。多数糖尿病足溃疡感染仅局限在皮肤浅表部位，但病原微生物能够侵入筋膜、肌肉甚至关节等，造成深部组织感染，在糖尿病足溃疡患者中坏死性软组织感染并不罕见，更容易发生威胁肢体或生命的感染。

三、创面特点

足部结构分为前足、中足和后足三个主要部分，解剖上足部结构复杂，包含26块骨、29个关节、42块肌肉与25根肌腱。同时，足底大约占体表面积的1%，但是承担着人体的全部体重，因此在压力异常增高的区域，尤其是骨突部位，比较容易发生足部溃疡。相较于其他部位的创面，伤口床更容易暴露肌腱、骨与关节等深部组织，骨髓炎、筋膜室综合征等威胁肢体或生命的感染并不罕见。何睿等报道，在糖尿病足感染住院患者中，坏死性软组织感染的发生率高达22.0%。糖尿病患者同时合并免疫功能低下、肢端感觉异常等情况，可能掩盖了感染的严重程度。

由此可见，糖尿病足溃疡致病因素繁多，临床表现复杂，治疗前需要全面探究其致病因素。诊治过程中，应抽丝剥茧，逐步拨开迷雾，发现深层次的问题，避免临床诊疗中的误诊、漏诊。

我国糖尿病足溃疡患者以单发、Wagner 1级和2级溃疡为主，合并坏疽者28.8%，部位多在足趾。糖尿病足溃疡以神经缺血性为主，67.9%的溃疡合并感染。受生活习惯、气候等多种因素影响，不同类型的糖尿病足溃疡发病情况存在明显的地区差异。

根据病因，糖尿病足溃疡常分为以下三类。

1. 神经性溃疡　足溃疡好位于足部压力增高处，如足底、足侧缘、胼胝深部或骨畸形突出部位，常存在角化过度的组织，伤口表浅，边缘不规则，呈潜行性，伴感觉缺失，皮肤温暖，局部血液循环尚好，足背和（或）胫后动脉搏动可触及，部分病情严重者可发展为Charcot神经性骨关节病。

2. 缺血性溃疡　溃疡多见于足缘、趾端、踝部和易反复受力摩擦的部位，伤口大小呈穿孔状，较深，边缘平坦、清晰，伤口床呈灰白色、黄色或黑棕色，肉芽组织很少，周围皮肤发白发亮，严重时色泽暗且伴静息痛，温度偏低，创面较干燥，渗血少，可见周围毛发缺失，足背和（或）胫后动脉搏动极弱或不可触及。

3. 神经–缺血性溃疡　最常见，以足部远端发生较多。同时有神经性溃疡和缺血性溃疡的特点，常伴有深度组织坏死，伴麻木感，但痛觉不明显，可能出现下肢皮肤干燥、发凉等，足背动脉搏动减弱。

第二节 糖尿病足溃疡创面的伤口负压治疗技术要点

一、伤口负压治疗基本原则

伤口负压治疗并不是糖尿病足溃疡治疗的首选措施，它需要在各项基本治疗（例如血糖控制、减压、血管重建、感染控制等）之后，基于伤口负压治疗能够增强局部灌注、促进肉芽组织生长、加速创面愈合的原理而实施的，是糖尿病足溃疡治疗的重要辅助方法。多项随机对照研究结果显示，伤口负压治疗能够显著提高糖尿病足溃疡的愈合率，缩短愈合时间，降低截肢率。

二、伤口负压治疗技术要点

（一）适应证

Wanger 2～3级溃疡；Wanger 4～5级溃疡经改善血供和手术治疗后形成的创面；作为其他创面修复方法（血小板凝胶治疗、生物基质材料、自体皮瓣移植、异体脱细胞真皮植皮等）治疗前的基础治疗；采用自体皮瓣移植、异体脱细胞真皮植皮后辅助治疗以提高植皮成功率。必须强调的是，选择的创面必须至少有一个可触及的足动脉搏动和良好的毛细血管充盈时间（＜2s），因为伤口负压治疗有可能加重缺血。

（二）禁忌证

1.绝对禁忌证 清创后仍然有创面活动性渗血或暴露的血管，负压可能导致失血过多，必须在渗血或出血停止后开始负压治疗；创面周围存在暴露的器官以及创面存在有焦痂的坏死组织；未治疗的骨髓炎和化脓性关节炎等，负压伤口疗法治疗有可能形成脓肿而加重感染；怀疑恶性创面。

2.相对禁忌证 溃疡未经有效清创，坏死组织仍然较多或创面生物膜未清除，影响负压和引流效果；肢体远端血供和创面局部血流未得到改善，创面仍然处于缺血状态；深部组织感染未彻底清除，存在未处理的死骨及游离骨；合并痛风创面及合并凝血障碍性疾病。

（三）操作前评估

实施伤口负压治疗之前，需要评估糖尿病足溃疡情况，确保以下风险因素得到有效控制。

1. 感染 清除创面内坏死组织，特别是筋膜间隔、组织间隔等处感染得到控制。由于足部解剖结构的特殊性，难以完全清除各间隙内的感染灶，需要确保创面感染基本控制后，再开展伤口负压治疗。

2. 出血 清创后彻底止血，确保创面内无活动性出血、无暴露的血管损伤，同时患者应无严重的凝血功能障碍或其他潜在出血风险，国际标准化比值＞2.0且＜3.0。

3. 缺血 由于大部分糖尿病足患者存在周围血管病变，应确保肢体远端血流灌注良好，或经球囊扩张/血管成形术后，肢体远端血流有效改善、创面血流灌注良好，经皮氧分压＞40mmHg，或踝肱指数＞0.9且＜1.3，趾肱指数≥0.6。

（四）负压值

单纯神经病变性溃疡，无明显血管病变的糖尿病足溃疡，推荐的负压范围在−80 ～ −125mmHg。缺血性溃疡或者神经缺血性溃疡，考虑其血管狭窄或闭塞情况，推荐的负压范围在−60 ～ −80mmHg。

根据患者个体情况和创面面积，适度调节压力值。当创面较大或复杂，难以严密封闭时，可适当增加负压值；对凝血功能障碍或长期使用抗凝药存在潜在出血风险的患者，应适当调低负压值。

（五）海绵材料

聚乙烯醇材料亲水性较好，结构较致密、孔径较小（100 ～ 300μm），在创面渗出液体较少时，容易变硬堵管，甚至卡压创面、引起组织缺血，因此需要随时观察、及时更换；聚氨酯材料呈疏水性、孔径较大（500 ～ 650μm），不易变硬，但肉芽组织易于长入，应用时间亦不宜过长，否则肉芽组织会长入泡沫多孔状结构中，去除材料时将对创面产生损伤并造成不必要的失血。需要根据创面血供、肉芽组织等情况，选择适当海绵材料。

（六）负压模式

伤口负压治疗模式包括持续、间歇和可变负压3种。间歇负压模式一般设定为维持负压5min、暂停2min，负压值可设置介于$-60 \sim -80$mmHg，如此循环，但易导致刨面疼痛。可变负压模式是在设定的压力范围内产生规律性的循环波动负压，其最小负压值维持在一定程度的负压（如-10mmHg），负压值可设置介于$-10 \sim -80$ mmHg，降低了组织变形引起的创面疼痛，更容易被患者接受。操作者应根据患者情况、治疗目的等，选择适当的治疗模式。

（七）过程管理

在应用负压装置时，推荐每天进行仔细评估，包括观察创面红肿、疼痛情况，创周皮肤颜色、皮温改变情况，以及创面引流液的性状、颜色、气味和引流量等，并结合血液检验、影像学检查及全身情况等指标，评估创面的感染、缺血、出血情况。如创面感染没有得到控制，或组织缺血坏死进一步加重，或创面出现活动性出血时，需及时去除负压材料，并重新评估创面情况，待创面感染得到控制、组织缺血改善、出血风险消除后方可继续应用负压装置。如创面疼痛加重或水肿加重，在排除创面感染、组织缺血及全身情况所致后，可降低或暂停负压，或更换负压治疗模式并密切观察，必要时可拆除负压装置。

负压装置应用$1 \sim 2$次后，需要对其应用效果进行全面评估，根据治疗效果选择适当管理措施。①显效，创面新生肉芽组织生长或创面缩小、创周出现上皮化，推荐继续应用，或者选择适当的创面关闭技术修复创面；②有效，创面感染或组织缺血得到改善，创面红润、血流灌注良好，推荐可继续应用$1 \sim 2$次，并进一步评估其效果；③无效，创面感染或组织缺血未得到改善，出现感染加重或组织坏死，建议停用，待血管再通、创面感染控制后进行重新评估。

（八）更换时间

糖尿病足清创术后负压装置材料更换时间需根据评估情况来确定。如无感染、活动性出血或组织缺血，推荐$3 \sim 5$天进行更换，最长不宜超过7天；糖尿病足创面植皮术后，负压装置材料更换时间可适当延长，推荐为$5 \sim 7$天。

（九）并发症处理

（1）出现创面出血或感染加重时，需立即停用伤口负压治疗、拆除负压装置，经彻底止血或清创换药控制感染后进行重新评估。

（2）出现组织缺血加重或坏死时，需立即停用伤口负压治疗、拆除负压装置，待组织缺血、血流灌注改善后进行重新评估。

（3）创周出现皮肤湿疹或正常皮肤贴膜处出现张力性水疱等常见的并发症时，可通过保护创面周围皮肤、降低负压值，贴膜时尽可能减少皮肤牵拉等以预防并发症。

（4）如有肉芽组织长入泡沫材料，则负压装置留置时间不应过长，需定期进行更换。在拆除负压材料时，尽可能彻底去除泡沫材料，以避免其成为异物引起继发感染。

（5）创面疼痛加重、水肿加重时，排除创面感染、组织缺血及全身情况等影响后，可暂停负压或更换负压治疗模式进行观察，必要时拆除负压装置。

（十）注意事项

（1）对于合并软组织感染创面，在创面感染得到控制前，不建议常规应用伤口负压治疗。在坏死组织基本清除、创面感染得到控制后，可应用伤口负压治疗。在治疗过程中需要持续进行评估，根据临床实际情况停止负压治疗或定期更换负压泡沫材料继续负压治疗。

（2）合并骨质、肌腱外露的糖尿病足创面，优先推荐采用皮瓣移植修复，如机体条件不足或皮瓣移植手术存在较大风险、患者要求保守换药或植皮手术治疗时，可采用伤口负压治疗进行辅助治疗，以改善创基条件或培育肉芽组织，为皮瓣转移或植皮创造条件。

（3）合并骨髓炎的创面，需彻底清创、清除死骨，并辅以2～4周系统性抗生素治疗，待感染有效控制后方可应用伤口负压治疗。应用过程中需持续进行评估，密切观察创面局部感染情况，根据评估情况及时停用伤口负压治疗或更换负压材料。对无法有效控制的骨髓炎感染，慎用伤口负压治疗。

（4）皮肤行移植或真皮替代物移植术后，推荐采用持续负压吸引模式，压力设置介于−80～−100mmHg，根据创面渗出情况，推荐使用时间为5～7天。

（5）皮瓣转移术后，不推荐常规应用伤口负压治疗，部分皮瓣转移手术如交腿皮瓣、腹部包埋皮瓣等延迟皮瓣需要较长时间断蒂时，可考虑行伤口负压治疗保护创面、引流渗液，但需注意应用时避免压迫皮瓣蒂部，可选择持续吸引48h，随后改为间歇负压吸引模式，或可变负压模式。根据创面渗出情况，推荐使用时间为3～5天。

（6）针对截肢/趾术后一期缝合伤口，推荐应用负压装置。建议选择持续负压吸引模式，压力设置介于-60～-80mmHg，根据创面渗出情况，推荐应用时间为5～7天。

（7）对于截肢术后残端创面，在缺血、出血风险控制和坏死组织基本清除干净、感染控制后，推荐应用伤口负压治疗，可促进创面肉芽组织增生、组织修复。建议选择间歇负压吸引模式，或可变负压模式。根据创面渗出情况，推荐应用时间为3～5天。

第三节　糖尿病足溃疡创面的伤口负压治疗实例

病例1：糖尿病足坏疽伴破溃

患者男，76岁，2年前出现下肢间歇性跛行，伴双足麻木、发凉。1年前因双足破溃伴静息痛，介入血管外科行下肢血管腔内治疗，左侧胫前、胫后动脉未成功开通，扩张左侧股浅动脉，右下肢腔内成形术顺利进行。治疗后右足伤口逐渐愈合，左足各趾逐渐变黑。2个月前左足背红肿破溃（图6-1），伴疼痛，自行换药治疗无好转，收入内分泌科病房。

诊断：左糖尿病足Wagner4级。

病情评估：该患者下肢动脉病变严重，左下肢血管条件太差而未能成功行腔内治疗，由于软组织感染不严重，可先于临近创面水平截肢，术中观察断端血运及组织活性，若缺血严重或组织活性较差，可向近端调整截肢平面。截肢后创面可予伤口负压治疗，创面肉芽新鲜后修复创面。

治疗方法：入院后于内分泌科予强化降糖、抗感染、营养神经、止痛等治疗，同时进行扩创手术，经跗骨截肢（图6-2），组织培养为产酸克雷伯菌（产超广谱β-内酰胺酶），术后予伤口负压治疗，每5天更换负压敷料，肉芽组织生长良好（图6-3），予植皮修复创面，伤口愈合良好（图6-4）。

注意事项：截肢残端若不能一期闭合，伤口负压治疗是较为理想的创面管理措施，能有效促进肉芽组织生长，还能运用于植皮表面，促进植皮的贴附。但对于存在下肢缺血的糖尿病足患者，若出现疼痛或缺血明显加重，应停止伤口负压治疗。

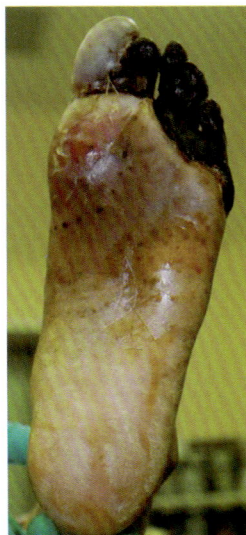

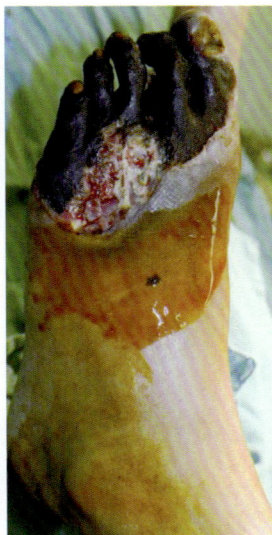

图 6-1　左足坏疽伴破溃，可见肌腱外露　　图 6-2　截肢后残端情况

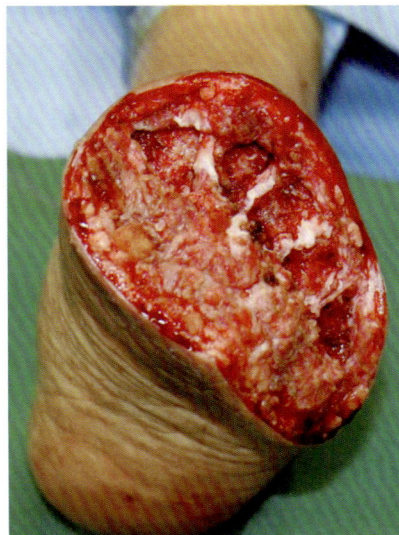

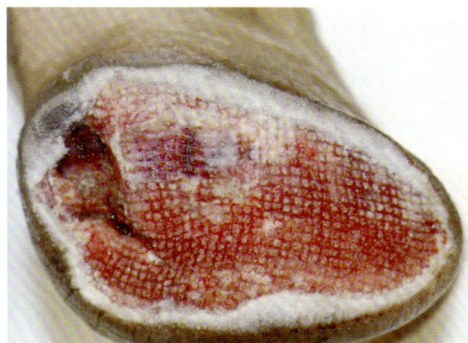

图 6-3　经过3周期伤口负压治疗后，创面具备植皮条件　　图 6-4　植皮存活，愈合良好

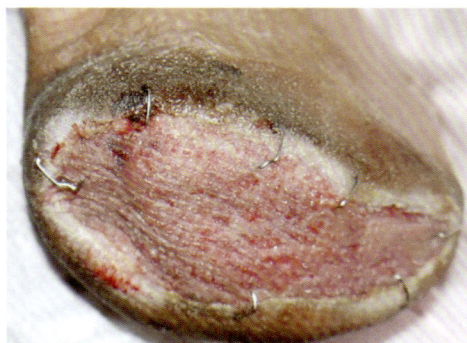

病例2：糖尿病足骨髓炎伴破溃

　　患者男，76岁，3个月前出现右足趾皮肤坏疽，门诊行清创治疗，后间断门

诊换药，创面未见好转，出现跖趾关节外露（图6-5），收入病房进一步治疗。

诊断：右糖尿病足Wagner3级。

病情评估：该患者软组织感染范围大、程度重，且存在跖趾关节外露，应尽快手术清创以控制感染，完善下肢血管评估，清创后可采用伤口负压治疗，视创面情况决定修复方案。

治疗方法：入院后予降糖、抗感染、营养神经等治疗，同时进行扩创手术，截除第1趾及跖骨头，组织培养为肺炎克雷伯菌肺炎亚种（产超广谱β-内酰胺酶），同时下肢CTA显示右侧胫前动脉、腓动脉管腔重度狭窄，右侧胫后动脉中度狭窄。创面近端测经皮氧分压为29mmHg。再次手术清创（图6-6），并予以伤口负压治疗，肉芽组织生长良好（图6-7），予骨水泥覆盖创面（图6-8）。

注意事项：对于负压治疗后的新鲜创面，除了采用植皮或皮瓣技术快速闭合创面外，对于下肢缺血、高龄的患者，也可以考虑采用骨水泥暂时性覆盖创面，利用其产生诱导膜的优势，促进创面愈合，为后续修复打好基础。

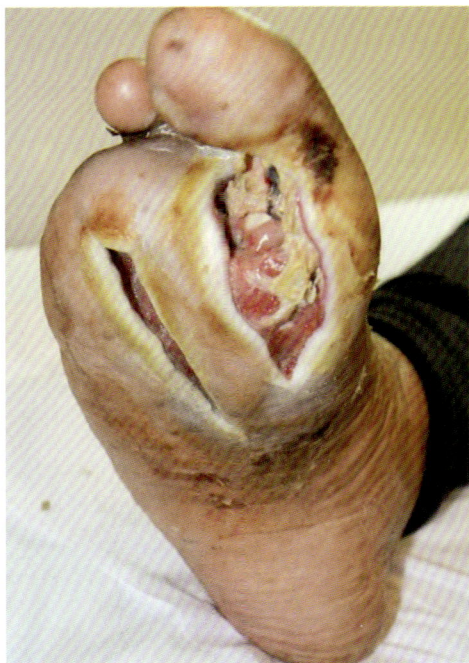

图 6-5　右足破溃，可见跖趾关节外露、肌腱感染

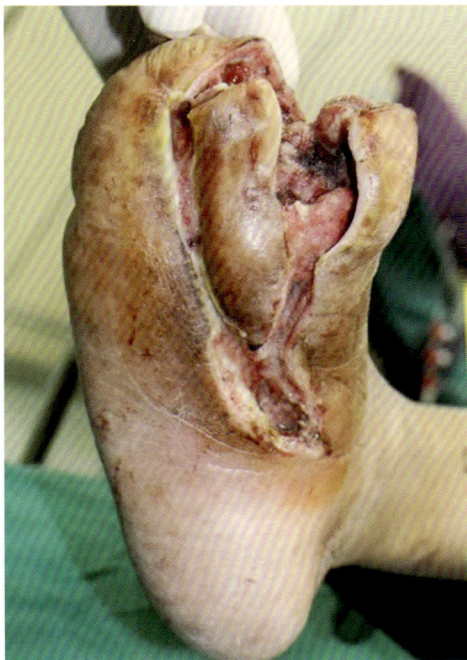

图 6-6　创面仍可见无生机组织，肉芽组织水肿

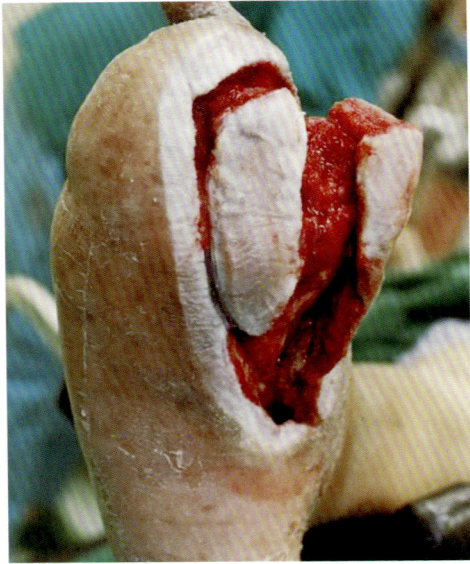

图 6-7　创面肉芽组织新鲜

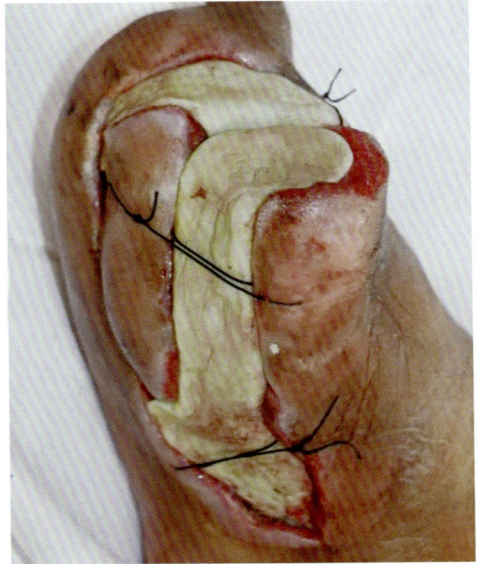

图 6-8　创面骨水泥覆盖

病例3：糖尿病足骨髓炎伴破溃

患者男，34岁，2周余前出现左足背红肿，伴皮温高、疼痛，后红肿范围扩大，出现破溃、流脓，当地医院行切开引流，为进一步处理伤口收入病房治疗。

诊断：左糖尿病足 Wagner3 级。

病情评估：该患者软组织感染明确，创面大量坏死组织且伴有肌腱外露，应尽快手术清创以控制感染，患者因伤口发现糖尿病，平素未控制血糖，应强化降糖治疗，同时完善下肢血管评估。

治疗方法：入院当天行床旁清创治疗（图6-9和图6-10），同时予降糖、抗感染、营养神经等治疗，第二天于手术室行清创手术，术中去除外露感染肌腱，第3跖趾关节囊外露，清创后行伤口负压治疗，组织培养为耐甲氧西林金黄色葡萄球菌，MRI提示第3跖骨脓肿、跖骨头病理性骨折可能。下肢CTA 显示下肢动脉未见狭窄或闭塞。再次手术清创（图6-11），截除第3跖趾关节并予克氏针固定（图6-12），清创后于左腹股沟区切取旋髂浅动脉皮瓣游离移植以修复缺损（图6-13和图6-14），伤口愈合良好（图6-15）。

注意事项：对于存在肌腱外露、骨或关节外露的糖尿病足伤口，经有效清创后采用游离皮瓣修复技术能快速修复伤口、保留功能、降低截趾/肢率，但术前需要对患者的基础情况及配合程度、供区及伤口的血管条件做好充分评估。

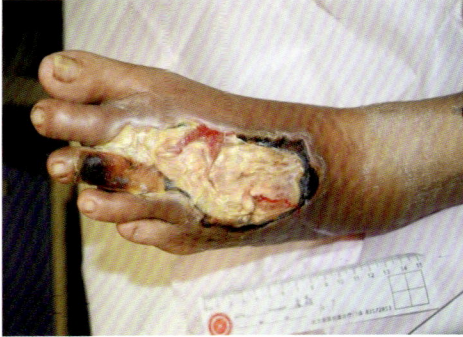
图6-9　入院时伤口大量坏死组织

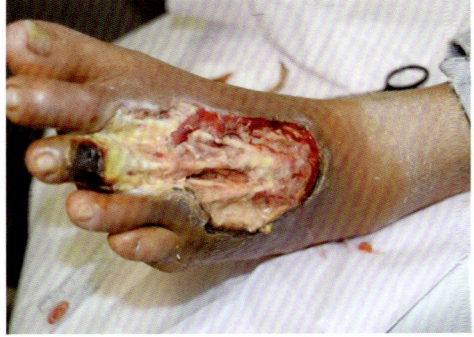
图6-10　床旁清创后伤口情况

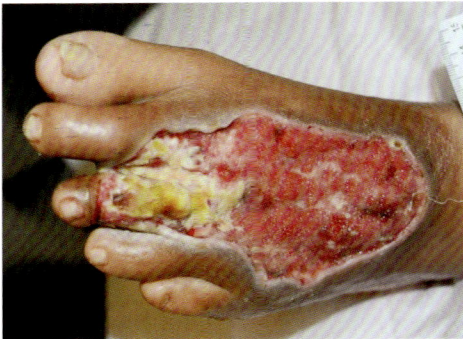
图6-11　伤口负压治疗后情况

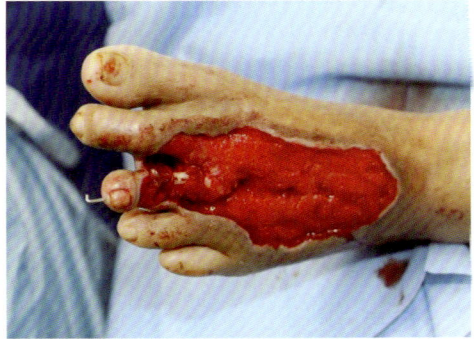
图6-12　截除第3跖趾关节并予克氏针固定

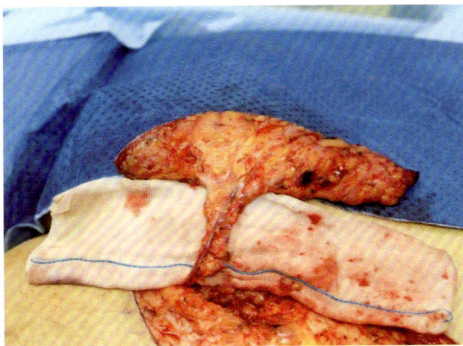
图6-13　左腹股沟区切取旋髂浅动脉皮瓣

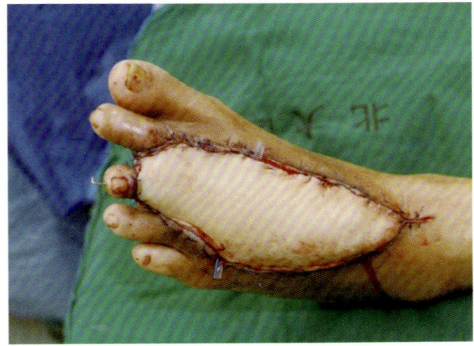
图6-14　伤口修复后即刻外观

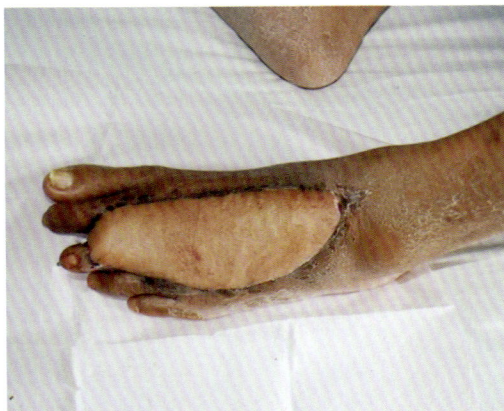

图 6-15　皮瓣存活良好

（齐心　何睿　周业平）

参考文献

1. Ji S, Liu X, Huang J, et al. Consensus on the application of negative pressure wound therapy of diabetic foot wounds. Burns Trauma. 2021: 21; 9: tkab018.

2. Jiang Y, Wang X, Xia L, et al. A cohort study of diabetic patients and diabetic foot ulceration patients in China. Wound Repair Regen, 2015, 23(2): 222-230.

3. Margolis DJ, Malay DS, Hoffstad OJ, et al. Incidence of diabetic foot ulcer and lower extremity amputation among medicare beneficiaries, 2006 to 2008[M]. Rockville (MD): Agency for Healthcare Research and Quality (US), 2011.

4. Schaper NC, van Netten JJ, Apelqvist J, et al. Practical guidelines on the prevention and management of diabetes-related foot disease (IWGDF 2023 update). Diabetes Metab Res Rev, 2023: 27: e3657.

5. 海峡两岸医药卫生交流协会烧创伤暨组织修复专委会, CROSS-STRAITS MEDICINE EXCHANGE ASSOCIATION OF CHINA. 负压伤口疗法在糖尿病足创面治疗中的应用全国专家共识（2021版）[J]. 中华烧伤杂志, 2021, 37(6): 508-518.

6. 何睿, 齐心, 温冰, 等. 糖尿病足坏死性软组织感染的危险因素评估[J]. 中华临床医师杂志（电子版）, 2021, 15(2): 81-86.

7. 王爱红, 赵湜, 李强, 等. 中国部分省市糖尿病足调查及医学经济学分析. 中华内分泌代谢杂志, 2005, 21(6): 496-499.

8. 王铄链, 刘毅, 胡智瀚. 负压伤口疗法的作用、机制及其在糖尿病足临床治疗中的研究进展[J]. 中华损伤与修复杂志（电子版）, 2023, 18(1): 69-72.

9. 中华医学会糖尿病学分会, 中华医学会感染病学分会, 中华医学会组织修复与再生分会. 中国糖尿病足防治指南(2019版)(Ⅰ)[J]. 中华糖尿病杂志, 2019, 11(2): 92-108.

10. 中华医学会糖尿病学分会, 中华医学会感染病学分会, 中华医学会组织修复与再生分会. 中国糖尿病足防治指南(2019版)(Ⅱ)[J]. 中华糖尿病杂志, 2019, 11(3): 161-189.

第七章

下肢缺血性溃疡的伤口负压治疗

第一节　下肢缺血性溃疡创面概述

　　动脉的器质性疾病（炎症、狭窄或闭塞）或功能性疾病（动脉痉挛），都可引起急、慢性缺血，严重时造成皮肤及深组织坏死，表现为溃疡或坏疽，甚至危及生命。下肢缺血性疾病首先要根据病因解决血供问题，其中最常见的是动脉硬化闭塞症诱发的血供障碍。血供改善后伤口才具备生长能力。当创面较大或难生长时，伤口负压治疗是伤口治疗的重要选择。在动脉性坏疽的治疗中何时启动伤口负压治疗，如何实施伤口负压治疗，及伤口负压治疗的禁忌证和并发症，是启动伤口负压治疗前需要密切关注的临床问题。

　　下肢缺血性溃疡的临床特点如下。

　　1.病因分类　缺血性动脉疾病据累及动脉的大小可以分为大动脉病变、小动脉及微循环病变。如动脉硬化性闭塞症主要累及大、中动脉，血栓闭塞性脉管炎多侵袭四肢中、小动静脉，雷诺病主要为小动脉阵发性痉挛，糖尿病足、蓝趾综合征主要为微循环病变。越是末梢病变，越容易造成不可逆的缺血坏死。不同病因，往往临床表现各异。

2.临床特点　缺血性动脉疾病分为急性缺血和慢性缺血。急性缺血主要表现为疼痛、感觉异常、麻痹、无脉和苍白，通常起病急、症状重、危害大，也可以是慢性缺血的急性加重，如动脉硬化基础上的血栓形成或动脉栓塞。慢性缺血主要表现为无力、间歇性跛行，加重后可以出现静息痛、肢端的溃疡或坏疽。

（1）动脉硬化闭塞症的临床特点：动脉硬化闭塞症主要病理表现为内膜出现粥样硬化斑块、中膜变性或钙化、腔内有继发血栓形成，最终使管腔狭窄，甚至完全闭塞。血栓或斑块脱落，可造成远侧动脉栓塞。

① 在动脉狭窄基础上一旦血栓形成可以出现急性缺血。血管闭塞代偿后，急性症状逐渐消失，会出现慢性缺血。

② 溃疡、坏疽一旦出现，动脉狭窄通常必须干预，否则伤口难愈合。但要根据缺血的急缓，决定开通血管的紧急程度。对于急性缺血，可能需要急诊手术，否则面临更多组织的坏死。

③ 长期慢性缺血，仅在循环不稳定（如心肌梗死、心力衰竭）时发生溃疡、坏疽，有时出现在受压部位，易被误认为压疮，实际是缺血所致。

④ 影像检查发现动脉狭窄闭塞，但不一定有临床症状或溃疡（因慢性病程的狭窄后可以代偿，两者不一定平行）。

（2）血栓闭塞性脉管炎的临床特点：血栓闭塞性脉管炎又称Buerger病，是血管的炎性、节段性和反复发作的慢性闭塞性疾病，多侵袭四肢中小动静脉，以下肢多见　好发于男性青壮年。

① 病因不明，外因主要为吸烟、寒冷与潮湿的生活环境、慢性损伤和感染。内因主要为自身免疫紊乱、性激素和前列腺素失调以及遗传因素。

② 主要侵犯下肢的中小动静脉，造成血管壁炎性闭塞。侧支循环代偿，形如细弹簧状，延闭塞动脉延伸，也是本病的特殊征象。

③ 因末梢病变且代偿困难，肢端坏死进行性发展，疼痛严重，截肢率高，治疗困难。

（3）糖尿病下肢血管病变的临床特点：糖尿病下肢血管病变，是由于长期高血糖，而出现下肢动脉粥样硬化、微血管病变及周围神经病变，进而发生肢体缺血、缺氧、坏疽、感染等病理改变，也称糖尿病性动脉闭塞症，具有以下临床特点。

① 发病率高、进展快、后果严重，感染是核心加重因素，与缺血表现不平行。

② 下肢血管病变最严重部位，常在胫前、胫后和腓动脉分叉以远的末梢动脉，主要表现为微循环障碍。

③ 糖尿病足除有血管病变因素参与外，还有神经病变和感染因素参与，湿性坏疽较多，致残率高。在纠正缺血之前，控制感染、减少进行性坏死是重要步骤。

第二节 下肢缺血性溃疡创面的伤口负压治疗技术要点

一、动脉性坏疽伤口负压治疗的时机选择

1.缺血纠正是实施负压治疗的前提 实施伤口负压治疗时，其虽在海绵内产生负压，使海绵体积缩小，但从力的相互作用层面来说，海绵与受推挤的周围组织之间存在相同大小的正压。如果血供未恢复，推挤组织的压力超过组织自身灌注压，就会造成周围组织坏死。

2.通常不建议动脉重建术后立即启动清创及负压治疗 主干血管开通后，原缺血组织内血供增加，组织灌注压提高，期间要经历再灌注损伤修复及侧支循环重建的重要过程，通常在3周左右，间生态组织活力才能更好恢复，抗感染能力提高。

在周围间生态组织活力未恢复前，炎症充血的组织内，通过血管扩张、血管壁通透性增加、白细胞趋化等过程来实现免疫防御并启动修复。如这时应用伤口负压治疗，也将对周围的间生态组织产生正压，影响间生态组织的血管扩张及渗出液的引流，使其坏死或感染加重。表现为拆除负压装置时，见到坏死范围进一步扩大。因此，通常不建议动脉重建术后立即启动清创及伤口负压治疗。如果再灌注后，发生坏死部位感染，才需提前切开引流。间生态组织活力恢复后，伤口床肉芽屏障建立，对压力具备了一定的耐受力，能抵御感染，伤口负压治疗才能充分发挥作用，促进肉芽组织的生长，提高成功率。

3.负压治疗应在播散感染控制后进行 在播散感染时，周围间生态组织发生的主要生理变化同样是血管扩张，营养物质、炎症因子及白细胞趋化到

伤口床，起到抗感染、促修复的作用。播散感染时应用伤口负压治疗，对于抵抗感染的周围间生态组织来说，仍然是正压。会造成间生态组织引流不畅、感染加重、坏死增多。同时，播散感染时，以黏稠分泌物渗出为主，容易堵塞海绵，影响引流效果。

4.彻底清除坏死是负压治疗提高疗效的关键 坏死组织去除可为肉芽组织生长腾挪空间。如残存坏死组织，负压治疗期间肉芽组织生长缓慢，质量变差，且容易感染。

二、动脉性坏疽负压治疗的实施

动脉性坏疽创面的负压治疗多选用真空辅助闭合（vacuum-assisted closure，VAC），采用软的高回弹PU疏水海绵，外部连接吸盘和可精确调节便携负压泵，使用较低压力，在−75 ～ −125mmHg之间。模式可分为持续负压和间歇负压等多种模式，并据负压治疗的作用不同又分为内负压和外负压。

创面经过彻底清创后，将海绵置入溃疡面内，选用间歇负压模式，利用负压差对细胞产生的压力应力效应，促进肉芽组织的生长，并充分引流，此种方式称为"内负压"。内负压还有辨别伤口床组织活力的作用，如应用内负压后肉芽生发良好，证明伤口床支持组织活力良好，没有坏死残留，可进一步安排植皮或皮瓣修复治疗。

创面经过彻底清创后，缝合伤口（或皮瓣覆盖创面，或植皮）后，再应用持续负压模式，发挥贴合组织、提供稳定环境的作用，称之为"外负压"。但要注意皮瓣边缘可能血供差，吸盘下方压力较大，不宜将吸盘位置放于皮瓣边缘上方，否则可能造成皮瓣坏死。另外，需注意引流管对周围组织的压迫，动脉性坏疽患者周围组织活力比健康人差，需妥善固定引流管，避免引流管压迫造成额外的组织损伤。

第三节 下肢缺血性溃疡创面的伤口负压治疗实例

病例1

男性，69岁，右足背烫伤6天（图7-1）。既往有高血压、冠心病、糖尿病、脑梗死病史。

查体：足背、胫后动脉搏动消失。足部皮温略低。指压试验阳性。Buerger试验阳性。

诊断：右足烫伤，高血压，冠心病，糖尿病，脑梗死。

治疗难点：患者没有下肢动脉硬化闭塞症病史，没有缺血提示，但烫伤后因缺血，真皮坏死而且修复困难。按照常规方案处理，可能经久不愈。在处理肢体创面时，首诊必须做血供评估，而不能简单认为就是烫伤。伤口部位为活动部位，且清除坏死后深层为浅筋膜，肉芽生发能力差，如采用爬皮愈合，治疗周期长，一旦感染反复，可能导致伤口慢性化，迁延不愈。因此，配合伤口负压治疗快速闭合创面，尤其重要。

治疗方案：先给予患者扩血管、改善循环等保守治疗，观察血供改善后是否足够修复伤口，如果不够，启动下肢动脉腔内成形等手术治疗。控制血糖，伤口箍围护场，待周围间生态组织活力恢复、坏死组织分界后，启动清创。配合内负压治疗，采用间歇负压模式，促进伤口床肉芽组织生长，为后期植皮做伤口床准备。拆除负压装置后见伤口床肉芽组织生长良好（图7-2），皮片植皮后采用外负压治疗（图7-3），皮片存活良好，拆除负压装置后伤口愈合（图7-4），治疗总历时2个月。

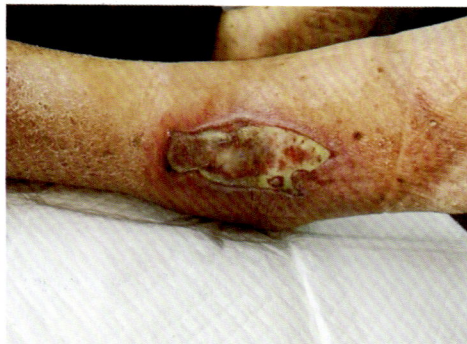

图7-1　首诊，右足背烫伤6天，全层皮肤坏死，周围组织炎症充血

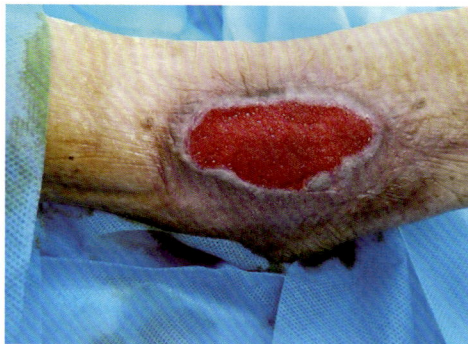

图7-2　清创、负压治疗后1周，肉芽组织生长良好，具备植皮条件

病例2

男性，60岁，右足底窦道1个月，前足红肿加重向足背穿透1周（图7-5）。既往有糖尿病、肾功能不全史。患者为孤寡老人，无人照料，经济困难。

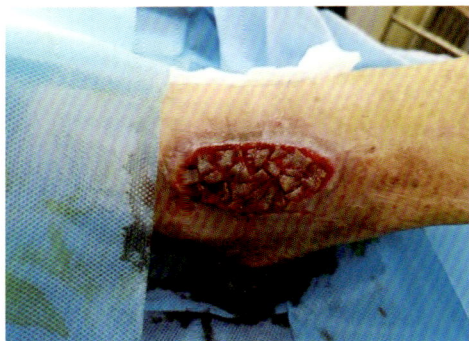

图7-3　邮票状植皮，继续配合负压治疗

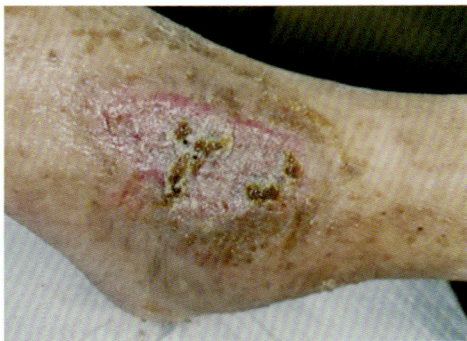

图7-4　拆除负压装置后2周，伤口愈合

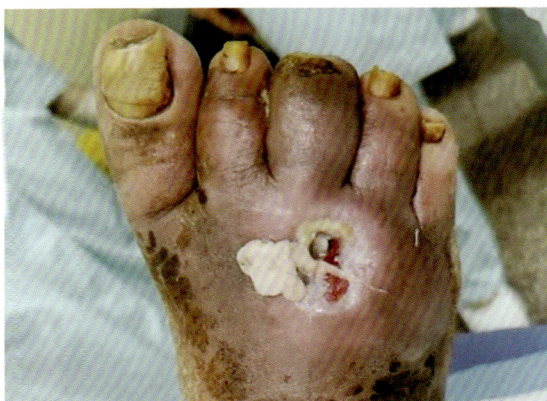

图7-5　足底窦道1个月，红肿加重向足背穿透1周，第3趾腊肠征，提示骨髓炎

查体：双下肢足背、胫后动脉未及，双侧Buerger试验阳性。X线示右足第2～4趾/跖骨骨质破坏（图7-6）。

诊断：糖尿病足，骨髓炎，慢性动脉硬化闭塞症，糖尿病，肾功能不全。

治疗难点：患者下肢缺血，无经济条件行下肢动脉成形。无人照料，血糖难控制，对医嘱执行力差。坏死范围大，短期内闭合伤口难度大。尤其清创后第2～4趾间缺损大，很难拉拢闭合残腔。如果迁延不愈，患者将不能坚持治疗，最终感染加重，会危及生命。如选择截肢治疗，患者未来行动不便，生活更无法自理，将成为社会隐患。

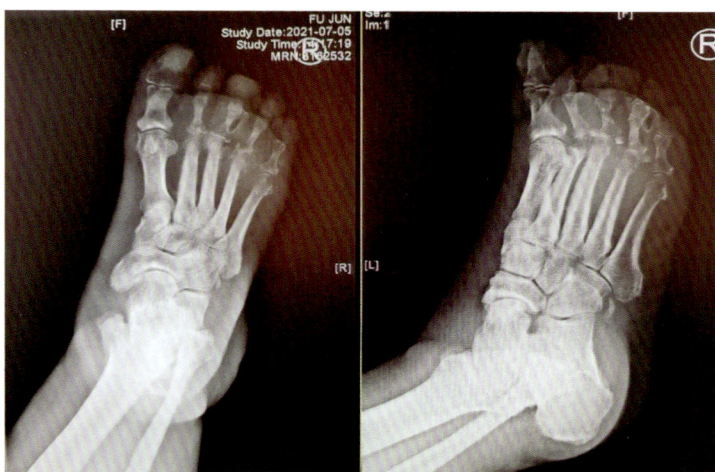

图 **7-6**　X线示右足第2～4趾/跖骨骨质破坏

治疗方案：切开引流、静脉抗炎治疗控制感染，控制血糖，予口服药最大限度改善循环。与患者沟通，感染控制后，争取保半足，去除所有足趾，有希望尽快闭合伤口，而且性价比高、治疗周期短，还能站立走路。患者接受此方案，从而提高了依从性，开始积极配合治疗。箍围护场（图7-7），间生态组织活力恢复后，立即启动彻底清创及伤口负压治疗，采用间歇负压模式，促进残腔内肉芽组织的生长，同时辨别伤口床肉芽组织的活力（图7-8）。1周后拆除负压装置，见伤口床组织活力好于预期，仅截除第2～5趾，

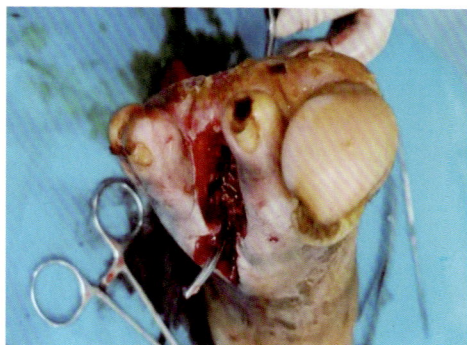

图 **7-7**　立即切开引流，控制感染，启动换药，箍围护场

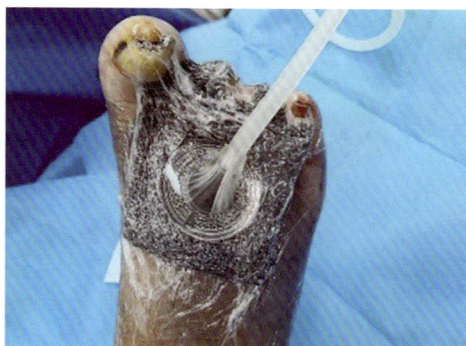

图 **7-8**　消肿后，彻底清创，内负压治疗，观察组织活力改善能力，决定闭合伤口平面

去除跖骨死骨，清理残存感染肌腱，外负压治疗闭合伤口。拆除负压装置后，换药4周后拆线，伤口愈合（图7-9）。总历时两个半月。

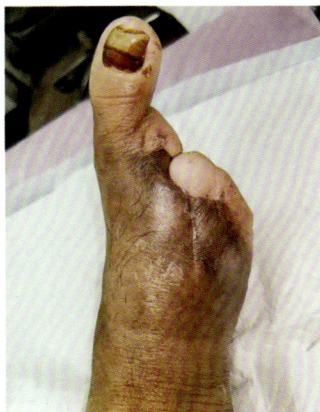

图7-9　保守治疗后，血供能维持伤口治疗，遂保留第1趾，清创后，牺牲第5趾，推进皮瓣，闭合伤口，并再行外负压治疗。1周后拆除负压装置，继续换药4周后拆线，伤口愈合

病例3

男，56岁，右足第5趾坏疽继发感染半年来诊（图7-10）。1年前发现下肢动脉硬化闭塞症，2周前行右下肢动脉成形术。既往糖尿病、银屑病。

诊断：右足坏疽，下肢动脉硬化闭塞症，下肢动脉成形术后，糖尿病，银屑病。

治疗难点：中年患者，保肢愿望强烈，但动脉硬化血管重建术后，血供虽然有改善，但对于末梢的灌注仍有不足。如原位保肢，皮肤缺损多，难度大。如强行拉拢皮瓣，过大张力会造成皮缘坏死。需先经过伤口床准备，改善周围组织活力，配合伤口负压治疗，低张力闭合，再配合爬皮愈合，才能实现原位保肢。

治疗方案：经过一段时间的感染控制、蚕食清创、改善周围组织活力（图7-11）后，行彻底清创，牵张闭合部分伤口，缝合拉拢部分伤口，采用外负压治疗保证皮瓣贴合稳定，并促进未闭合部位的肉芽生长、上皮爬行（图7-12）。撤除负压装置后，继续换药，总历时3个半月伤口愈合（图7-13）。

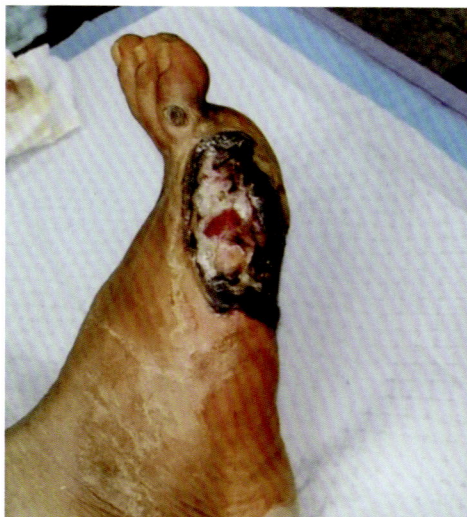

图 **7-10**　首诊，坏死稳定期，第5趾缺如，伤口床坏死较多，骨质暴露；第4趾皮肤坏死

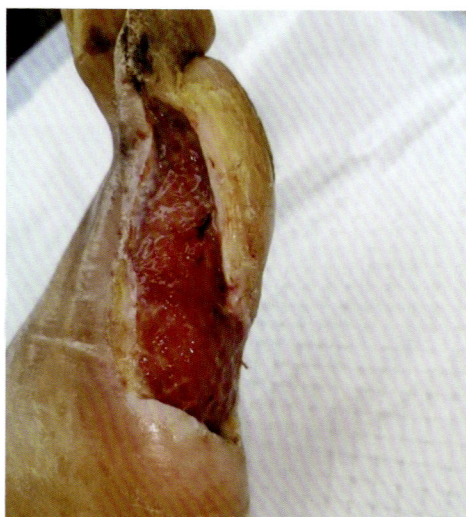

图 **7-11**　蚕食清创，箍围护场后，肉芽生发，坏死减少，生机恢复

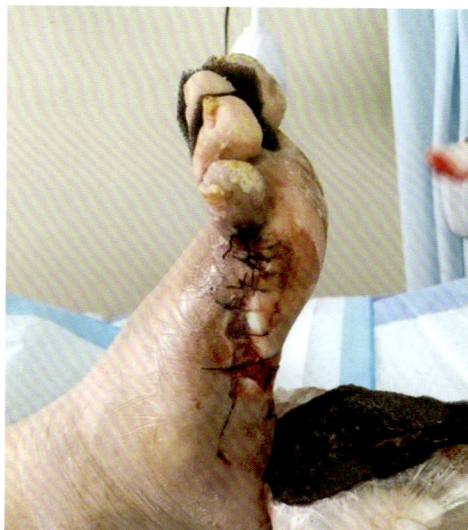

图 **7-12**　彻底清创，牵张缝合皮瓣，外负压治疗后1周，皮瓣存活，与深方组织贴合良好。残留溃疡通过换药、爬皮愈合

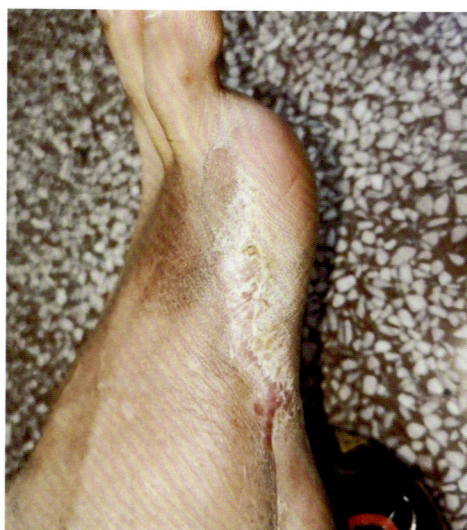

图 **7-13**　拆除负压装置后2个月，缝合伤口及溃疡均愈合

病例4

男，85岁，双足疼痛3个月，左足坏疽1个月来诊（图7-14）。既往高血压、冠心病。1个月前行双下肢介入手术及心脏支架手术。

诊断：坏疽，慢性动脉硬化闭塞症，高血压，冠心病。

治疗难点：高龄患者，1个月前行双下肢介入手术及心脏支架手术，全身状况差，不能耐受全身麻醉及较大创伤手术。虽行下肢动脉成形术，但远端血运仍差，肉芽生长缓慢。

治疗方案　经过感染控制、中药外用改善周围组织活力后，启动第一次清创，去除死骨及周围坏死组织，继续感染控制、改善组织活力等（图7-15）。伤口床准备2周后进行第二次清创，清创后采用足背部内负压治疗、足底皮瓣上翻处外负压治疗（图7-16），持续负压模式保证足底皮瓣贴合稳定，同时促进足背部肉芽组织生长，拆除负压装置后见足底皮瓣贴附，但足背肉芽组织生长不满意。之后行二期伤口负压治疗，采用间歇负压模式，促进肉芽生长，未予植皮（图7-17），足背溃疡继续中药外用改善组织活力，最终爬皮愈合（图7-18）。总历时半年，伤口愈合（图7-19）。

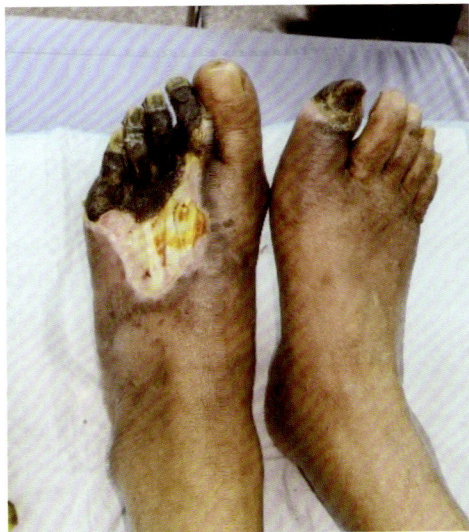

图7-14　首诊，左足第2～5趾坏疽，足背肌腱暴露，溃疡形成，伤口床脓性渗出伴恶臭

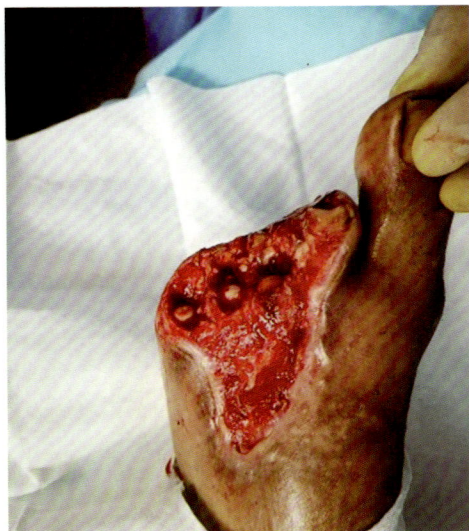

图7-15　箍围护场，改善间生态组织活力后，启动第一次清创，暂保留跖骨头软骨，待感染完全控制

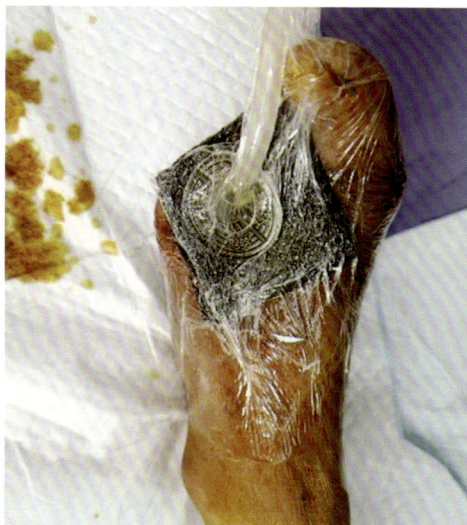

图 **7-16**　第二次清创，拉拢伤口，外负压治疗及结合皮肤缺损位置的内负压治疗

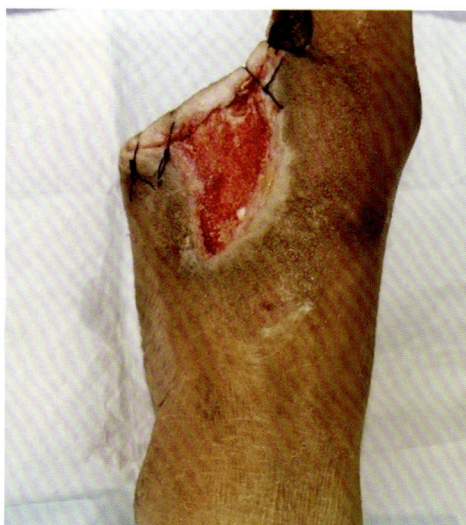

图 **7-17**　第二次清创，伤口负压治疗后1周，缝合处已对合良好，无异常渗出，肉芽基本健康，但生长较少，肢端缺血，未采取植皮策略

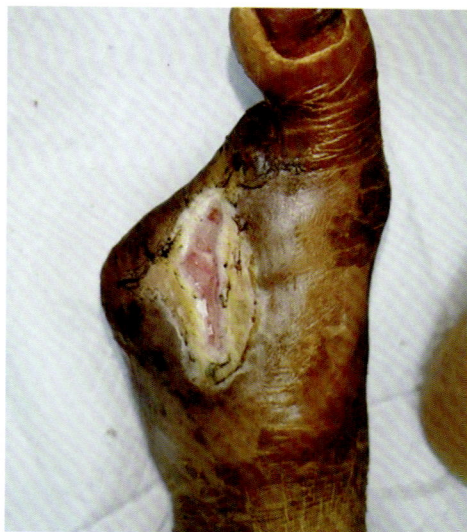

图 **7-18**　足背溃疡结合中医外治法，疮疡膏促生长，居家自行处理，远程指导，促进爬皮

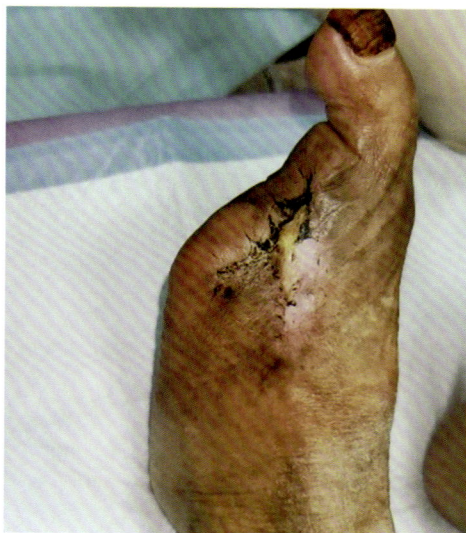

图 **7-19**　数月后，伤口愈合

病例5

女，75岁，外伤后右踝骨折内固定术后合并右足坏疽19天（图7-20）。既往高血压。

诊断：右三踝骨折内固定术后，慢性动脉硬化闭塞症，前足坏疽。

治疗难点：患者右踝骨折合并前足坏疽继发感染，骨折与坏疽部位紧邻，一旦内固定感染、骨髓炎发生，只能截肢，对老人的精神打击很大。努力保留足跟，促进踝骨折愈合，对将来提高生活质量至关重要。如何在保证骨折愈合基础上保留足跟功能对临床考验很大。

治疗方案：先运用换药技术，箍围护场改善组织活力，充分引流、静脉抗炎，成功控制感染（图7-21）。等待3个月右踝骨折愈合，启动第一次清创、半足截除，清创后创面较大，部分区域组织活力欠佳，行内负压治疗，一方面促进肉芽组织生长，一方面观察伤口床组织活力（图7-22）。拆除负压装置后见仍有部分活力较差组织，再次清创，闭合伤口（图7-23），应用外负压治疗保证皮瓣贴合稳定（图7-24）。拆除负压装置后皮瓣贴合良好，溃疡处痂下愈合（图7-25），总历时5个月。

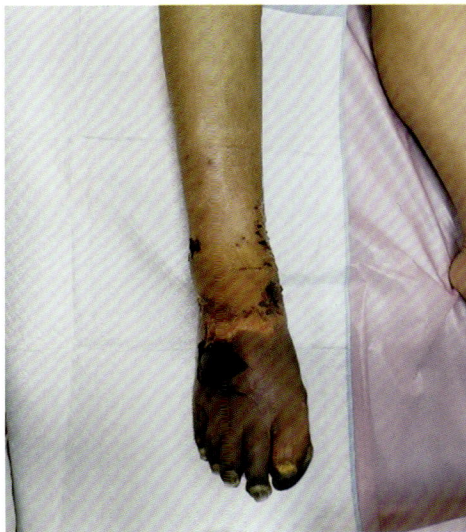

图7-20　右踝骨折内固定术后，合并右足坏疽19天，内外踝伤口部分坏死，均见钢板外露

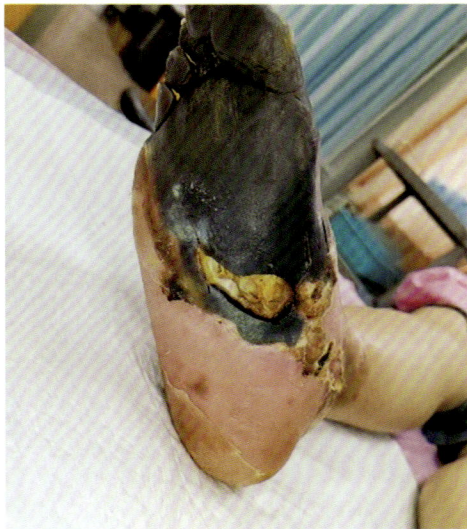

图7-21　切开引流，控制感染，恢复组织活力，保护钢板位置

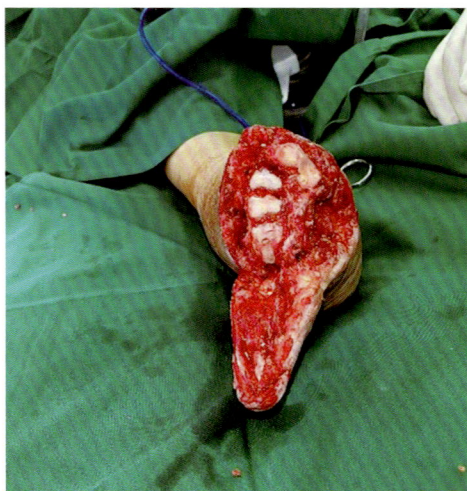

图 **7-22** 骨折愈合后，间生态组织活力恢复，彻底清创，截除坏疽组织，内负压治疗，并促进钢板位置肉芽生长及上皮爬行

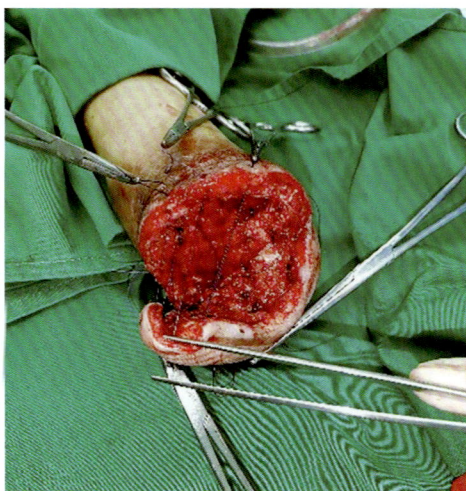

图 **7-23** 第二次清创，牵引皮瓣，覆盖创面

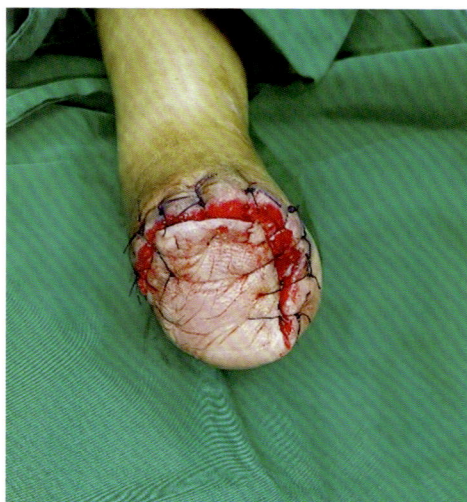

图 **7-24** 低张力拉拢皮瓣，外负压治疗保护，先帮助皮瓣贴附成活，再通过换药完成爬皮覆盖。此时，内踝钢板已被肉芽覆盖

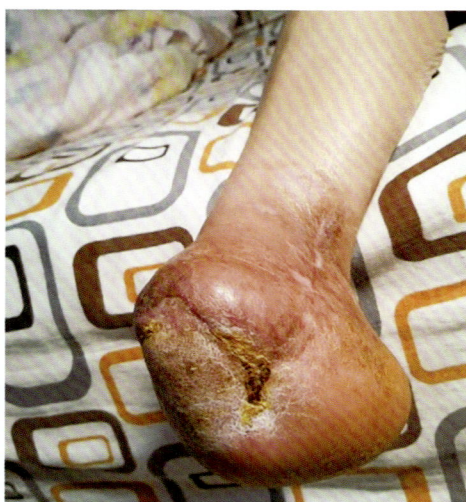

图 **7-25** 再经换药爬皮，伤口愈合

病例6

女，67岁，右第4、5趾坏疽2个月，右下肢血运重建术后1个月，右足底感染半个月（图7-26）。既往糖尿病、肾功能不全、高血压、冠心病，6年前冠心病心脏支架手术。

诊断：坏疽、慢性动脉硬化闭塞症、糖尿病、肾功能不全、冠心病、高血压。

治疗难点：患者基础病多，尤其有肾功能不全，即使血运重建，末梢微循环也很难恢复，伤口修复能力大减，且耐受手术及麻醉的能力也存在不足，风险较高。因此，局麻下原位保肢的难度极高，需充分动态评估并改善局部组织活力，制定修复方案。

治疗方案：经过引流、感染控制、血糖控制（图7-27）后，中药外用改善组织活力，待周围间生态组织活力改善后，启动第一次清创（图7-28），彻底去除坏死组织，清创后伤口床仍有部分组织活力欠佳，采用内负压治疗（图7-29），一方面促进肉芽组织的生长，一方面辨别伤口床组织活力。拆除负压装置后见仍有活力较差组织，再次清创、内负压治疗两期，直至伤口床肉芽生长良好，植皮覆盖创面（图7-30）。拆除负压装置后，继续换药直至愈合（图7-31）。总历时6个月。

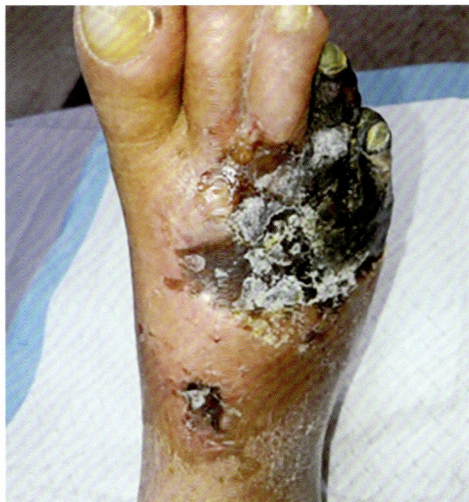

图 7-26　右第4、5趾坏疽继发感染，累及足背及足底

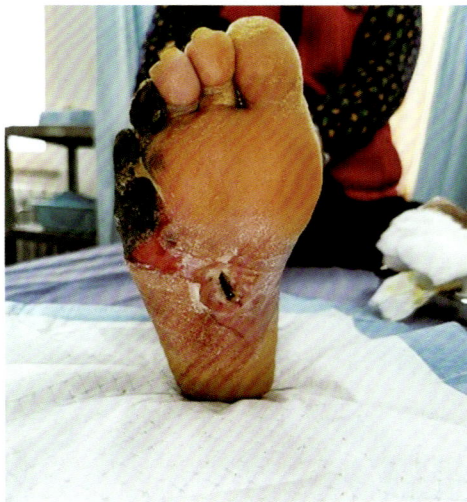

图 7-27　局部切开引流，控制感染，并积极全面启动支持治疗

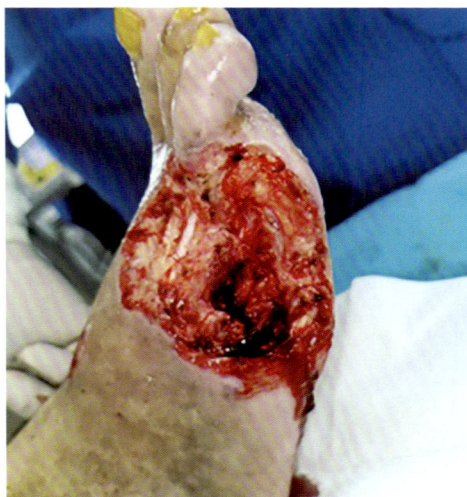

图 **7-28**　全身支持治疗到位后，启动第一次清创

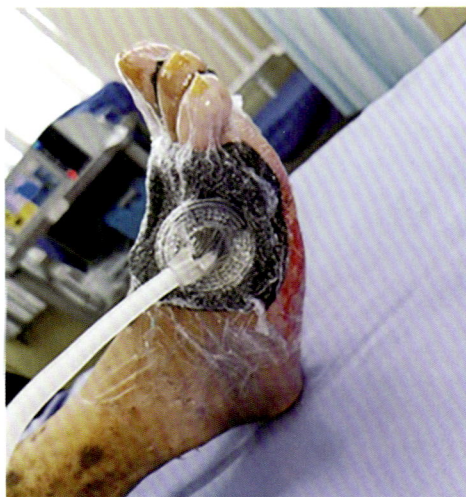

图 **7-29**　内负压治疗，等待坏死组织进一步分界

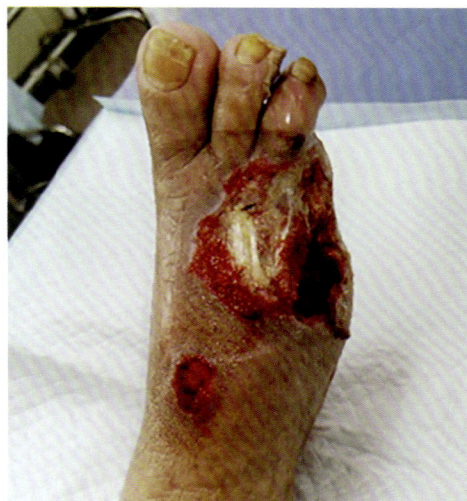

图 **7-30**　三期负压治疗后植皮，外负压治疗修复

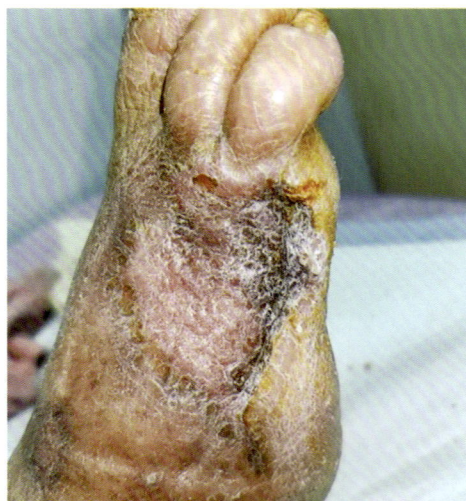

图 **7-31**　拆除负压装置后，继续换药至伤口愈合

病例 7

　　男性，64 岁，左足第 1 趾坏疽继发前足感染 1 个月来诊（**图 7-32**）。既往糖尿病、慢性动脉硬化闭塞症、肾功能不全、下肢深静脉血栓、脑梗死、冠

心病、心脏支架术后，1年前胃穿孔修补手术。

诊断：坏疽，慢性动脉硬化闭塞症，糖尿病，肾功能不全，下肢深静脉血栓，脑梗死，冠心病。

治疗难点：患者基础病多，全身状况差，耐受麻醉及修复手术能力不足。原位保肢难度较高。缺血坏疽后，已继发感染及骨髓炎，存在原位清创后修复局部组织活力差、仍不愈合的风险。需借助伤口负压治疗，改善组织活力后，再闭合伤口，增加成功率。

治疗方案　经过截趾、引流、静脉抗炎、控制血糖、口服药改善循环后，患者由感染进展期进入坏死稳定期（图7-33），立即行下肢动脉成形手术，术后中药箍围尹场，改善间生态组织活力，同时继续控制感染、营养支持。间生态组织活力恢复后启动彻底清创，清创后皮瓣缺损不能闭合伤口，先采用内负压治疗促进肉芽组织生长，同时辨别伤口床肉芽组织活力（图7-34）。拆除负压装置后见第1、2跖骨部分坏死，予再次清创（图7-35），拉拢皮瓣闭合伤口（图7-36）。术后患者因全身状况差，继续换药治疗（图7-37），最终总历时4个月，伤口愈合。

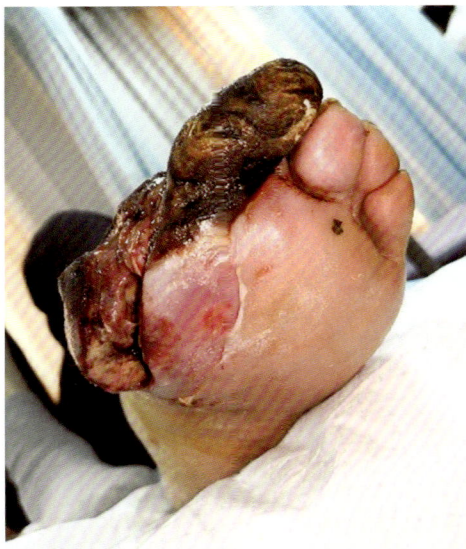

图7-32　左足第1趾坏疽继发第1跖骨骨髓炎，化脓性腱鞘炎，有进一步扩大趋势

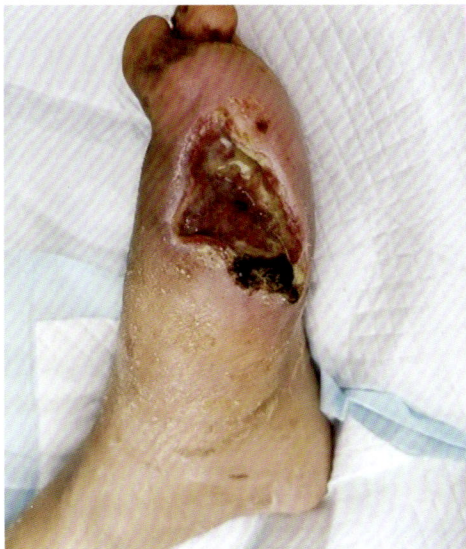

图7-33　截趾、引流、静脉抗炎、控制血糖后，进入坏死稳定期

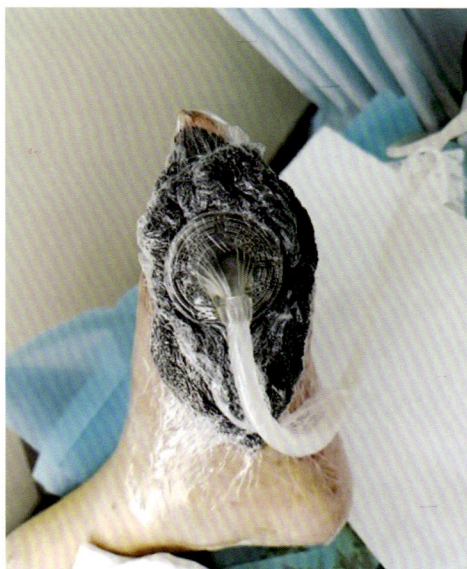

图 7-34　全身支持治疗到位后，再彻底清创、内负压治疗，等待组织分界

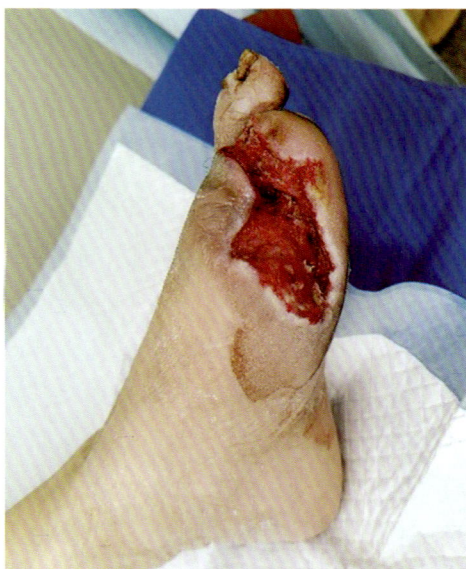

图 7-35　负压治疗后，再次彻底清创，将伤口床活力较差组织及死骨全部去除

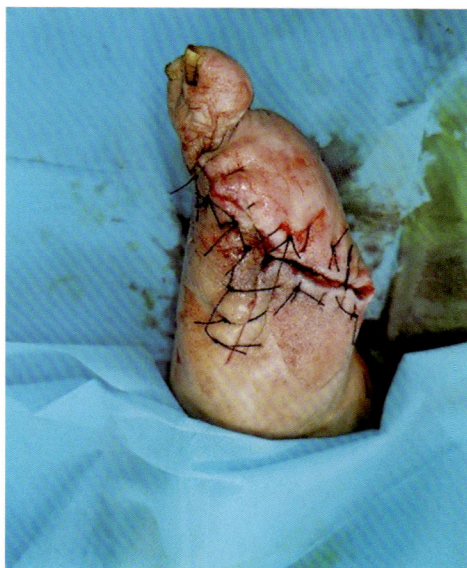

图 7-36　闭合伤口，外负压稳定组织

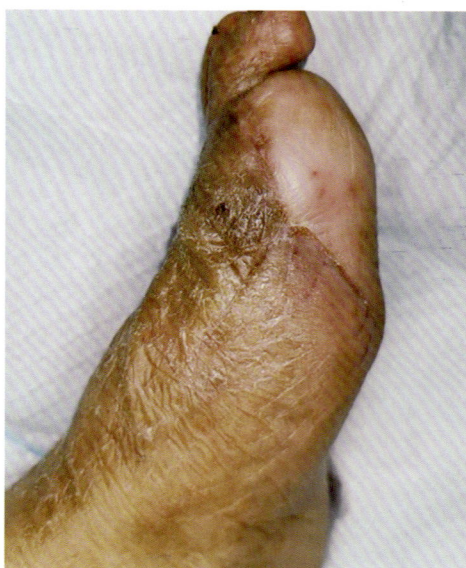

图 7-37　拆除负压装置后，伤口换药治疗，直到完全愈合

病例8

女性，60岁，右前足坏疽1个月（图7-38）。既往高血压、糖尿病、冠心病。

查体：右前足湿性坏疽，播散感染，右足背、胫后动脉未及，双侧Buerger征阳性。

诊断：坏疽，高血压，糖尿病，冠心病。

治疗难点：患者没有动脉硬化闭塞病史，以糖尿病足就诊，观察到感染坏死时，必须有评估血运的意识。患者前足坏疽，肢体远端血供差，但患者家庭经济困难，无经济能力承受下肢动脉血管手术，使保肢治疗更加困难。尝试原位保肢有较高的失败风险，需充分向患者及家属交代。换药清创配合伤口负压治疗，且治疗且观察，随时调整治疗方案。

治疗方案：首先切开引流、控制感染、控制血糖（图7-39），口服药改善循环后，患者状态改善，待支持治疗到位后启动彻底清创，并采用内负压治疗（图7-40），一方面促进肉芽组织生长，另一方面辨别伤口床组织活力。拆除负压装置后再清除活力差组织，足底皮瓣成形，牵张闭合伤口，外负压治疗保证皮瓣贴合稳定，最后遗留足背溃疡，植皮覆盖，总共历时3个月伤口愈合（图7-41和图7-42）。

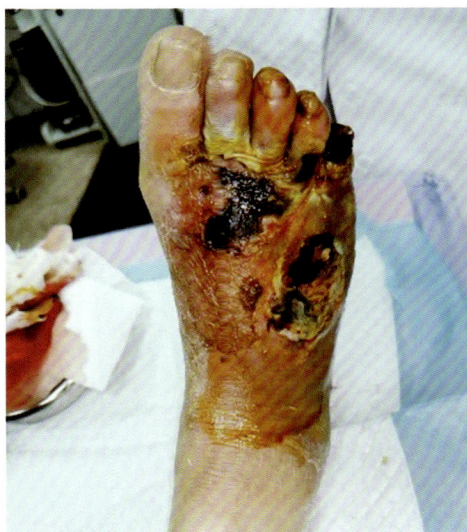

图7-38　右前足坏疽继发感染，界限不确定，缺血明确且有扩大趋势

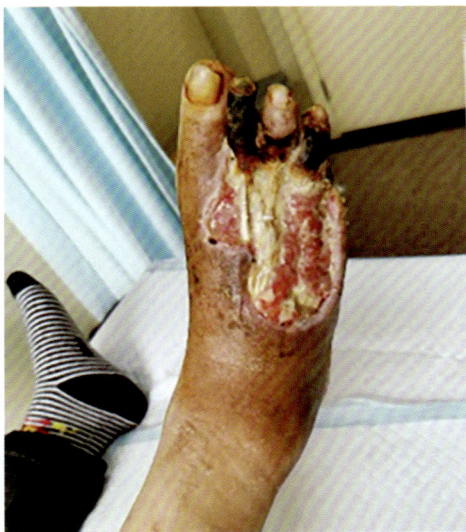

图7-39　切开引流、控制感染、控制血糖，坏死分界

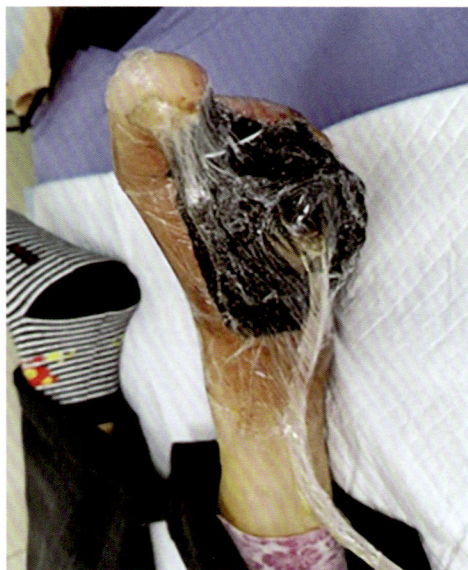

图 **7-40**　彻底清创后内负压治疗，改善活力，等待组织分界

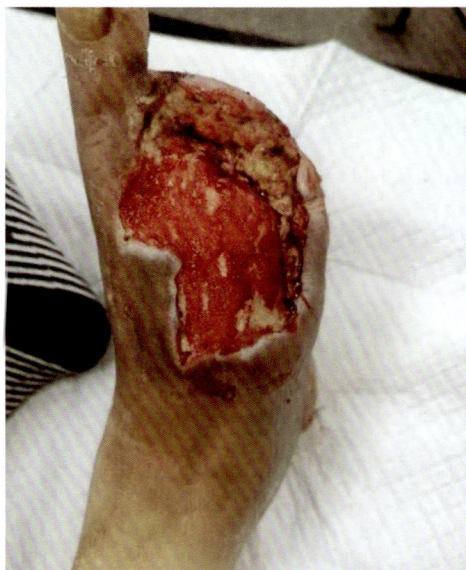

图 **7-41**　拆除负压后，总体组织活力尚可，决定继续保肢

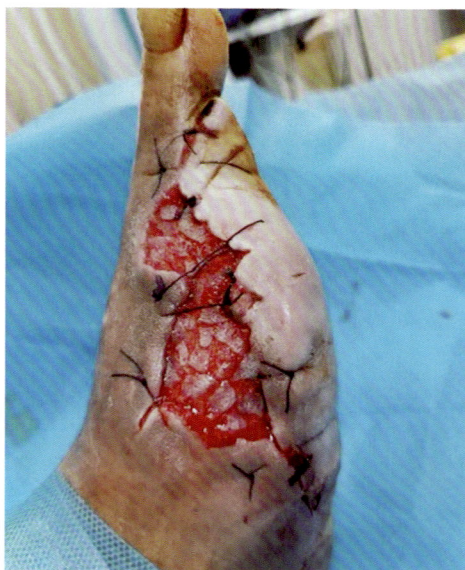

图 **7-42**　再次彻底清创，牵张闭合伤口，溃疡植皮覆盖，外负压治疗保护1周，启动换药治疗，至伤口愈合

病例9

女性，90岁，右足坏疽半个月。既往高血压、冠心病、左腹股沟原位鳞癌切除术后。

查体：双足发绀，右足明显，右前足及右第3、4、5趾坏疽（图7-43）。

诊断：坏疽，高血压，冠心病。

治疗难点：患者高龄，不能耐受全麻手术，而截肢未来生活质量更差，如能通过介入改善下肢动脉血供，可尝试局限下保留足跟手术，创伤及风险都更低，但需配合伤口负压治疗改善局部组织活力，为局部提供适宜稳定的环境，争取原位保肢成功。

治疗方案：先于介入血管外科住院行右下肢动脉成形术，术后予创面控制感染、改善组织活力（图7-44），待组织分界后，先行半足截除，将诸趾、死骨和近心端跖骨自跗跖关节面离断，足底皮瓣向足背拉拢，缺损空间内置VAC负压海绵促进肉芽组织生长，同时观察足底皮瓣血运情况（图7-45）。1周后拆除负压装置，见足底皮瓣活力良好（图7-46），伤口床仍有部分活力较差组织，再次清创，去除活力较差组织，经跗距关节面离断，推进足底皮瓣，闭合伤口（图7-47）。总历时4个月伤口愈合（图7-48）。

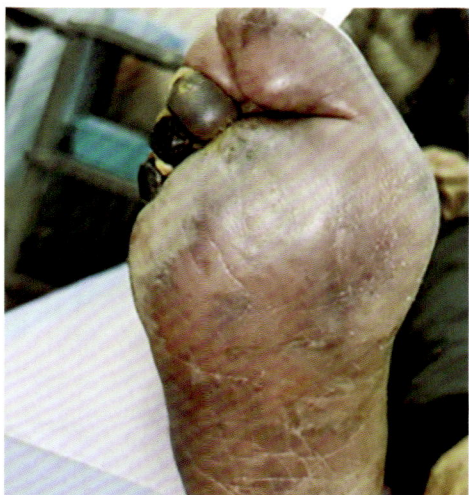

图7-43 右前足坏疽，重度缺血

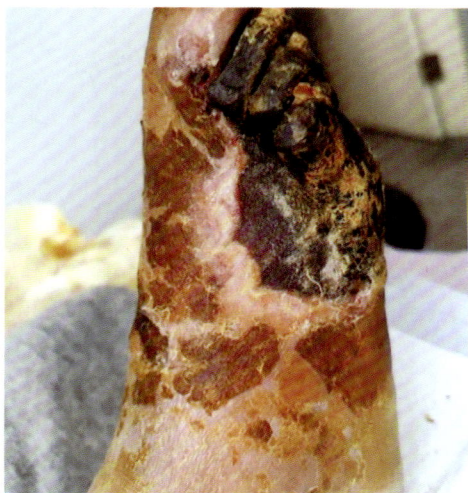

图7-44 下肢动脉成形后，坏死分界，疼痛减轻，足跟血运恢复，前足血运仍差

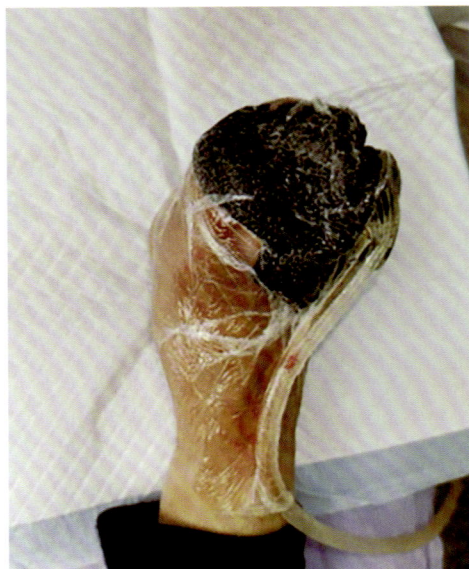

图 **7-45**　彻底清创，不能确定伤口床组织活力能否愈合，先启动内负压治疗，观察组织活力状况

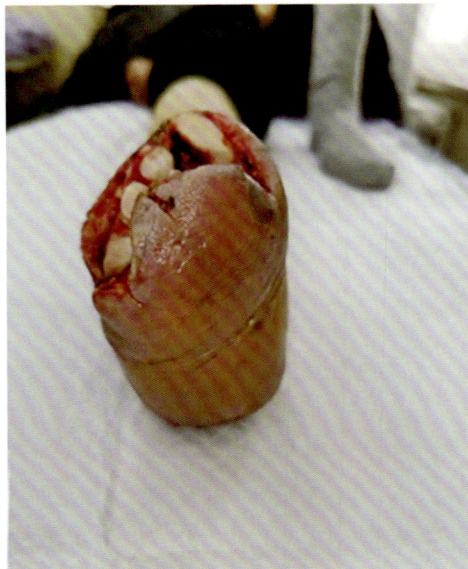

图 **7-46**　1周后拆除负压装置，虽然仍有缺血表现，肉芽生长较少，但足底皮瓣存活，可以尝试原位保肢

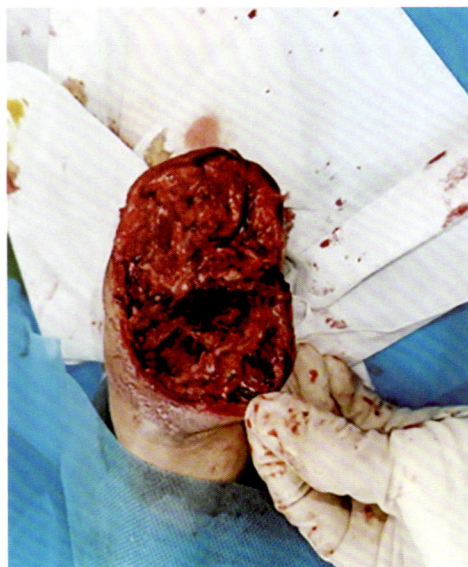

图 **7-47**　再次清创，推进足底皮瓣，闭合伤口，外负压治疗保护1周

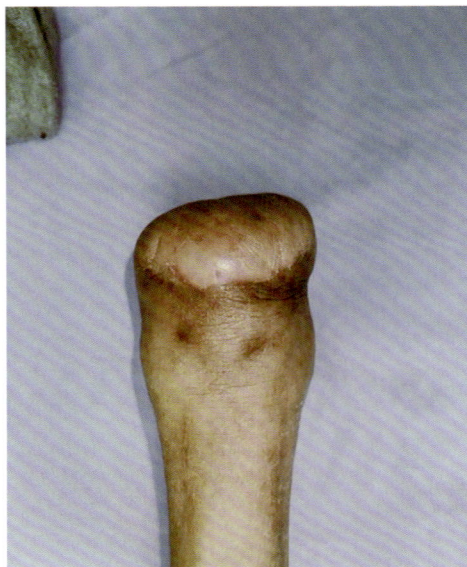

图 **7-48**　拆除负压装置后，伤口换药保护8周，伤口完全愈合

病例10

男性，5C岁，左足第5趾坏疽1个月，下肢动脉成形术后2周。既往糖尿病，肾功能不全，高血压，脑梗死。

查体：左足第5趾湿性坏疽，周围红肿，向前足播散（图7-49）。左足背、胫后动脉未及，双侧Buerger征阳性。

诊断：坏疽，糖尿病，肾功能不全，高血压，脑梗死。

治疗难点：缺血性坏疽已继发感染，向全足播散，需要争分夺秒地积极治疗，患者配合度非常关键，要充分沟通，让患者充分重视，才能事半功倍。坏疽周围有感染继发的间生态组织，清创引流时需注意保护，减少组织损失，争取多留存肢体。

治疗方案·经过死骨摘除、引流、静脉抗感染（图7-50和图7-51）、血糖控制后，中药外用改善组织活力。启动第一次彻底清创，缝合拉拢伤口（图7-52），采用外负压治疗保证皮瓣贴合稳定（图7-53），余皮肤溃疡采用换药爬皮愈合（图7-54），总历时6个月。

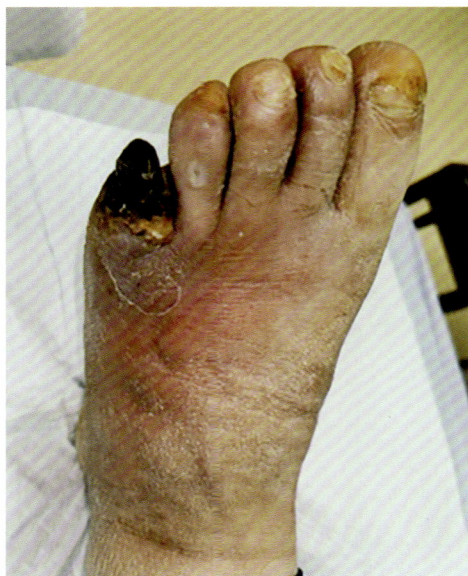

图7-49 左足第5趾坏疽，感染播散

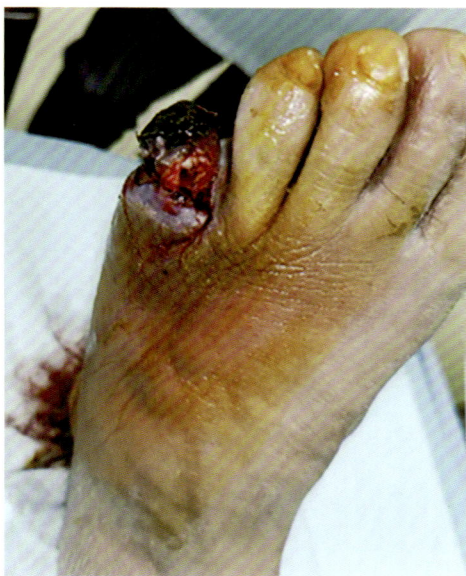

图7-50 切开引流、静脉抗炎、控制感染

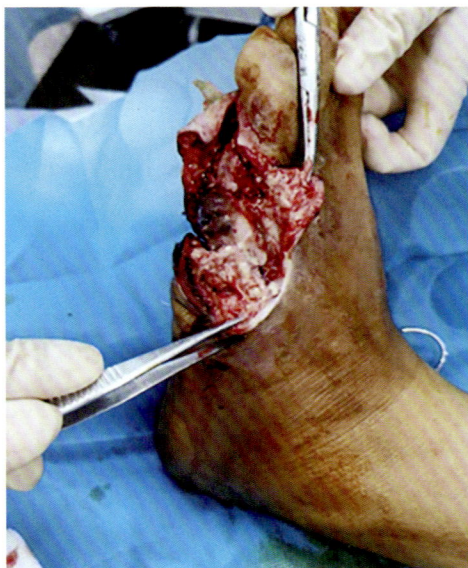

图 **7-51** 组织开始分界，彻底切开
引流，控制感染

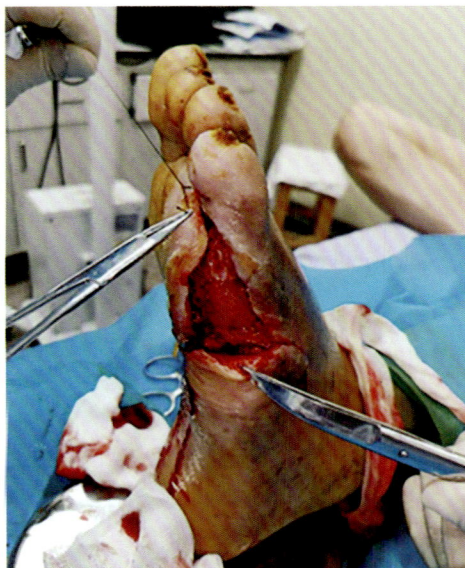

图 **7-52** 感染控制、间生态组织活
力恢复，彻底清创，闭合伤口

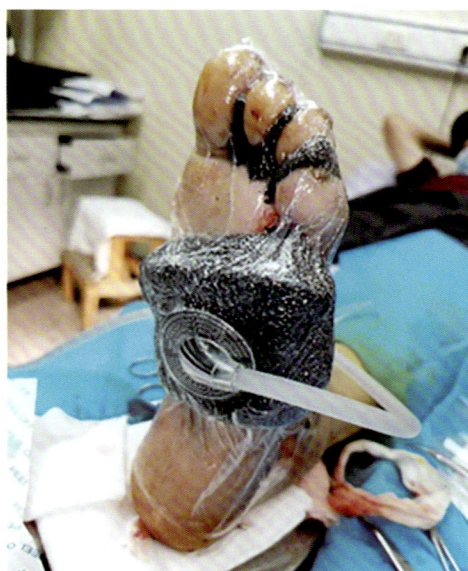

图 **7-53** 清创后外负压治疗，保证
皮瓣贴合稳定

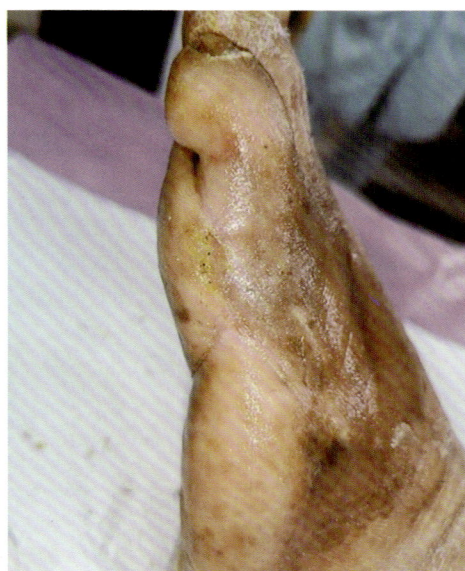

图 **7-54** 伤口愈合

（赵景会　黄二顺　张龙）

第八章

下肢静脉性溃疡的伤口负压治疗

第一节　下肢静脉性溃疡创面概述

下肢静脉性溃疡（venous leg ulcers，VLUs）是一种由静脉高压诱发的常见疾病，俗称"老烂腿"，大约有2%的人口患有下肢静脉性溃疡，男女比例3：1。静脉性溃疡的发病率随着年龄增长而增加，65岁以上人群的发病率约为6%。病变部位多在下肢小腿中下段的内侧、外侧、胫前、胫后及踝部。常见的临床表现是在如静脉曲张等多种静脉疾病基础上，长期反复下肢水肿，逐渐出现色素沉着；急性期继发感染、小腿红肿热痛、有条索状结节或大面积结块、皮肤破溃，可以经久不愈。由于病变，皮肤营养变差、干燥、脱屑、脂质硬化，溃疡更难愈合。

一、下肢静脉性溃疡的病因及发病机制

引起静脉溃疡的最重要的发病机制是静脉血流异常引起的静脉高压。常见静脉疾病病因包括以下几个方面。

1.静脉反流　正常下肢静脉存在多处静脉瓣膜，若瓣膜发育不良或功能受到破坏，回流效率下降，在身体直立时会出现反流，引发静脉高压。静脉高压不仅继续加重小腿交通静脉瓣膜破坏、浅静脉曲张淤血加重，亦可导致小腿毛细血管数目、形态及通透性发生改变，使纤维蛋白渗出沉积于组织间隙，妨碍毛细血管与组织间的正常物质交换，引起细胞新陈代谢障碍，组织缺氧同时抗感染能力下降，而发生溃疡。

2.静脉回流受阻　如下肢深静脉血栓形成后遗症、Cockett's综合征、下腔静脉阻塞综合征、布-加综合征等。这些疾病的共同特征是深静脉不通畅，引起下肢静脉血液回流受阻，造成血液淤滞于静脉、毛细血管，出现静脉高压，远端组织代谢产物淤积在下肢远端，皮肤营养障碍，加上炎症作用，共同导致皮肤溃疡。

3.先天性动静脉畸形　是胚胎发育阶段"原始血管系统的发育异常"。病变可发生于人体任何部位，但以下肢和头颈部多见。由于动静脉广泛分流，发生在下肢时会造成静脉高压使患肢皮色略红、病灶及周围有粗大的曲张静脉，发病部位不局限于大隐静脉与小隐静脉走行区，局部可触及震颤，听及血管杂音。严重者病灶部位出现皮肤营养障碍，表现为色素沉着、瘢痕形成。一些溃疡部位常可并发大出血，危及生命。

心功能不全是最常见的非静脉疾病诱发的静脉高压病因。还有一些下肢溃疡疾病由结缔组织病诱发，如青斑样血管病、血管炎、类风湿性溃疡等。临床表现与静脉溃疡很类似，但通常疼痛重，治疗难度高，愈合更缓慢。需要积极治疗病因并同时加强局部治疗才能改善。

二、下肢静脉性溃疡的经典治疗策略

静脉性溃疡需要采取控制感染、改善活力、控制湿性环境等综合治疗，并且长期针对病因进行管理。如果只局限在创面，即使溃疡愈合，短期内再次溃烂的概率也很大。传统的经典治疗策略包括以下方面。

1.病因治疗　①促进静脉回流，结扎或切断返流点，促进回流；②解除静脉阻塞，如下肢深静脉血栓形成、Cockett's综合征、布-加综合征，首选介入治疗，通过溶栓取栓、球囊扩张、支架植入等治疗方式使深静脉恢复通畅；③纠正动静脉分流，一般采取开刀或介入的方式切断或堵塞分流点，缓解静脉高压。

但是，很多静脉性溃疡的病因即使采取保守、手术等综合治疗，仍不能完全去除，针对静脉高压的维持性治疗就变得非常重要。

2.对症治疗 控制静脉高压、消除水肿对于改善伤口环境、恢复组织活力尤为重要。包括以下方面：①抬高患肢。以消除水肿为目的，主要是持续避免双下肢下垂，尤其在坐位时。平卧位时无需专门垫枕抬高，更不需要举高。在持续抬高同时强调关注患者的舒适度；②踝泵运动。是踝关节的屈伸运动，通过腓肠肌收缩舒张，促进下肢血液和淋巴循环回流。患者清醒、卧床、输液时皆可进行，每侧肢体每组踝泵运动大约可促200mL血液回流，是促进下肢静脉回流、预防静脉血栓、消除下肢水肿的最简单易行的治疗方法。遗憾的是部分患者踝关节活动受限或者无法自主运动，主动踝泵运动不能实施。③压力支持。包括不同压力等级的弹力袜、弹力绷带、下肢循环促进仪等，是非常重要的限制水肿、对抗静脉高压的治疗手段。④药物治疗，包括消肿、利尿、抗感染治疗。如地奥司明、马栗种子提取物、七叶皂苷等药物具有增强静脉张力、降低毛细血管通透性的作用，使组织内多余的水回到静脉；对于心功能不全的患者，呋塞米或托拉塞米可以将血管内多余的水通过尿液排出体外，减轻循环负担。

3.溃疡处理 静脉性溃疡的特点是通常伤口较浅，肉芽组织薄，愈合过程缓慢，容易出现细菌定植继发感染。如果控制不及时，感染继续加重，肉芽颜色变暗，黏稠分泌物增多，渗出量增大，溃疡范围扩大，严重可致骨髓炎。需要良好且持之以恒的伤口卫生技术控制感染，根据湿性环境选择敷料管理渗液。新型敷料包括泡沫敷料、亲水纤维敷料、藻酸盐敷料、亲水纤维等适用于不同渗液量的管理，含银敷料具有兼顾抗菌、降低细菌负荷的作用。压力绷带可以减少渗液量，促进静脉血液回流，减轻水肿。

静脉高压造成了屏障受损、弥散功能障碍、抗感染能力下降，这些特点决定了组织修复能力很差，很难重新建立起肉芽屏障。当缓解静脉高压的治疗效果不佳，如无法消肿、清创后炎症反应不启动，已有的保守治疗措施不足以改变静脉性溃疡的愈合环境，此时伤口负压治疗技术成为一种进一步加强环境管控的措施。

三、伤口负压治疗在下肢静脉性溃疡的作用机制

1.移除过多渗液，减轻水肿 静脉回流障碍、弥散功能障碍、血管壁通透性增加等都会增加伤口床渗液，过多渗液积存必然影响伤口愈合，也容易继发感

染。伤口负压治疗可以将过多渗液清除，减轻伤口水肿，帮助建立创面湿性平衡。同时，清除渗液中大量抑制创面愈合的炎症因子，有助于促进伤口愈合。

2.压力应力效应，促进细胞增殖　间歇负压模式会诱导局部形成缺血-灌注-缺血-再灌注的过程，可以促进细胞的拉长和扭转，可加速细胞修复，促进细胞爬行和增殖。

3.降低细菌负荷，恢复组织活力　伤口负压治疗前的彻底清创及负压创造的密闭环境，可清除细菌滋生环境，减少细菌污染；又因清除了过多的渗液，改善了组织水肿和伤口环境，增加了中性粒细胞和巨噬细胞对细菌的吞噬能力，抑制细菌生长，间生态组织活力恢复加快。

4.促进细胞因子及酶的表达　负压对创面产生的机械应力可激活创面修复信号，引起基质金属蛋白酶、白介素-8、血管内皮生长因子的表达增加，促进伤口愈合加速。

第二节　下肢静脉性溃疡创面的伤口负压治疗技术要点

1.伤口负压治疗不适合于感染进展期的静脉性溃疡　感染进展期伤口周围组织红肿热痛，需要先充分减压引流，控制感染。如此阶段就开始伤口负压治疗，伤口周围红肿组织因海绵压迫，微循环无法有效扩张抵御感染，会导致新坏死发生。

2.负压治疗前需要排除严重下肢缺血　伤口负压治疗能够改善局部湿性环境，充分引流，为肉芽组织生长创造条件。但如果存在重度缺血，就不会有肉芽组织生发，伤口负压治疗成了无效劳动，还可能因伤口负压治疗对组织产生的正压力超过组织微循环灌注能力而造成坏死。

3.正确选择负压吸引模式　包括持续负压模式、间歇负压模式（间歇期无负压）、正弦波负压模式（有波峰至波谷的连续渐进负压变化）、交替负压模式（高低两个负压设定值，不出现无负压状态）等。其中，后三种均属于可变负压模式。压力值的变化有利于肉芽组织更快形成，有利于增加局部组织血供。可变负压模式也存在一些弊端：①在无负压时相，如果创面有较多渗液或出血，则这些渗出有破坏密封薄膜的倾向；②如果患者在应用伤口负压治疗的过程中感觉疼痛，那么在每个循环中患者都可能会觉得痛。③以创面固定为主要目的的伤口负压治疗，如中厚皮肤移植术后或慢性伤口清创缝合术后，可变负压模式不利于固定。综合考虑，可变负压模式适合VLUs促肉芽生长阶段的治疗，持续负压模式适合植皮后的治疗。

4.联合移植物的治疗效果　负压后要联合植皮，一项研究纳入20例VLUs，对评价为肉芽生长期的伤口进行彻底清创，联合移植物覆盖+负压吸引，观察至少5周，发现该治疗实现了100%的伤口闭合，提示伤口负压治疗为VLUs提供了快速的伤口床准备和完整的移植物移植。

5.海绵的选择　亲水海绵不能用于表皮，因其容易产生浸渍不适用于静脉性溃疡。疏水海绵更适合静脉性溃疡的伤口负压治疗。

6.负压机器的选择　由于VSD使用亲水海绵，不适用于静脉性溃疡，一般选择VAC。但如果溃疡面积小于VAC吸盘，则更适合简易负压装置，如PICC。

当静脉溃疡的病因治疗措施无法开展、对症消肿措施效果欠佳、弥散功能障碍，但通过伤口床准备、充分引流，组织活力尚有生机，可以考虑使用负压吸引技术为植皮、爬皮调控伤口环境。

第三节　下肢静脉性溃疡创面的伤口负压治疗实例

病例1

男性，55岁，左小腿静脉性溃疡5月余，播散感染后加重，肌腱裸露（图8-1）。既往糖尿病、高血压病史。

诊断：下肢静脉溃疡，糖尿病，高血压。

治疗难点：溃疡面积大，播散感染未控制，深部肌腱已外露。感染控制后，预计伤口面积可能更大，如爬皮愈合生长周期漫长，一旦水肿、感染反复，伤口可能迁延不愈，成为慢性感染状态。因此，配合应用伤口负压治疗，快速完成伤口床准备，尽早闭合创面，尤为重要。

治疗方案：给予抬高患肢、踝泵运动、药物消肿及抗生素支持治疗。伤口床准备，保持伤口卫生、清理坏死组织（图8-2）。待感染控制、间生态组织活力恢复，伤口进入坏死稳定期，给予彻底清创后行创面伤口负压治疗

（图8-3），可以加快肉芽生长速度，同期进行片状植皮，裸露的肌腱用可吸收性敷料覆盖（图8-4）。治疗后伤口愈合（图8-5）。

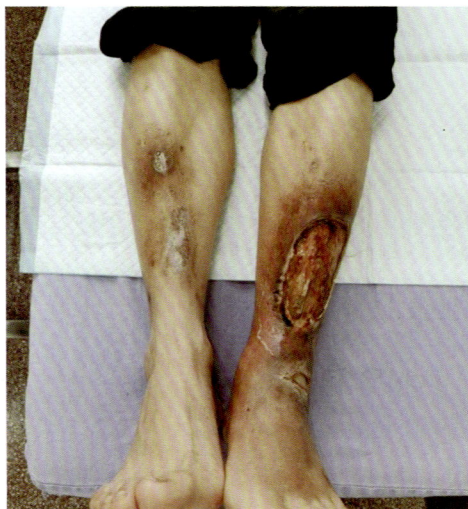

图 8-1 首诊，伤口播散感染，伤口床坏死组织为主，肌腱暴露

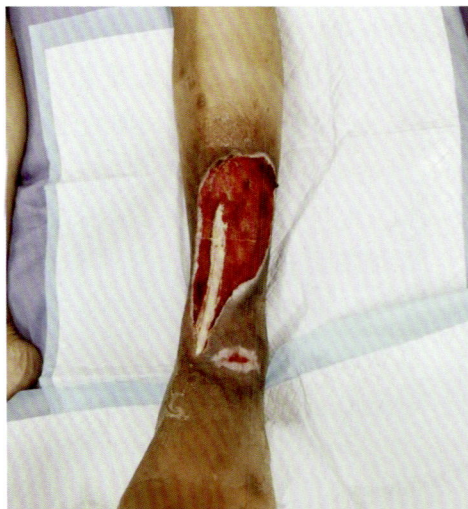

图 8-2 经感染控制、伤口床准备，拟行伤口负压治疗

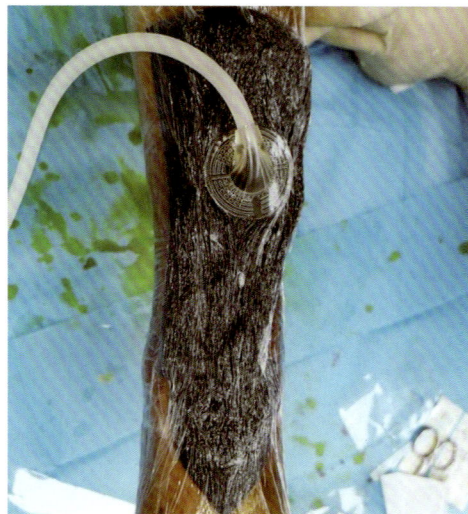

图 8-3 VAC负压吸引

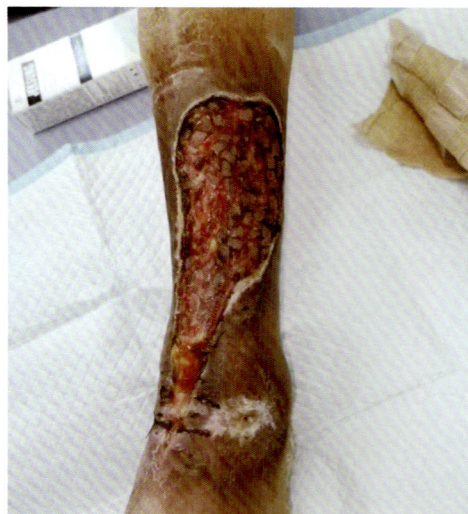

图 8-4 负压吸引治疗后，邮票植皮。肌腱暴露处1型胶原敷料覆盖保护

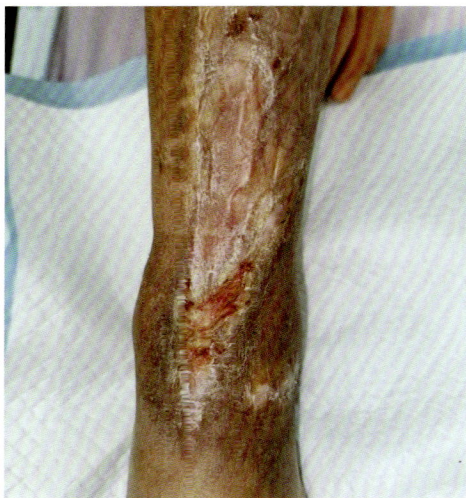

图 **8-5** 伤口愈合

病例2

男性，52岁，右小腿反复破溃3年余，再发4个月。患者为水果摊主，长期站立工作，双下肢重度水肿，但未穿弹力袜控制。

诊断：下肢静脉溃疡。

治疗难点：患者经济条件较差，必须坚持工作，希望治疗费用低、治疗周期短。但其存在水肿难控制，换药不及时的问题。就诊时，患者伤口局部感染，周围组织浸渍，继发自身敏感性皮炎（**图8-6**）。虽然创面不大，但仍需要借助伤口负压治疗，快速完成伤口闭合。

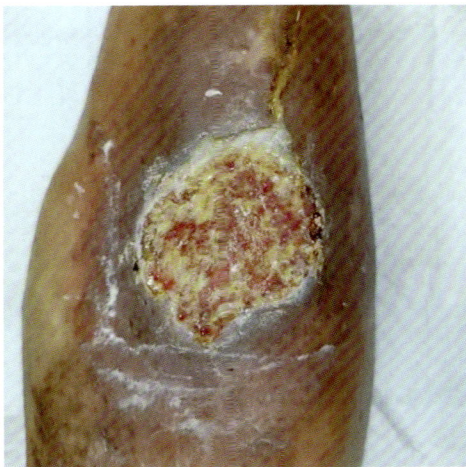

图 **8-6** 首诊，局部感染，胫骨前直径5cm溃疡，周围皮炎

　　治疗方案：给予抬高患肢、踝泵运动、药物消肿、伤口床准备、周围皮肤予糠酸莫米松软膏（艾洛松）保护。给予彻底清创后，行创面伤口负压治疗，同期进行邮票植皮（**图8-7** ～ **图8-9**），至伤口愈合（**图8-10**）。

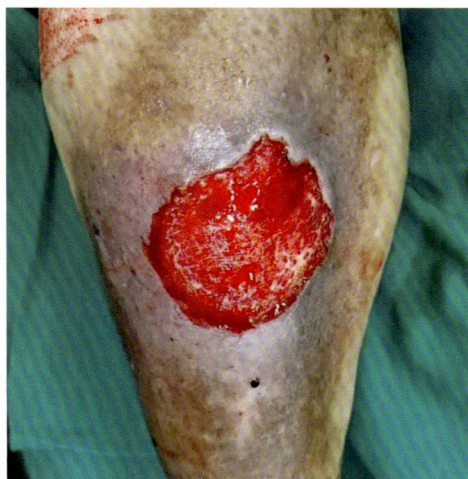

图 **8-7**　感染控制后清创，完成伤口床准备，取皮植皮

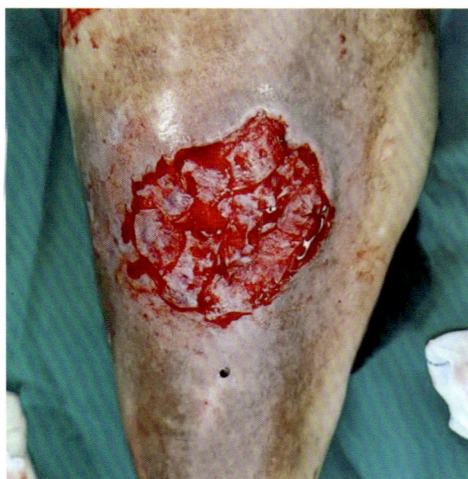

图 **8-8**　邮票植皮

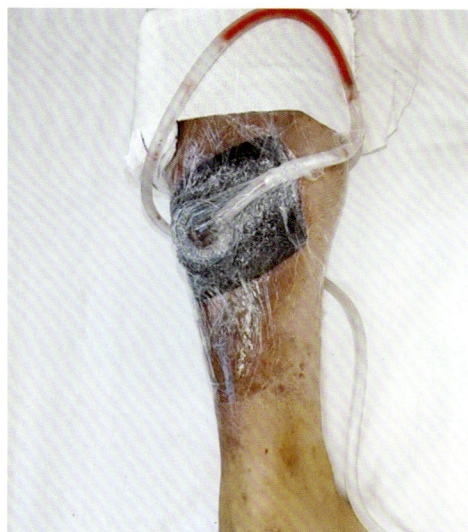

图 **8-9**　同期行邮票植皮＋伤口负压治疗

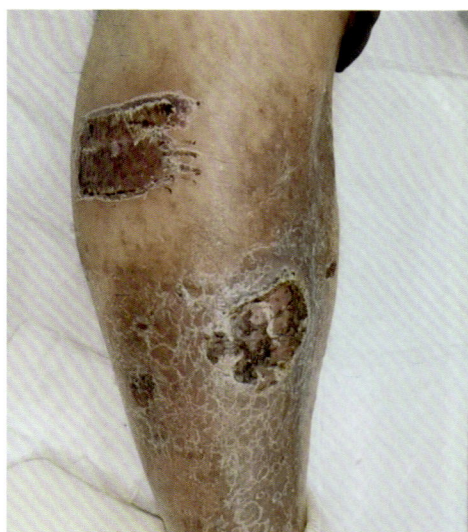

图 **8-10**　拆除负压装置后1周，伤口愈合

病例3

男性，82岁，左小腿皮肤溃疡半年余，浅静脉裸露，伤口床污秽、恶臭。既往肺动脉高压（轻度）、心脏瓣膜病、左下肢陈旧性浅静脉血栓。

诊断：下肢静脉溃疡，肺动脉高压、心脏瓣膜病、左下肢陈旧性浅静脉血栓。

治疗难点：患者高龄，组织活力差，下肢静脉回流障碍合并肺动脉高压，有播散感染（图8-11），预后差，伤口愈合后易复发。患者虽然治疗意愿强烈，但疼痛重，对清创治疗有恐惧。因抬高患肢、踝泵运动都执行差，水肿始终难控制。且行动不便，不能坚持长期来医院换药。有较强烈的麻醉下清创、快速植皮闭合伤口、缩短治疗周期的需求。

治疗方案：感染进展期的伤口床准备及常规对症治疗，控制播散感染（图8-12）。感染控制后即可启动手术治疗，清创，进行伤口负压治疗，植皮（图8-13），快速闭合伤口。最终伤口愈合（图8-14）。

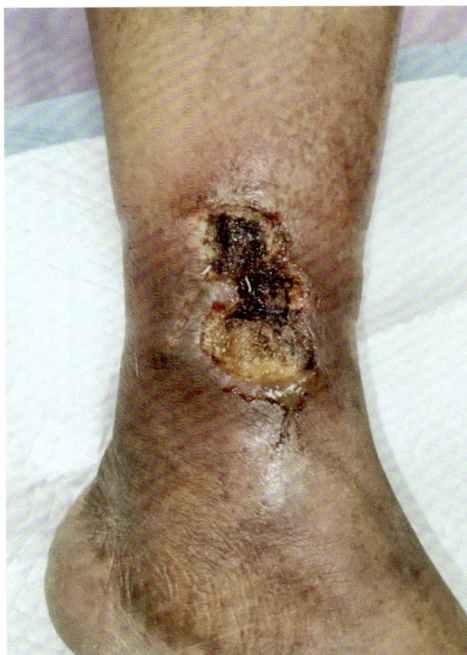

图 8-11　首诊　水肿，播散感染，间断出血，疼痛异常严重

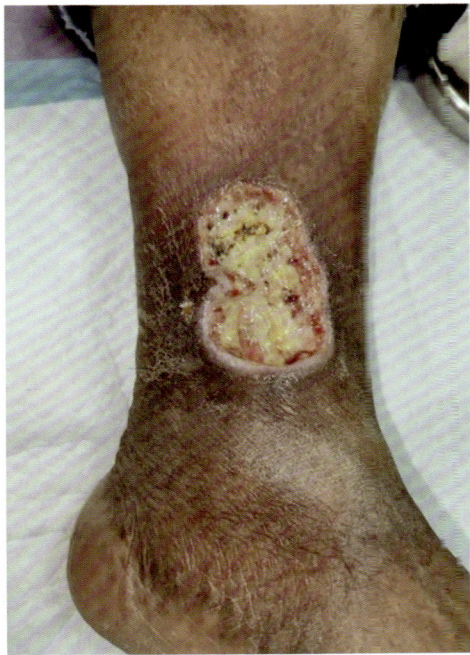

图 8-12　控制播散感染、下肢水肿后，局麻下启动伤口床准备

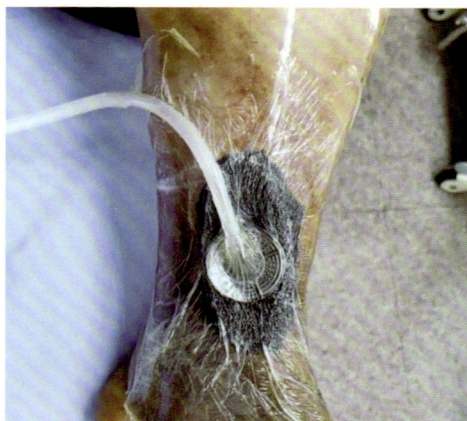

图 8-13　伤口负压治疗＋邮票植皮
　　　　1周

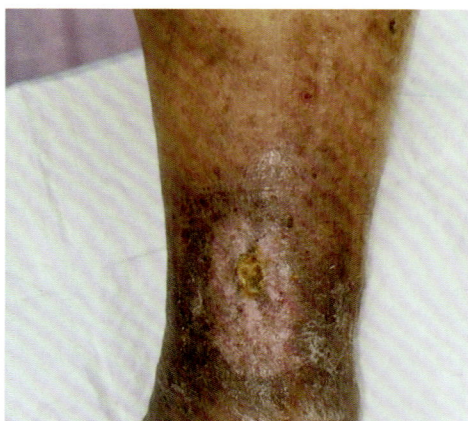

图 8-14　愈合

病例4

男性，53岁，左下肢重度水肿伴皮肤溃疡半年余。既往下肢静脉功能不全多年，未特殊治疗。因确诊坏疽性脓皮病在皮肤科积极治疗病因，但伤口播散感染，疼痛，伤口不断扩大（图8-15）。

诊断：下肢静脉溃疡，静脉功能不全，坏疽。

治疗难点：小腿溃疡，同时存在静脉功能不全、免疫性溃疡、播散感染三个主要病因，虽然同时采取了消除下肢水肿等对症治疗、控制坏疽性脓皮病的免疫治疗、静脉抗感染等治疗，但病情仍继续恶化，溃疡不断扩大，不清楚病情继续恶化是哪个病因为主造成的，患者处于抑郁状态。患者暂时失去医保，全自费治疗，经济压力大。

治疗方案：该患者先后接受皮质激素、柳氮磺吡啶、生物制剂、JAK抑制剂（口服巴瑞替尼）、肌内注射阿达木单抗（肿瘤坏死因子抑制剂）等治疗。虽然免疫治疗是否充分不能确定，但抗感染治疗及消肿治疗没有达到预期非常明确，而且常规措施不能奏效。再次住院后，在麻醉下彻底清创，联合应用高级别敏感抗生素，伤口负压治疗后强行卧床休息，加强利尿消肿治疗。术后1周，疼痛明显降低、感染控制、肉芽组织健康（图8-16）。给予彻底清创后，继续进行创面伤口负压治疗，加快肉芽生长速度，同期进行片状植皮（图8-17）。最终伤口愈合（图8-18）。

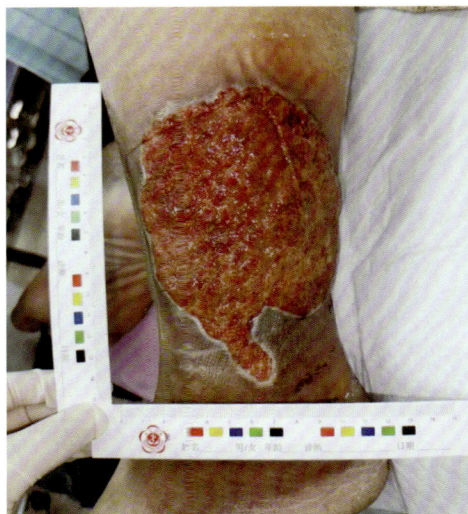

图 **8-15** 首诊 伤口炎性组织为主，不能爬皮愈合，局部疼痛重，渗出多，伤口进行性扩大，下肢重度凹陷性水肿

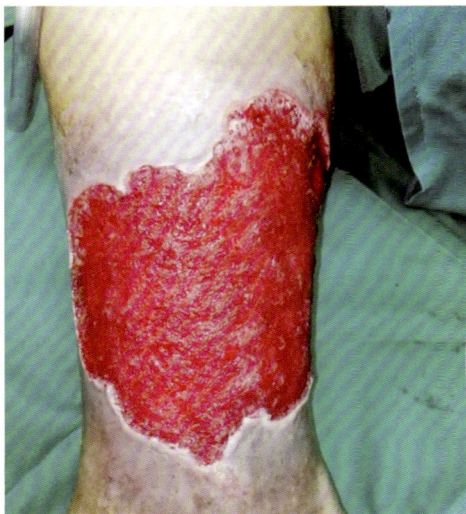

图 **8-16** 清创＋伤口负压治疗后1周，肉芽组织健康

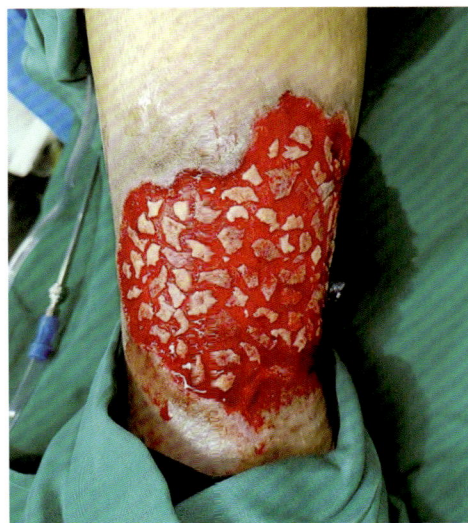

图 **8-17** 周围炎症、水肿均消退，疼痛消失，行邮票植皮＋伤口负压治疗

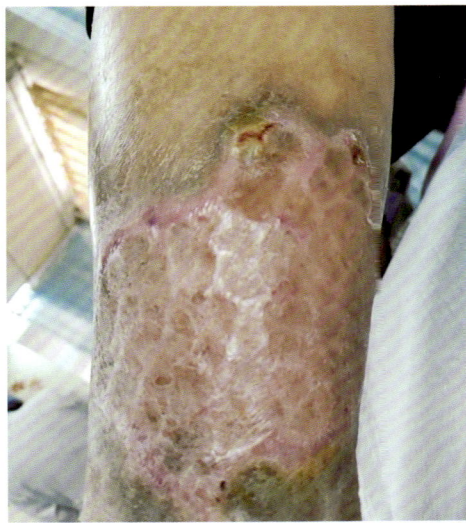

图 **8-18** 伤口负压治疗后2个月，伤口完全愈合

病例5

男性，85岁。左小腿屈侧外伤后局部血肿，继发感染，溃疡形成（图 8-19）。既往下肢静脉功能不全，长期水肿，现为播散感染状态，深度不确定。

诊断：下肢静脉溃疡，下肢静脉功能不全。

治疗难点：患者外伤不重，未合并骨折，却出现血肿和严重感染，说明伤口床及周围组织活力均差。患者高龄，合并慢性动脉硬化闭塞症，有截肢风险。有较大的在治疗期间合并心脑血管意外的风险。有较高的伤口慢性化最终无法修复的风险。行动不便，不能按要求来院换药。

治疗方案：通过换药方案，完成感染控制、血肿清除、组织分界（图 8-20）；通过伤口负压治疗，快速实现潜行闭合（图 8-21），感染控制；再通过居家换药方案，完成爬皮愈合（图 8-22）。最终伤口愈合（图 8-23）。

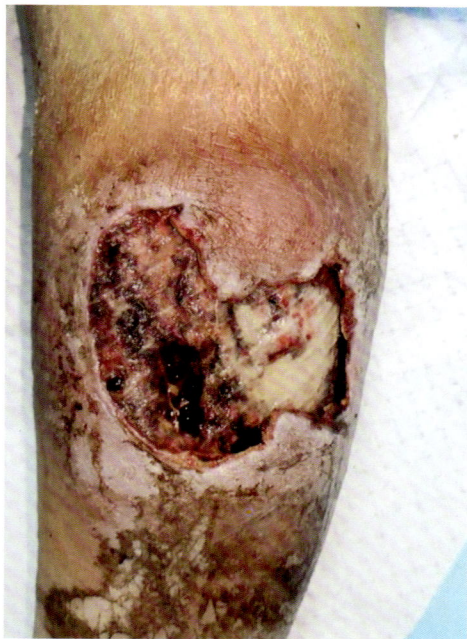

图 8-19　首诊，血肿、坏死、感染组织掺杂，护场未形成

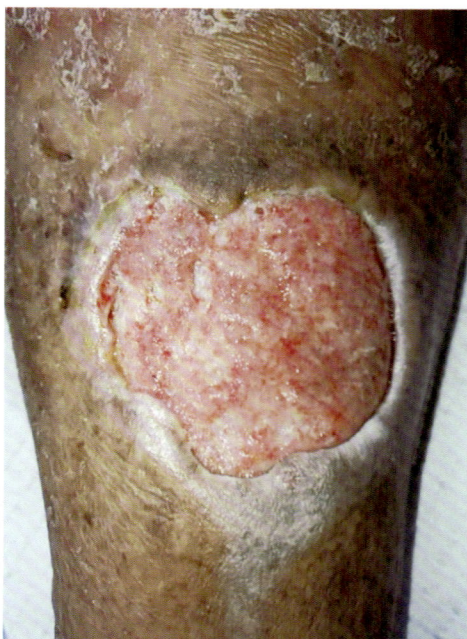

图 8-20　炎症消退，血肿吸收，组织活力仍差，伤口床为炎性肉芽组织覆盖，周围潜行；伤口渗出开始减少

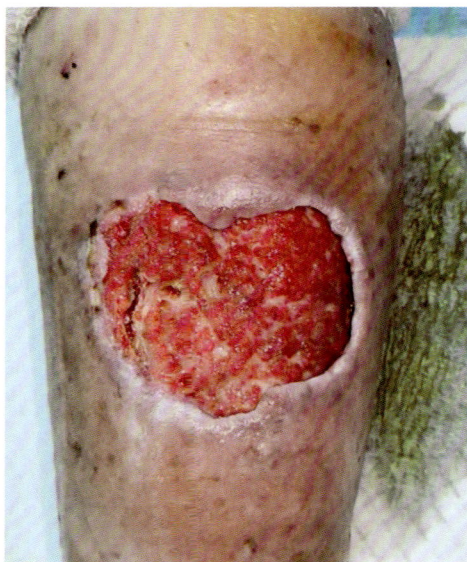

图 **8-21** 下肢水肿改善，坏死组织分界，感染初步控制。麻醉下彻底清创，伤口负压治疗，潜行闭合

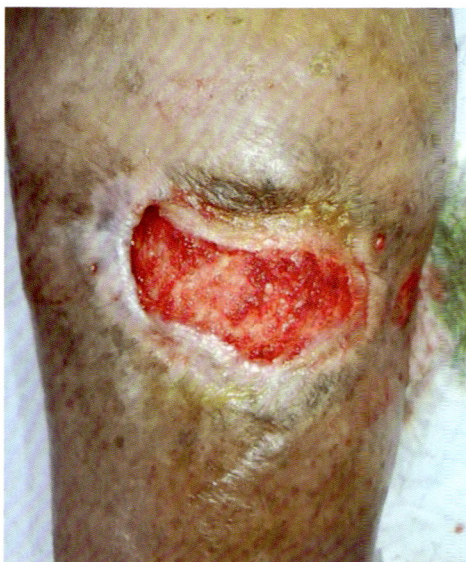

图 **8-22** 潜行大部分闭合，肉芽较少，生长缓慢。采用促生长爬皮愈合方案

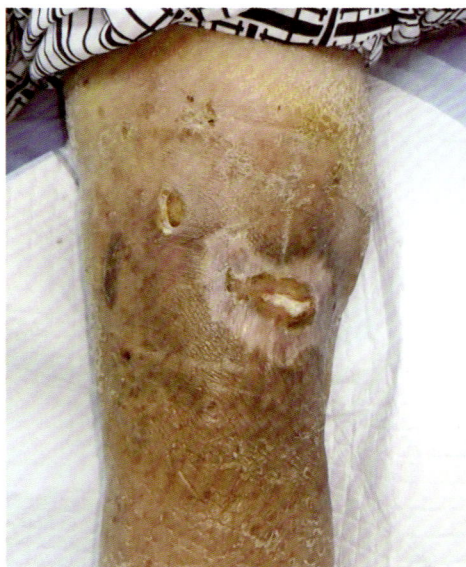

图 **8-23** 大部分愈合，小部分结痂愈合

病例6

男性，69岁，左下肢静脉性溃疡20余年，未规律诊治长期不愈合，近3月溃疡面积明显扩大、加重伴疼痛来诊（**图8-24**）。既往下肢动脉硬化病史。X线提示距骨骨膜感染。抗核抗体1∶160。皮肤活检病理提示镜下可见一侧大溃疡，血管成簇，大量含铁血黄素沉积，灶性区域尚见部分血管壁纤维素样变性坏死，真皮胶原较致密，可见黏液样变，结合荧光符合淤积性皮炎表现。

诊断：下肢淤积性皮炎继发静脉性溃疡、骨膜炎。

治疗难点：患者临床特征符合下肢静脉性溃疡表现，患者静脉高压早期未干预，导致周围皮肤脂质硬化、微循环障碍，水肿难纠正，反复感染导致感染累及深方骨膜单纯通过伤口换药难愈合。同时存在的异常免疫指标与皮肤病理表现需要多学科MDT会诊明确治疗方向。治疗时，必须多管齐下，同时控制感染、水肿、改善微循环、调节伤口微环境，伤口才能有改善并愈合的机会。

治疗方案：积极静脉抗感染，针对细菌培养采取敏感抗生素，对症消肿、止痛，多学科MDT除外自身免疫疾病。局麻下伤口卫生处理，清除坏死及细菌生物膜（**图8-25**），行富血小板血浆联合伤口负压治疗改善组织活力（**图8-26**）。伤口负压治疗联合邮票植皮（**图8-27**），最后伤口愈合（**图8-28**）。

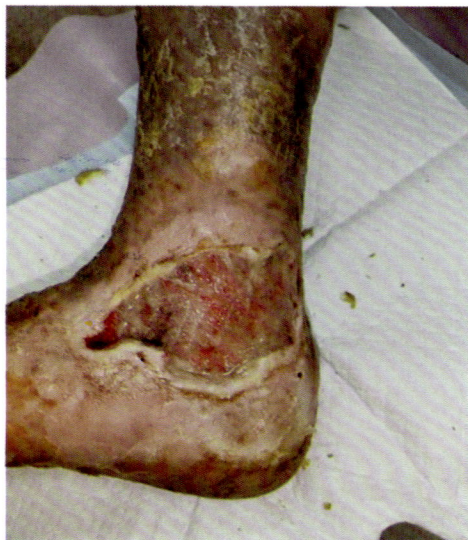

图8-24　首诊，左下肢外踝皮肤破溃，大量浆液性渗液，局部感染，生物膜厚度大于1mm，皮肤边缘陡峭、过度角化，周围色素沉着、水肿、僵硬

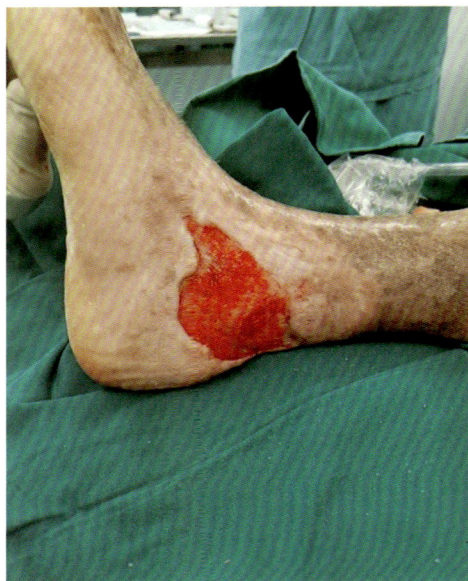

图 8-25 感染及水肿改善后，麻醉下彻底清创，完成伤口床准备

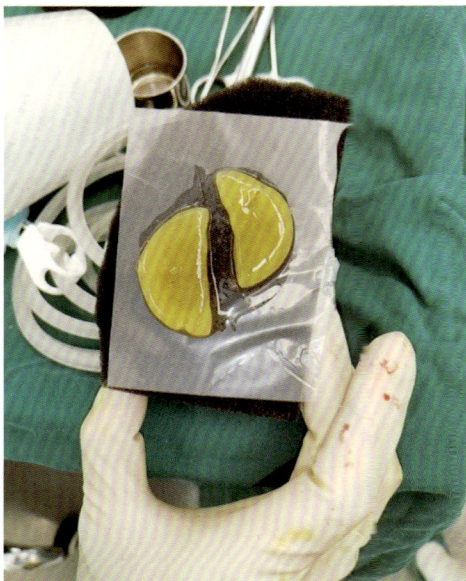

图 8-26 富血小板血浆联合负压治疗，积极改善组织活力

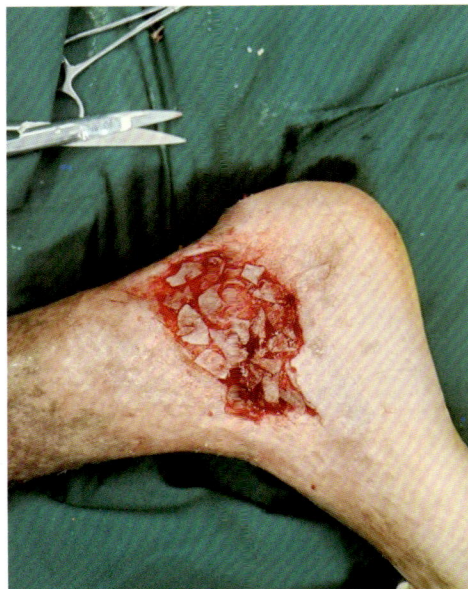

图 8-27 伤口肉芽组织生长，负压治疗联合邮票植皮

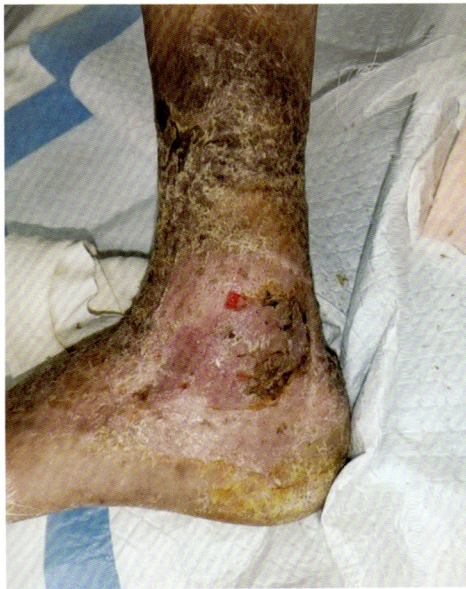

图 8-28 爬皮愈合

病例7

患者男性，69岁，左小腿水肿，皮肤溃疡30年余，诊断为静脉性溃疡，长期换药、多次手术清创，负压治疗，均未能愈合。

诊断：下肢静脉性溃疡。

治疗难点：长期慢性溃疡，生长缓慢，已继发感染，形成潜行，不容易控制（图8-29）。即使感染控制，也可以在缓慢生长过程中，再发生感染。抗生素虽然能够暂时控制感染，但只要伤口还在，早晚要停用抗生素，届时感染就会再发生，而且抗生素可能会产生耐药性。

治疗方案：对于苛刻生长环境的静脉性溃疡，应用伤口卫生技术和敏感抗生素，可以短时间控制感染。利用这个窗口期，彻底清创后进行创面伤口负压治疗（图8-30），快速完成伤口床准备并植皮，闭合伤口，避免再感染（图8-31）。

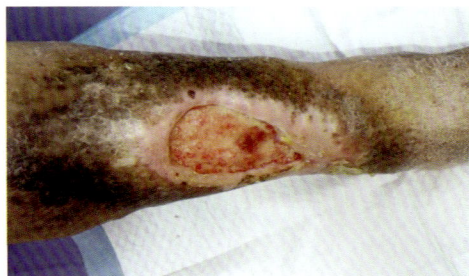

图 **8-29** 首诊，小腿大面积溃疡，周围潜行，伤口床有生机，但有大量脓性分泌物附着；周围皮肤菲薄，有大面积色素沉着及色素脱失；小腿皮肤脂质硬化

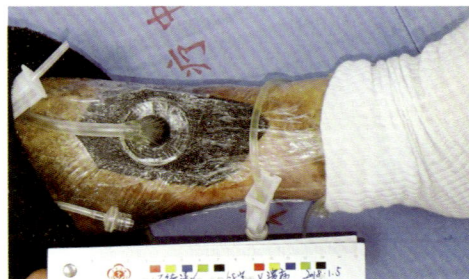

图 **8-30** 控制感染，清创后进行伤口负压治疗，消灭潜行

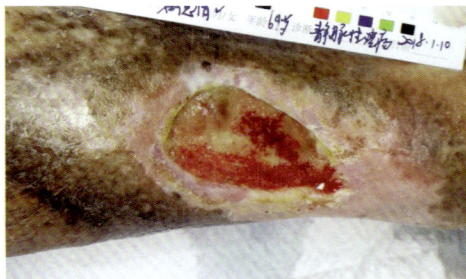

图 **8-31** 伤口负压治疗后，潜行消灭，疼痛减轻，建议植皮，但患者自觉好转，要求返乡，未再继续治疗

病例8

女性，59岁，双下肢水肿伴反复多发溃疡数年。既往自身免疫性疾病史伴肝硬化，脾大，全血细胞减少。双下肢脂质硬化，色素沉着。

诊断：下肢静脉性溃疡，自身免疫性肝病，肝硬化。

治疗难点：患者的自身免疫性肝病、肝硬化、门静脉高压、三系减少、营养不良、下肢重度水肿均已不可逆。伤口长期换药，未有任何生长征象（图8-32），反而进行性扩大、变深，诱发疼痛，严重影响生活质量。

治疗方案：进行免疫调节治疗，全身支持治疗，静脉予抗生素控制感染。伤口床准备充分后，进行伤口负压治疗（图8-33），最大限度改善组织活力。植皮促进伤口愈合，继续负压保护（图8-34）。3个月后复查，伤口愈合（图8-35 ）。

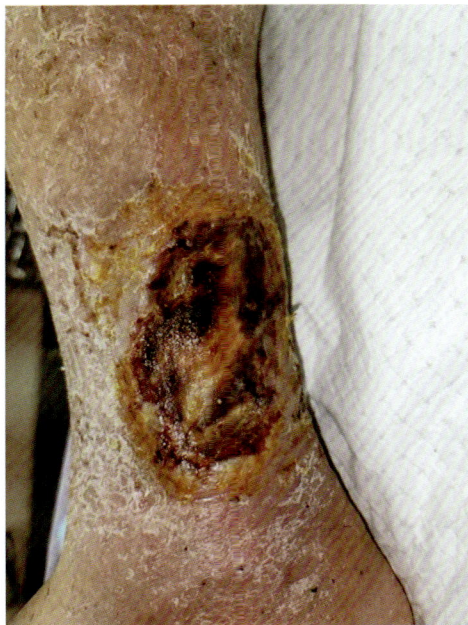

图8-32　首诊，进行性疼痛、坏死的皮肤溃疡，范围逐渐扩大，下肢水肿对症处理后无法完全改善

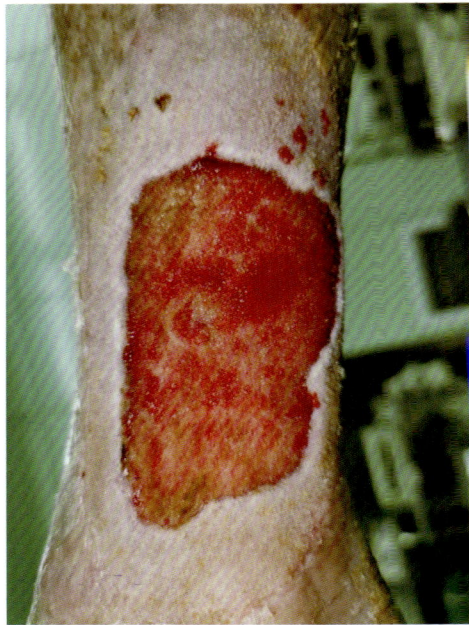

图8-33　控制感染，伤口床准备充分后，尝试伤口负压治疗1周，肉芽组织基本健康，有植皮条件

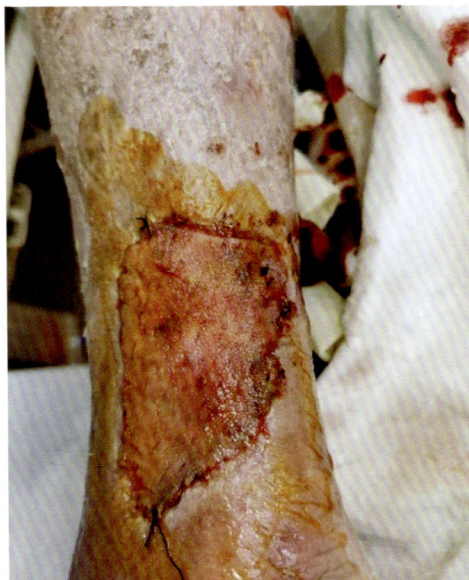

图 **8-34** 刃厚皮植皮，完全覆盖创面，缩短植皮后伤口生长时间，继续负压保护

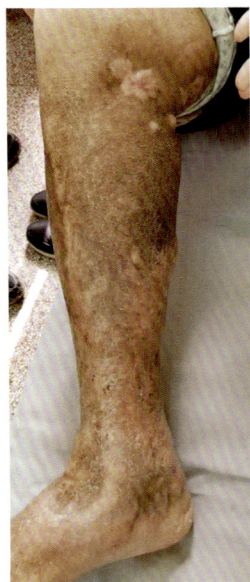

图 **8-35** 伤口愈合后3个月复查

病例9

男性，70岁，双下肢皮肤破溃，溃疡形成7月余（图8-36）。有结缔组织病史。以静脉性溃疡来诊。

诊断：坏疽性脓皮病。

治疗难点：下肢溃疡的病因多样，其中最常见的是静脉性溃疡。但少数病因如青斑样血管病、坏疽性脓皮病，也可以造成小腿溃疡，临床表现不同，治疗方法完全不同。如果按照静脉溃疡治疗，不会收到疗效，反而可能延误病情。此时，静脉性溃疡可能只是合并症，不是主因。本案例确诊为坏疽性脓皮病。须积极治疗原发病，坏死组织会自然分界，待病情改善，组织分界，生机恢复，可酌情采用伤口负压治疗快速缩短伤口愈合周期。过程中还要小心判断切开减压的时机，避免感染因素造成病情恶化。

治疗方案：免疫抑制剂治疗，保护性换药，控制感染（图8-37）。伤口床准备时谨慎清创，伤口负压治疗（图8-38）后，行皮片移植和外负压治疗（图8-39），换药至伤口愈合（图8-40）。

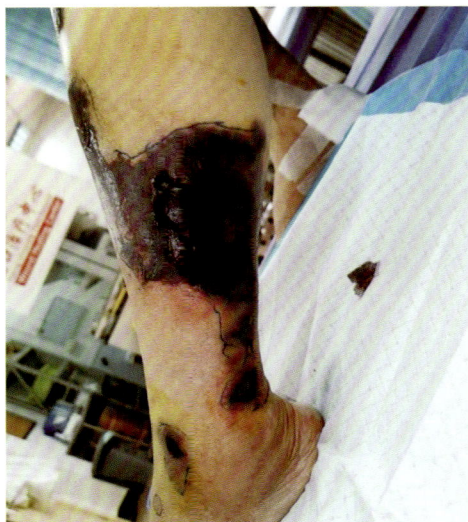

图 8-36　首诊，多发疼痛性皮肤坏死，诊断为坏死性筋膜炎，坏死未分界，高张力区域需切开引流

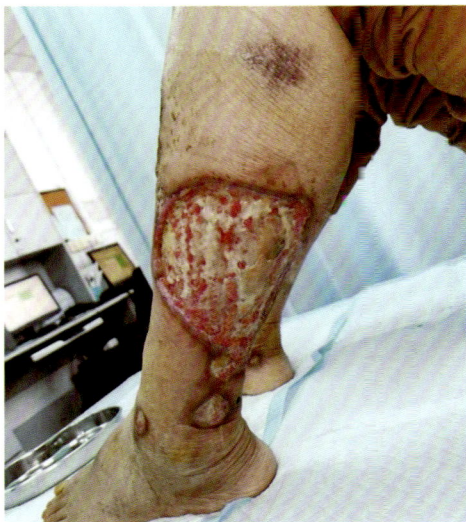

图 8-37　保护性换药，控制原发病，生机开始恢复

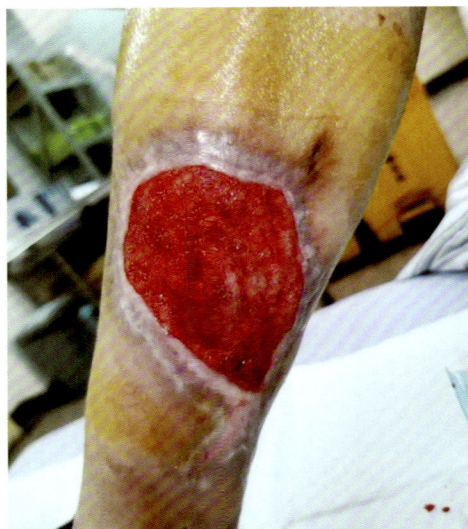

图 8-38　原发病控制，下肢水肿消退，经伤口床准备，肉芽组织新鲜、红润，但生长缓慢，此时是启动伤口负压治疗的最佳时机

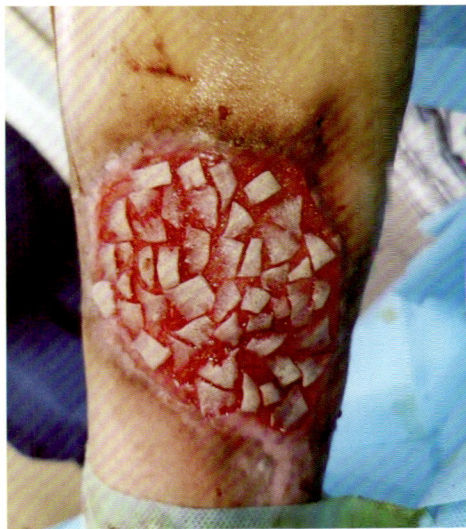

图 8-39　伤口负压治疗后1周，伤口肉芽组织健康，周围爬皮启动给予邮票植皮＋外负压治疗，加快伤口愈合进程

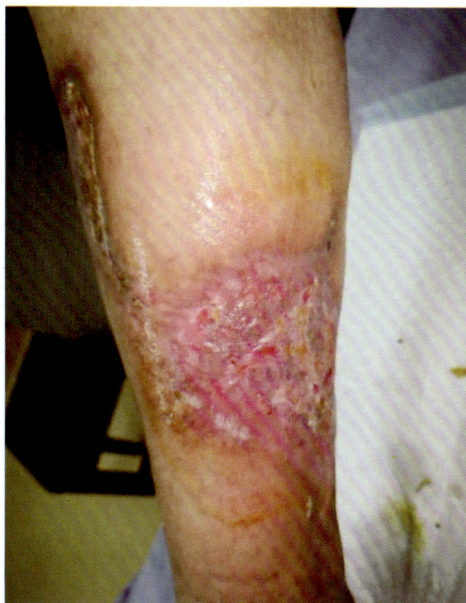

图 **8-40**　拆除负压装置后，继续换药，完成最终愈合

（李云峰　黄二顺　张龙）

参考文献

1. Kucharzewski M, Wilemska-Kucharzewska K, Kózka M, et al. Leg venous ulcer healing process after application of membranous dressing with silver ions [J]. Phlebologie, 2013, 42(06): 340-346.

2. Abbade L P, Lastória S. Venous ulcer: epidemiology, physiopathology, diagnosis and treatment [J]. Int J Dermatol, 2005, 44(6): 449-456.

3. Falanga V. Venous ulceration [J]. J Dermatol Surg Oncol, 1993, 19(8): 764-771.

4. Barker D E, Kaufman H J, Smith L A, et al. Vacuum pack technique of temporary abdominal closure: a 7-year experience with 112 patients [J]. J Trauma, 2000, 48(2): 201-206; discussion 206-207.

5. Vig S, Dowsett C, Berg L, et al. Evidence-based recommendations for the use of negative pressure wound therapy in chronic wounds: steps towards an international consensus [J]. J Tissue Viability, 2011, 20 Suppl 1(S1-18).

6. 杨敏烈, 周小金, 朱宇刚, 等. 不同模式持续负压伤口疗法对下肢静脉性溃疡创面的临床疗效及其影响因素前瞻性随机对照研究 [J]. 中华烧伤杂志, 2020, 36(12): 1149-1158.

7. Egemen O, Ozkaya O, Ozturk M B, et al. Effective use of negative pressure wound therapy provides quick wound-bed preparation and complete graft take in the management of chronic venous ulcers [J]. Int Wound J, 2012, 9(2): 199-205.

第九章

肢体创伤的伤口负压治疗

第一节　肢体创伤后创面概述

一、定义

创伤是指机械性因素作用于人体所造成的组织机构完整性的破坏或功能障碍。对于肢体而言同时累及皮肤、肌肉、骨骼、神经、血管等重要结构的肢体创伤称之为肢体严重创伤。

二、病因

肢体作为人的运动劳动器官，发生创伤的概率很高，创伤的病因繁多，小到生活中的外伤，大到工业伤、交通伤以及自然灾害导致的损伤等。随着我国工业、交通业的快速发展，高能量的外伤不断增多，肢体的创伤发病率高，尤其是严重的创伤将给患者带来巨大的痛苦，甚至有截肢的风险。如何有效地治疗肢体创伤、修复创面、保留肢体等，对临床医生来说是一个艰巨的考验。

三、创面特点

人体的四肢有着自己独特的解剖特点，沿骨骼纵轴走行有重要的血管、神经、肌肉、肌腱等，不同的骨骼间有结构和功能各异的骨关节相连。四肢末端结构更是复杂，且功能重要。因此，肢体创面有如下特点：①创面易出现皮肤软组织的缺损；②创面易存在污染、软组织碾挫、软组织坏死等。③易伴随有血管、神经、肌肉肌腱的损伤。④开放性骨折比较常见，甚至有骨缺损。⑤污染严重或软组织碾挫的创面需要多次清创手术。⑥骨骼、血管、神经、肌腱外露的创面修复难度大，尤其开放骨折行外固定架固定与修复创面更是困难。⑦肢体深度创面致残率比较高，尤其是肢体末端。

第二节　肢体创伤后创面的伤口负压治疗技术要点

伤口负压治疗作为创面治疗的一种辅助方式，已经在肢体创伤的临床治疗中广泛应用，且效果良好。它的技术要点主要包括适应证的掌握，根据不同创面特点选择合适材质的伤口负压治疗套装以及设定合理的压力，减少并发症的发生，同时也要掌握使用的禁忌证。

一、适应证

（1）急性创伤创口污染明显，感染风险高，可在清创后进行伤口负压治疗，待感染期过后再行创口闭合治疗。

（2）急性创伤创口清创后局部张力大，强行闭合有皮肤坏死甚至筋膜室综合征的风险，可给予伤口负压治疗，待肿胀消退，再行闭合伤口治疗。

（3）创伤导致皮肤软组织缺损，且创面污染或挫伤严重，不适合一期行组织移植闭合创面，可应用伤口负压治疗过渡，待局部感染风险过后，软组织条件好转后再行创面修复治疗。

（4）创伤导致重要脏器损伤伴有休克，若同时有四肢的开放创伤，可简单清理创口后行伤口负压治疗。待全身病情稳定后再进一步治疗四肢创伤。

（5）老年或是有严重基础疾病受到创伤后无法耐受麻醉手术者，可以简单清创后行伤口负压治疗。

（6）创伤后伤口或创面迁延不愈，或伴有内置物外露，在修复手术治疗前给予伤口负压治疗做创面床的准备，增加植皮或皮瓣手术的成功率。

（7）创伤后发生感染、组织坏死，如坏死性筋膜炎、骨髓炎等，清创后行伤口负压治疗，控制感染，可能需要多次反复进行伤口负压治疗，为后续治疗做好准备。

（8）用于植皮术后的固定，或真皮替代物移植创面的固定治疗。

二、负压使用中材料、压力的选择问题

伤口负压治疗在肢体创伤后创面临床治疗中会涉及材料的选择、模式的选择、压力的选择、时间的选择等问题。合理的选择需要结合患者的病情、创伤部位、年龄以及材料的特性，综合考虑后做出。

材料：根据不同患者伤口的特性，选择聚乙烯醇或聚氨酯材料。

压力：负压治疗的压力值大小与肢体创伤后创面的治疗效果、并发症的发生均有密切的关系，因此负压值的设定非常重要，应根据患者年龄及创面具体情况进行设置。负压值过高可引起组织缺血，尤其是肢体环形创面、血管损伤肢端组织血供不佳、组织有明显挫伤者，更容易出现血运的障碍。创伤的急性期时不要负压过高，以免增加出血的风险。对于一些止血困难的部位或组织（如骨髓腔的出血等），伤口负压治疗时初始压力值应偏小。对于创面大者，需多个负压材料覆盖，连接负压装置时使用多个三通管，管路比较长时负压值就应设置高一些，否则压力在长长的联通管路中会有衰减。感染性创面一般负压值会高一些，更有利于引流。当然，压力值的设定不是一成不变的，根据病情的变化，也要随时灵活调整。

负压模式的选择要根据本单位所能选用的负压装置来定。如果有可移动式负压调控仪器，可以选用持续或间歇负压模式。如果只有墙壁负压可用，则只能选用持续负压模式。

小儿的伤口负压治疗需格外注意材料和压力值的选择。小儿不同于成人，不是成人的缩小版。小儿伤口负压治疗目前推荐优选聚氨酯材料，3～5天更换一次，负压压力值原则上不应超过患儿的动脉收缩压。聚氨酯材料易使肉芽组织长入孔径内，应用时可在创面与负压材料间放置引流好的非黏性层，以免肉芽长入。模式建议使用持续负压模式，间歇负压模式多易出现疼痛不适。

三、注意事项

（1）伤口负压治疗不能替代外科清创手术，负压的使用应建立在清创的基础上，不能简单盲目地使用伤口负压治疗。

（2）在使用伤口负压治疗后若创面情况不佳，需重新评估创面，考虑是否有潜在的病情没有得到处理。

（3）外科清创时要尽可能做好止血，若止血不佳，负压装置就成了抽血的装置。

（4）尽可能避免环形贴膜，观察压力的设置对局部及远端组织血运是否有影响，患者是否有明显的疼痛不适感受。

（5）注意观察引流液的性状和量，如发现病情变化时，及时中断伤口负压治疗，进行外科探查，如止血、进一步切开引流等。

（6）不要拘泥于材料的使用时间，当发现负压引流不佳，如感染创面脓液黏稠堵塞材料孔径或负压材料板结后及时更换负压装置。

（7）手指或足趾被固定贴膜包裹时，指/足趾间用纱布隔开。

（8）注意密封是否确切、管路是否通畅，如有漏气或堵管，将导致压力不足、引流不充分。有冲洗时，更会导致冲洗液外渗。

四、禁忌证

（1）对于存在活动出血的创面，未能充分止血时禁止使用伤口负压治疗。

（2）严重污染的创面或严重感染存在大量坏死组织未经清创者，禁忌直接进行伤口负压治疗。

（3）大血管及神经裸露未予覆盖者禁忌使用。

（4）有凝血障碍者，创面禁忌使用。

（5）局部明确恶性肿瘤者禁忌使用。

（6）合并厌氧菌、真菌感染创面，脓皮病创面不建议使用。

五、并发症

（1）创面周围皮肤浸渍、湿疹等。

（2）环形贴膜固定或压力过高导致组织血运障碍，严重者出现局部组织或肢端坏死。

（3）封闭不严或管路堵管、打折等导致伤口负压治疗效果不良，引流效果不佳，感染加重。

（4）伤口负压治疗过程中疼痛症状明显。

（5）创面止血不彻底，伤口负压治疗中导致血液丢失过多，发生贫血。

（6）伤口负压治疗一次时间过长，导致肉芽生长进入材料内，移除时发生出血、组织损伤。

（7）窦道或腔隙内填塞后负压时间过长，肉芽生长进入材料孔径，取出时发生材料残留。

第三节　肢体创伤后创面的伤口负压治疗实例

伤口负压治疗是外科创面治疗的一把利器，只有合理使用才能为患者带来最大的利处，为临床工作带来最大的便利。下面将一些肢体创伤后创面的伤口负压治疗病例作以分享。

病例1

患者男性，62岁，因交通事故致左上肢碾压伤2h入院（图9-1）。平素身体健康。

诊断：左上肢碾挫伤。

病情评估：患者上肢皮肤碾挫严重，挫裂伤口有肌肉组织脱出，触摸皮下空虚潜行剥离明显。手部末梢血运尚可，运动及感觉存在障碍。影像学检查无骨折。考虑因碾挫伤导致皮下软组织损伤严重，同时伴有血管、神经、肌肉及关节的广泛损伤。

治疗方案：行手术探查，发现皮下的软组织、肌肉、血管神经损伤严重肘关节囊开放损伤（图9-2）。清创后肌肉简单缝合，包裹裸露的血管神经，将尚有活力的皮肤反取后移植于创面，负压固定（图9-3），选用材料为聚乙烯醇，压力设置为-100mmHg，7天更换一次负压。每次均在手术麻醉下更换，查看创面情况并进行清创，经过三次伤口负压治疗后创面基底条件良好，给予自体网状皮移植，术后皮片成活好（图9-4）。患者功能恢复比较满意。

注意事项：创面清创后要将裸露的血管、神经、肌腱等用肌肉组织覆盖，

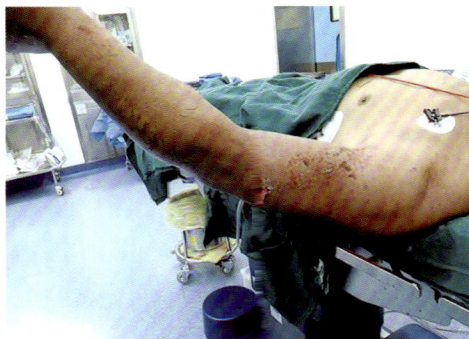

图 9-1 左上肢碾挫伤后2h

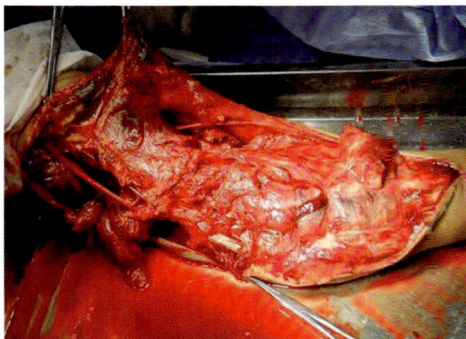

图 9-2 手术探查，深层组织损伤严重

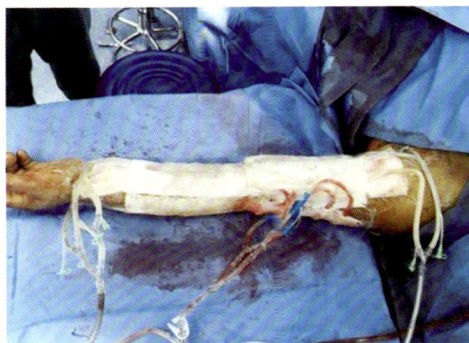

图 9-3 负压材料固定封闭

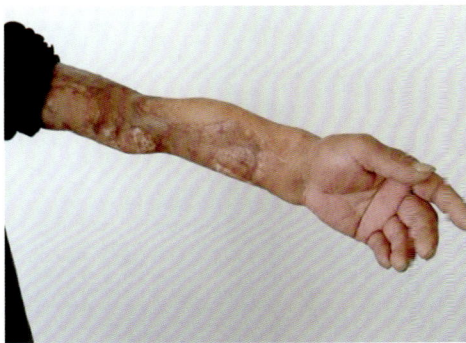

图 9-4 植皮术后创面修复良好

便于安放负压装置。肢体环形创面，负压贴膜环形封闭，因此压力设置不能太高，避免影响末梢血运。创面基底条件需达到新鲜肉芽组织后方可植皮或行其它手术修复创面。

病例2

患者男性，43岁，劳动中发生意外导致下肢严重创伤，小腿骨折，足踝处皮肤软组织重度挫伤（图9-5）。骨科给予外固定架治疗。伤后1周由骨科转入我科治疗。

诊断：右下肢开放骨折、皮肤软组织坏死。

病情评估：患者右下肢足踝处开放骨折，皮肤软组织大片坏死，创面环形分布，伴有肌腱、血管神经的外露，踝关节的开放。骨科给予外架固之，因有外固定架阻挡，创面修复难度增加。开放骨折骨科现给予外固定，日后仍需再次手术，因此，创面修复单纯植皮不能满足日后骨科再手术要求，故需行皮瓣修复创面。

治疗方案：行皮肤软组织清创术，创面近乎环形，踝关节有开放、踝管损伤、跟腱外露，残留软组织尽可能覆盖肌腱、血管神经，关节囊缝合修复。然后行伤口负压治疗（图9-6），选用聚氨酯材料，压力设计-80mmHg，因为创面环形，负压贴膜不得已为环形，因此压力设置不宜过大，避免影响远端血运。更换周期为5天。经过两次清创伤口负压治疗后基底组织条件良好，完善下肢CTA血管评估后，血管条件合适，行游离股前外侧皮瓣修复创面（图9-7）。术后皮瓣成活良好（图9-8）。

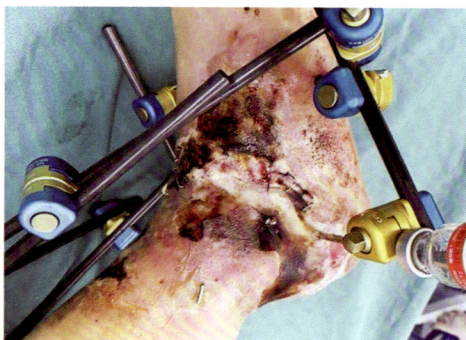

图9-5　右足踝开放骨折，外架固定术后，皮肤软组织坏死

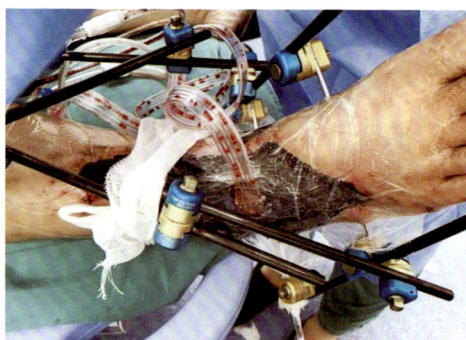

图9-6　坏死软组织清创术后行伤口负压治疗

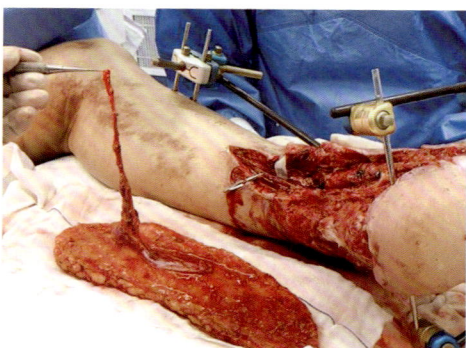

图9-7　创面基底组织新鲜后行游离皮瓣移植术

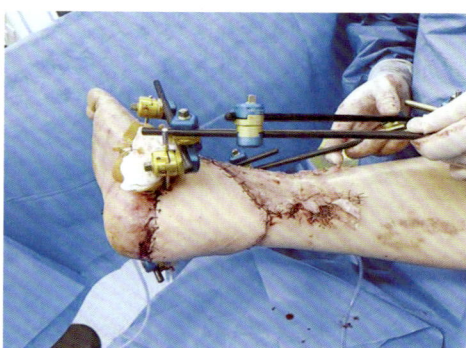

图9-8　游离皮瓣血运良好

注意事项：清刨要彻底干净，同时注意保护好踝管内组织，保留神经、肌腱组织，注意末梢血运。负压材料贴膜后为环形，负压压力不可过高，避免影响远端血运。创面周围因有外架贴膜时注意要确切有效，防止漏气，影响负压治疗效果。

病例3

患者男性，63岁，因交通事故导致全身多发伤，入院时已有休克，急诊检查有颅脑损伤，双下肢开放伤，右足软组织撕脱碾挫严重，左足毁损伤（图9-9）。收入重症医学科。

诊断：颅脑损伤、左足毁损伤、右足撕脱伤

病情评估：患者右足皮肤软组织撕脱碾挫严重，但骨骼系统完好，可给予修复。左足毁损难以保留。该患者老年且创伤严重合并重要脏器损伤，已休克，故足部手术宜简不宜繁，此时伤口负压治疗是理想的选择。

治疗方案：神经外科行颅脑手术时，我科双足快速行清创，给予伤口负压治疗（图9-10），选用聚氨酯材料，压力设置−120mmHg，更换周期5天。第二次更换时，患者生在ICU全身情况并不完全稳定，故床旁无菌操作更换负压装置。经过二次伤口负压治疗，患者全身病情稳定后，足部创面亦准备较好，行游离网状自体皮移植术（图9-11），术后植皮成活好（图9-12）。

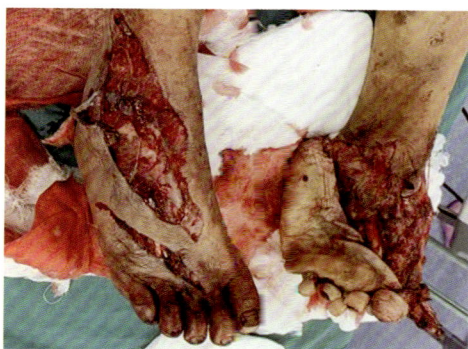

图9-9　交通事故致双足严重损伤　　图9-10　双足清创后行伤口负压治疗

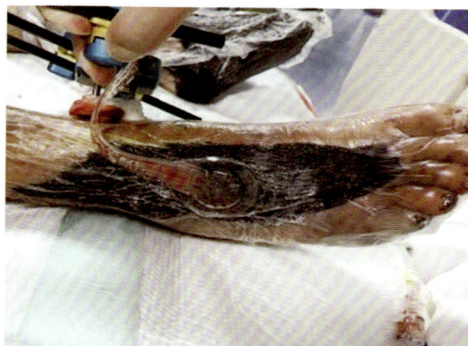

注意事项：对于严重复合伤或有重要脏器损伤的患者，手术尽可能快速简洁，待全身情况稳定后再行创面修复。对于污染较重的创面，负压材料选择聚氨酯为好，且需要每日负压冲洗，保证引流通畅。更换周期最好不要超

过5天。对于危重患者不适宜转运去手术室者，可在无菌操作下床旁更换负压装置。

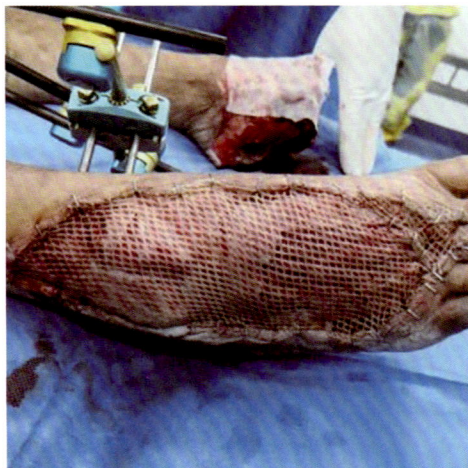

图 **9-11**　右足创面床新鲜后行自体网状皮移植

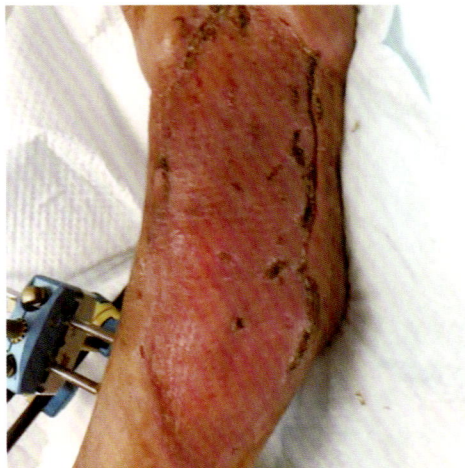

图 **9-12**　术后植皮成活良好

病例4

患者男性，21岁，电烧伤导致小腿骨坏死，感染，留有一个窦道4年不愈（图9-13）。

诊断：胫骨骨髓炎，皮肤感染性窦道。

病情评估：小腿上端慢性感染性窦道，迁延不愈。在外院也曾多次治疗，都未能治愈。CT显示胫骨骨髓炎，死骨形成。窦道周围均为植皮愈合后皮肤改变。

治疗方法：首先行扩创术，死骨清除，进行伤口负压治疗。本病例选用的是聚氨酯与聚乙烯醇的双拼合成材料，压力设置为−120mmHg，更换周期为7天。更换两次负压装置后局部创面床很新鲜，细菌培养为阴性。给予行局部肌瓣转移填塞骨缺损的腔隙，没有直接闭合创面，简单拉拢缝合切口皮缘，再次伤口负压治疗（图9-14），此次负压设置压力为−60mmHg，因负压置于肌瓣表层，故本次压力设置比较小，避免压力过大压迫肌瓣，影响肌瓣血运。术后1周肌瓣成活好，局部无感染表现，皮肤缺损处少量自体皮移植达到愈合。术后观察6个月愈合好（图9-15），骨髓炎未复发，小腿功能恢复满意。

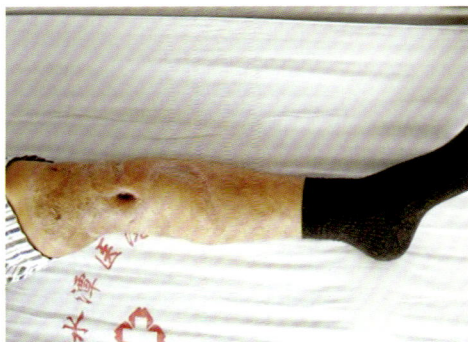

图9-13　小腿骨髓炎窦道形成4年

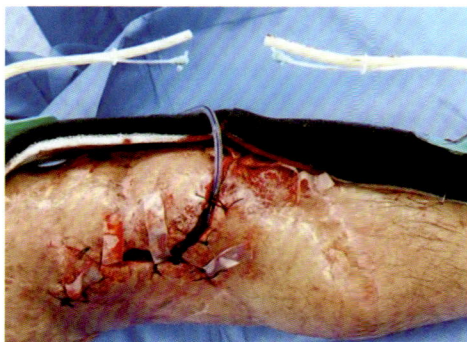

图9-14　肌瓣填塞死骨清除后腔隙，负压封闭创面

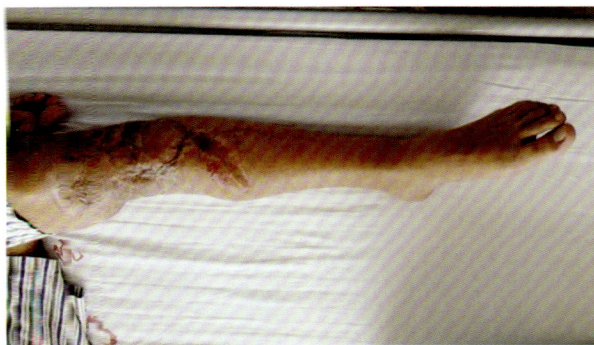

图9-15　术后6个月窦道创面愈合良好

注意事项：骨髓炎的治疗简单概括为病灶彻底清除，死腔用血运丰富的组织填塞，有效的抗生素足量足疗程治疗。病灶彻底清除是伤口负压治疗的基础，用肌瓣填塞死腔，肌瓣之上放置的负压压力设置应偏低，否则压力过大会影响肌瓣的血运。

病例5

患者男性，48岁，因外伤导致小腿开放骨折，在当地医院行髓内钉固定术。术后4周小腿胫前骨折处一破溃不愈，形成窦道，有渗出液（图9-16）。

前来就诊。

诊断：左胫骨骨折内固定术后，创口感染。

病情评估：患者胫骨骨折处原开放伤口处形成感染创面，有分泌物流出。因患者胫骨内置有髓内针，故需积极治疗，封闭创面，否则感染进一步扩展，将导致内置髓内针取出，骨科手术失败。

治疗方案：入院后行创面细菌培养，回报为金黄色葡萄球菌。因内固定术后只有4周，尝试为患者保留内固定，先给予行扩创术，发现局部少量死骨，髓内针外露（图9-17），髓腔内有炎性肉芽，细菌培养同为金黄色葡萄球菌。扩创后伤口负压治疗（图9-18），材料为聚氨酯，术后当日压力设置为−60mmHg，因髓腔出血不好止血，故压力设置偏小。第二天压力逐渐加大，最后设置为−120mmHg，更换周期为7天。经过两次伤口负压治疗后创面床新鲜，行局部皮瓣转移覆盖创面。术后敏感抗生素治疗6周，观察3个月局部没有感染出现，愈合良好（图9-19）。

注意事项：清创要尽可能彻底干净，尤其保留内植物的创面。因负压材料放置在髓腔，术后早期负压压力设置要小，避免髓腔出血量比较大，待第二日再逐渐增大负压压力。

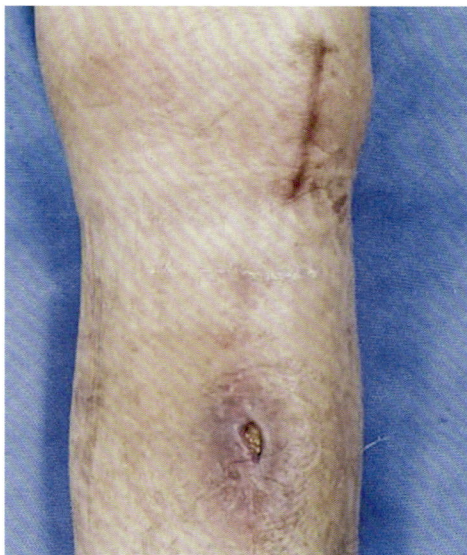

图 9-16　胫骨骨折髓内针固定术后4周，骨折端处皮肤感染

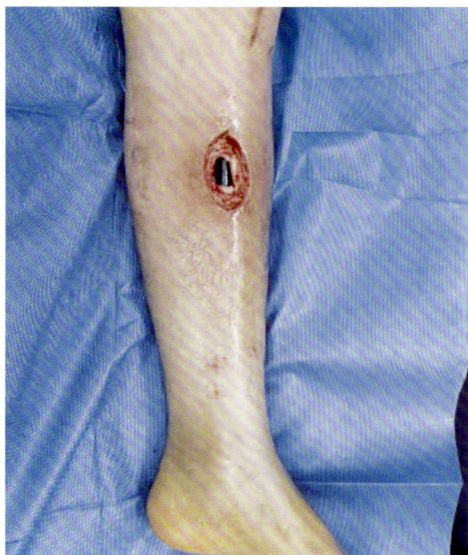

图 9-17　清创后可见髓内针外露

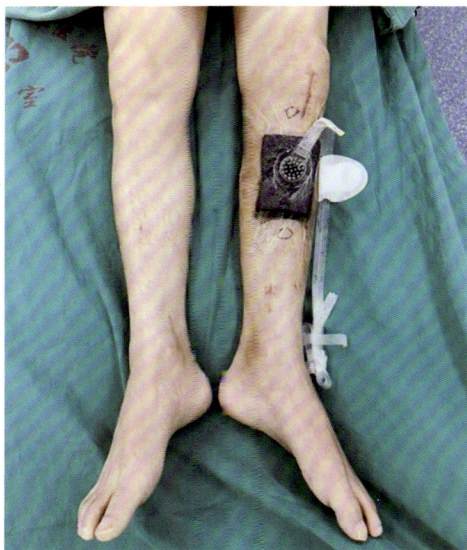

图 9-18　创面清创后伤口负压治疗

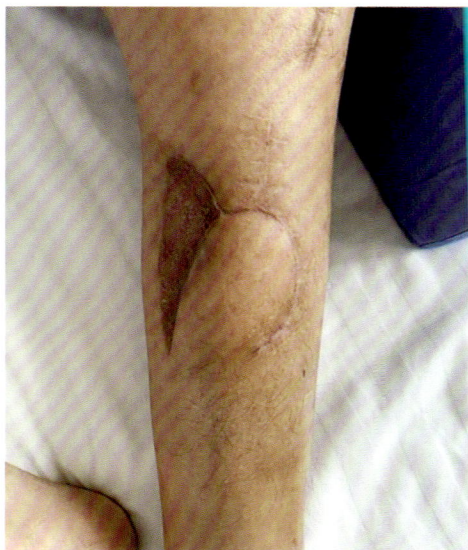

图 9-19　术后3个月皮瓣成活良好，创面愈合

病例6

患者男性，52岁，工作中重物砸伤足部，右足背皮肤大片坏死，骨折外露，创面污秽（图9-20）。伤后2周由骨科转来我科。

诊断：右足开放性骨折，皮肤组织缺损，创面感染。

病情评估：右足背大片皮肤软组织缺损，骨外露且创面污秽，创面细菌培养为大肠埃希菌。创面需尽快清创，基底床新鲜后尽早封闭创面，否则骨外露感染导致骨髓炎将使得治疗更加困难。足背深度创面最终需皮瓣修复，皮瓣的选择以游离皮瓣为最优。

治疗方法：给予清创后抗生素骨水泥填塞，伤口负压治疗（图9-21），负压材料选用聚氨酯。压力设置-150mmHg，更换周期为7天。本例感染创面放置骨水泥故压力设置偏高。一般聚氨酯推荐5天更换，该病例术后有冲洗，3000mL生理盐水持续冲洗，管路保持通畅，故7天才行更换。经过两次更换后基底床条件良好，完善下肢CTA检查评估血管条件良好，再次放置抗生素骨水泥后行游离股前外侧皮瓣移植修复创面（图9-22）。术后皮瓣成活好，创面修复满意（图9-23）。

注意事项：病例骨外露创面细菌培养阳性，在彻底清创后放置抗生素骨水泥将有助于控制感染。负压压力可给予偏高一些，且须进行持续冲洗，这将更有利于保持负压通畅，利于创面尽快新鲜干净，尽早行创面修复治疗。

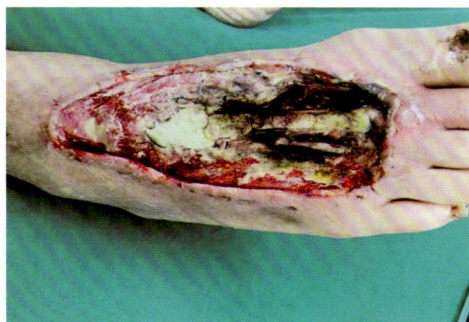

图 9-20　足背压砸伤后骨外露创面

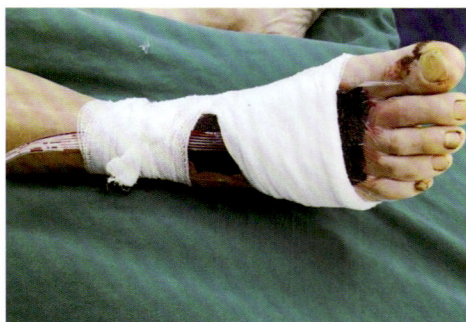

图 9-21　创面清创后伤口负压治疗

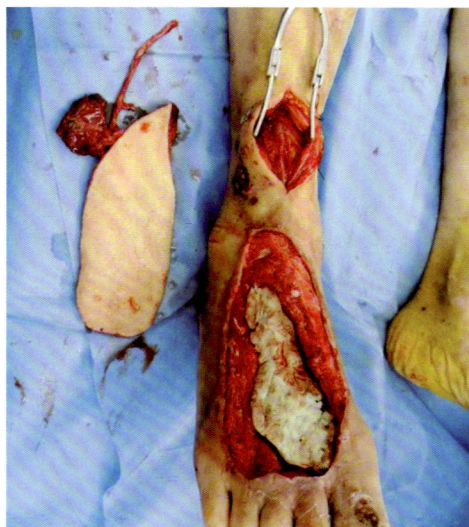

图 9-22　创面放置骨水泥后游离皮瓣移植术覆盖创面

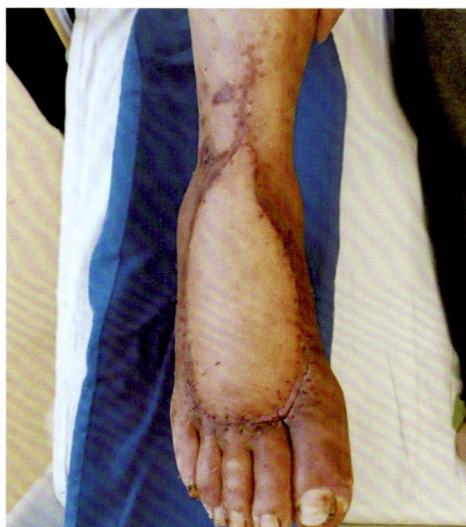

图 9-23　术后游离皮瓣成活良好，创面修复满意

病例 7

　　患者女性，32岁。意外受伤导致踝关节开放骨折，在外院治疗后局部出现感染，感染控制不佳，小腿广泛蔓延（图 9-24）。伤后4周转来我院。既往1型糖尿病病史。

诊断：右踝关节开放性骨折，右下肢坏死性筋膜炎，1型糖尿病。

病情评估：患者入院时已有明显的全身感染表现，精神萎靡，高热体温超过39℃，血常规白细胞值大于20000×10⁹。创面由足踝到小腿，范围广泛，外院放置了骨水泥，创口内大量脓性分泌物。该病例需尽快行急诊手术彻底开放创面，充分引流，控制全身感染症状。

治疗方案：急诊给予清创引流，将原来多个小切口互相延长，彻底清创筋膜层的感染病灶。创面相对清洁后行伤口负压治疗（图9-25），负压材料选用聚氨酯，压力设置为−150mmHg，更换周期为5天，负压治疗期间给予生理盐水3000mL持续冲洗。反复清创，逐步清除坏死组织，清创术时不可过于激进，否则可能导致创口周围血运脆弱的组织继发坏死，增加创面积增加修复的难度。伤口负压治疗充分引流后患者全身感染症状得到控制，并积极治疗糖尿病控制血糖。经过4次的清创负压治疗，局部感染坏死性筋膜炎得到控制，基底未条件较好，给予行自体网状皮游离移植术，创面最终得到修复（图9-26）。

注意事项：坏死性筋膜炎感染创面清创引流要充分，不留死角，该患者因在外院做了多个小切口引流，给我们设计手术切口带来很大困难，这种情况设计切口要考虑切口间皮条的长宽比例，兼顾血运问题，避免创面周围皮肤继发坏死，增加修复难度。伤口负压治疗期间一定做好持续冲洗，保持负压引流通畅有效。

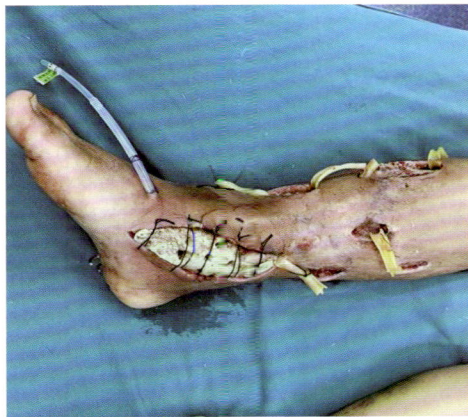

图 **9-24**　右足踝开放骨折后感染形成坏死性筋膜炎

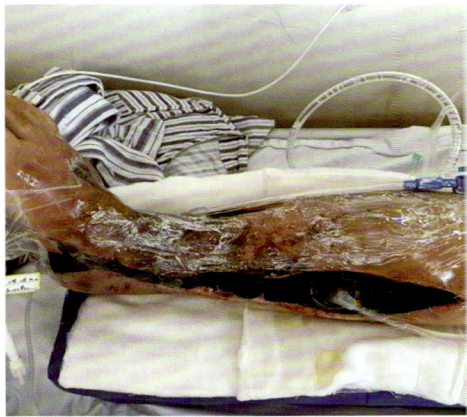

图 **9-25**　创面清创后行伤口负压治疗

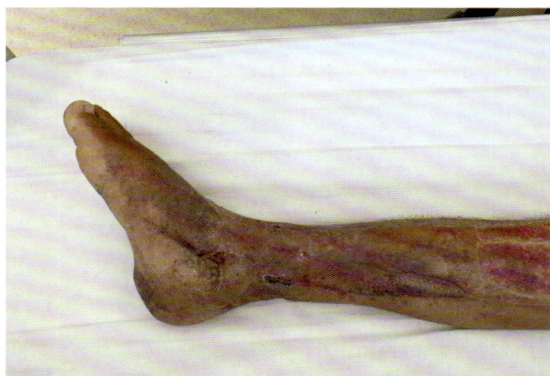

图 9-26 创面自体网状皮移植成活良好，创面修复

病例8

患者男性，55岁，交通事故导致多发损伤，骨盆骨折，会阴腹股沟处开放伤（图9-27），伤后因全身情况不稳定收入重症医学科，全身情况稳定后转入我科。

诊断：骨盆骨折，腹股沟开放性损伤、阴囊损伤。

病情评估：患者交通事故高能损伤，骨盆骨折，腹股沟区阴囊开放伤，创口深通向会阴区，该区域离肛门近很容易发生感染。本病例创口早期简单清创包扎，等待全身情况稳定后会阴区及大腿内侧已经出现红肿感染表现。应该给予进一步探查清创引流。

治疗方案：骨科给予手术骨盆外架固定，我科探查腹股沟创口深到耻骨联合并通向阴囊，其内有脓血性分泌物，感染范围波及大腿上段，给予大腿内侧切开清创，创面行伤口负压治疗（图9-28），因创腔深，负压材料分成两部分，一部分放入深腔内，一部分放置创面表层，两部分之间缝合连接固定，避免下次手术时被遗留。材料选用聚氨酯，压力设置−100mmHg，更换周期为5天。对于会阴腹股沟这样不好包扎固定且很容易污染的部位，负压治疗有着独特的优势。经过两次伤口负压治疗后，局部创面床条件好。给予行股前外侧皮瓣顺行转移修复（图9-29），术后一个月皮瓣完全成活（图9-30），修复满意。

注意事项：会阴区创面易发生感染，周围重要组织结构多，清创需小心。该区域创面因包扎困难，负压封闭是较理想的治疗，但是贴膜时需注意皱褶部位要先展平再贴膜，肛门要避开。会阴区贴膜也很容易出现漏气现象，故需定时巡视查看负压是否有漏气情况，及时处理。

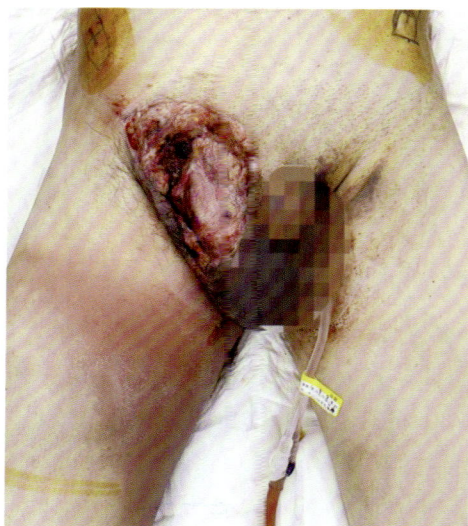

图 9-27　交通事故腹股沟阴囊开放伤

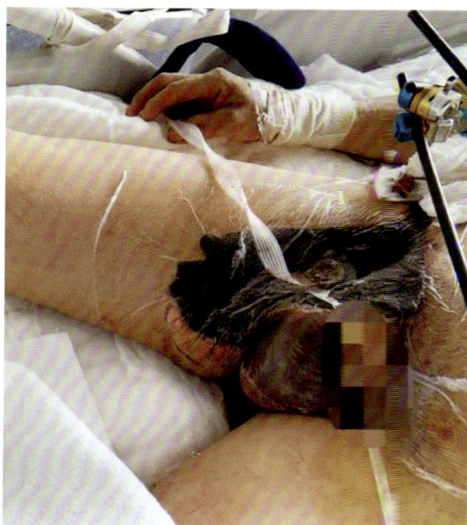

图 9-28　创面清创后伤口负压治疗

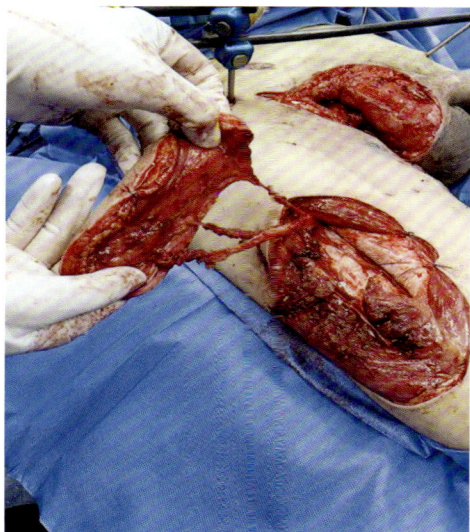

图 9-29　股前外侧皮瓣顺行转移修复创面

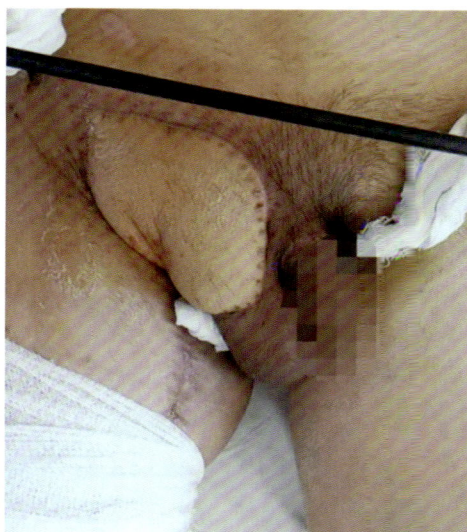

图 9-30　皮瓣术后一个月愈合良好

病例9

患者女性，63岁，交通事故导致右下肢完全毁损，在当地医院行半盆离断，下腹壁缺损，小肠外露并有肠瘘，膀胱外露并有破裂（图9-31）。每天小肠瘘口排出粪便直接流入创面，由家属每天用吸引器清理。伤后约3个月转来我院。

诊断：半盆离断术后，腹壁缺损伴肠外露，小肠瘘，膀胱破裂。

病情评估：患者腹壁巨大缺损，小肠外露并有肠破裂、肠瘘，创面修复异常困难。入院后启动多学科合作，普外科制定修补肠瘘治疗方案、泌尿外科制定膀胱损伤治疗方案。腹壁巨大缺损需要修复，保护外露的肠管以及破裂的膀胱。有效覆盖更有利于控制感染及营养丢失。

治疗方案：因创面污染太严重，反复多次清创、伤口负压治疗（图9-32）。材料选用聚氨酯，压力设置为−80mmHg，每日3000mL生理盐水持续冲洗，更换周期为5天。随着周围创面逐渐新鲜，将可植皮创面进行植皮。先后进行了四次伤口负压治疗，最后剩余腹壁缺损肠外露巨大创面，经伤口负压治疗后创面基底新鲜（图9-33），行左侧阔筋膜张肌肌皮瓣转移修复，依据创面大小设计肌皮瓣（图9-34），切取肌皮瓣覆盖创面，创面得到了全部覆盖（图9-35）。

注意事项：腹壁缺损肠管外露，清创时注意避免肠壁破裂。负压压力设

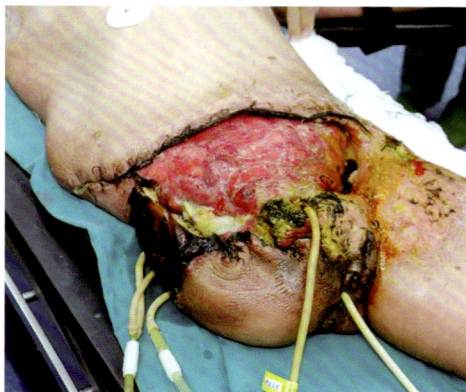

图 **9-31**　右下肢半盆离断，腹壁缺损肠外露，污染感染严重，放置多枚引流管

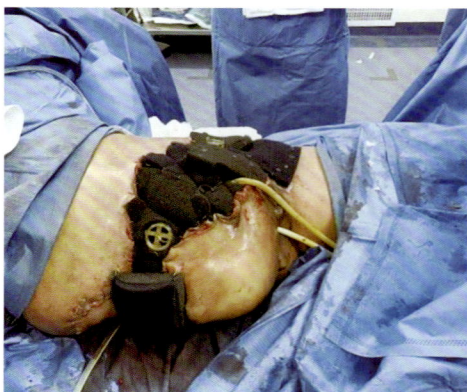

图 **9-32**　创面清理相对干净，伤口负压治疗

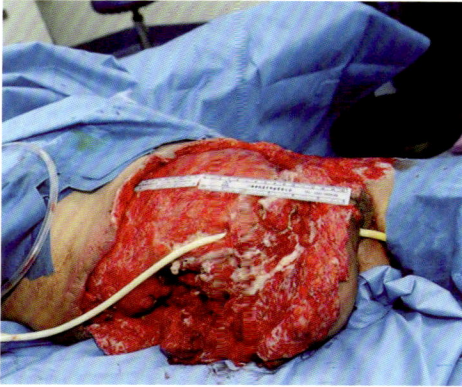

图 **9-33** 创面经过4次伤口负压治疗后组织比较新鲜

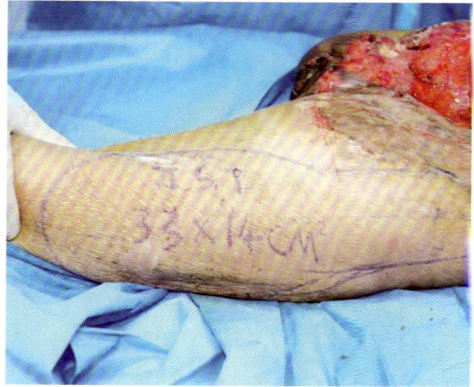

图 **9-34** 依据腹壁缺损大小，设计左大腿阔筋膜张肌肌皮瓣

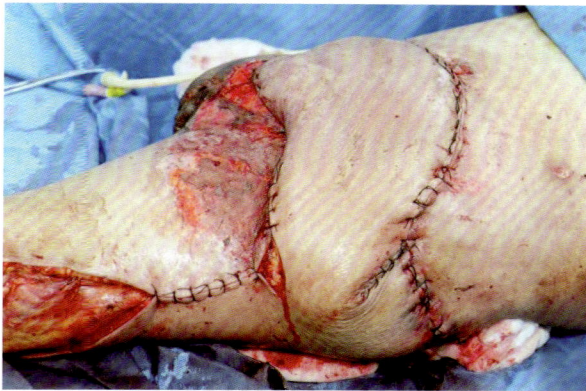

图 **9-35** 肌皮瓣转移完全覆盖腹壁缺损区

置不可过高，且需要持续冲洗。该病例同时有肠瘘，外科修补后注意引流以及引流液的性状。

病例10

患者男性，52岁。因机器伤导致右上肢在上臂撕脱离断。断端出现感染，残存肌肉坏死，污秽恶臭（**图9-36**）。

诊断：右上肢离断伤，残端感染。

病情评估：患者上肢撕脱离断伤，残端软组织血运差，组织继发坏死、感染。若按现有皮肤长度进行残端修整则上臂大部分将被去除，残留长度过短，上肢功能近乎完全丧失，对日后佩戴义肢也带来不便。因此，尽可能多保留上臂长度，残端骨组织表面缺少肌肉保护，则残端创面需要行皮瓣移植进行覆盖。

治疗方案：给予清创、清除坏死感染组织，行伤口负压治疗。材料选用聚氨酯，压力设置−150mmHg，更换周期5天，期间采取生理盐水3000mL持续冲洗。经过三次伤口负压治疗后创面床新鲜，设计带蒂背阔肌肌皮瓣转移覆盖上臂残端创面（图9-37）。背阔肌肌皮瓣供区不能直接缝合闭合，行自体皮移植后伤口负压治疗（图9-38），术后植皮愈合良好（图9-39），术后2周拆线上臂肌皮瓣移植成活良好（图9-40）。

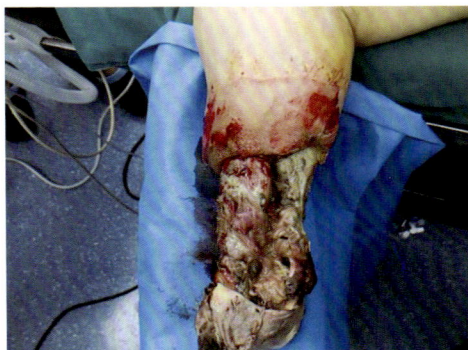

图 9-36　右上肢撕脱离断残端感染

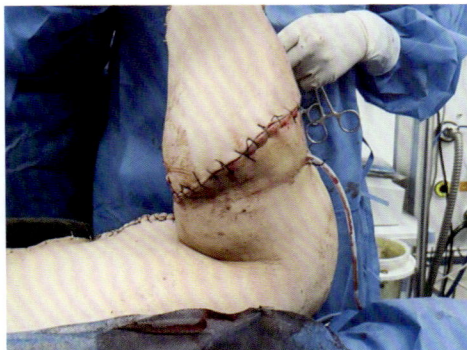

图 9-37　设计带蒂背阔肌肌皮瓣修复残端创面

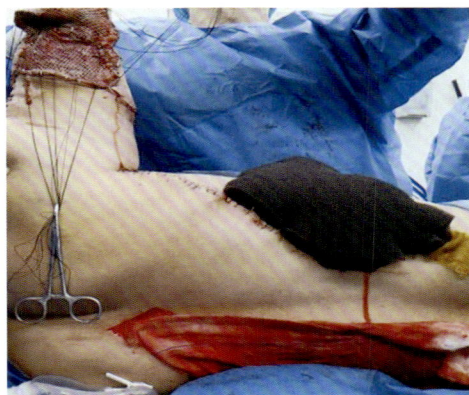

图 9-38　背阔肌肌皮瓣供区植皮后负压治疗

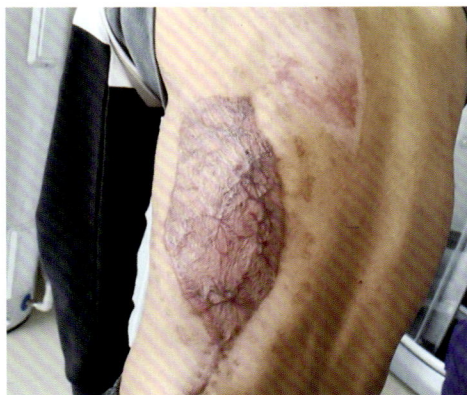

图 9-39　背阔肌肌皮瓣供区植皮愈合好

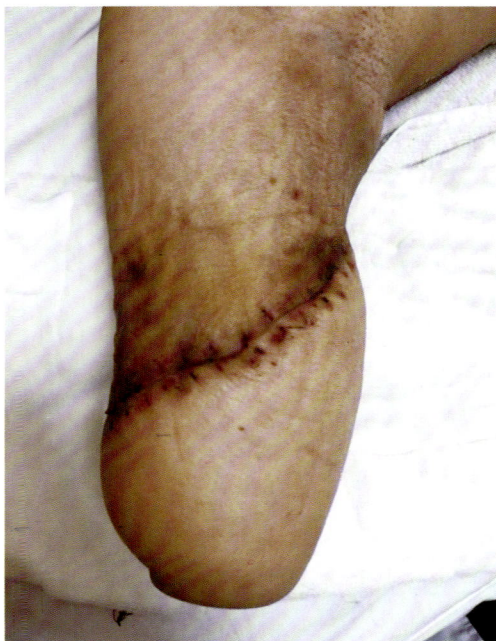

图 **9-40**　术后2周肌皮瓣成活良好

　　注意事项：本病例伤口负压治疗使用在了两种情况下，一是感染创面的治疗，选用聚氨酯材料，空隙大有利于引流。二是将伤口负压治疗用于植皮后固定，躯干供皮瓣区植皮固定不佳容易出现错动，影响植皮成活，伤口负压治疗固定比较可靠，效果很好。

（张玉海）

参考文献

1. 刘江月, 李智. 负压创面治疗技术在难愈性创面治疗中的临床观察 [J/CD]. 中华损伤与修复杂志（电子版）, 2017, 12(5): 366-369.

2. 胡大海, 黄跃生, 郇京宁, 等. 负压封闭引流技术在烧伤外科应用的全国专家共识（2017版）[J]. 中华烧伤杂志, 2017, 33(3): 129-135.

3. 付志强, 孔旭, 何景涛, 等. 抗生素骨水泥链珠结合负压封闭引流技术在感染创面治疗中的应用 [J]. 中国美容整形外科杂志, 2017, 28(10): 604-606.

4. 牛云飞, 季胤俊, 徐敏, 等. 负压封闭引流术在骨科感染创面中的应用 [J]. 现代医学与健康研究, 2021, 5(18): 141-144.

5. 梁鹏飞, 胡佳雄, 张丕红, 等. 封闭负压包扎在全厚皮片移植中的临床应用 [J]. 中华烧伤杂志, 2018, 34(7): 492-496.

6. 朱珠, 张宜南, 葛云霞. 不同填充敷料在伤口负压治疗中应用的研究进展 [J]. 中西医结合护理（中英文）, 2020, 6(10): 489-492.

第十章

皮肤软组织感染的伤口负压治疗

第一节　皮肤软组织感染创面概述

一、定义

皮肤软组织感染（SSTI）是由化脓性致病菌侵犯表皮、真皮和皮下组织引起的炎症性疾病。SSTI临床上常见而复杂，涉及范围广泛，可以是表浅的局限性感染，或是深部组织坏死性感染，甚至危及肢体、生命。

二、发病诱因

1.生理性皮肤屏障功能障碍　幼儿皮肤薄嫩，防御功能尚不健全，病原菌可直接侵入皮肤引起感染；老年人皮脂腺功能减退，局部皮肤干燥、皲裂，加之免疫功能减退，易发生SSTI。

2.疾病导致的皮肤屏障功能障碍　各种皮肤炎症或疾病本身破坏皮肤屏障功能，继发细菌感染。

3.创伤导致皮肤屏障功能障碍　包括外伤、烧伤、手术、有创操作、动物咬伤等各种创伤造成皮肤屏障功能受损，诱发 SSTI。

4.机体免疫功能下降　长期应用糖皮质激素、免疫抑制剂，以及肿瘤、糖尿病、艾滋病等患者，因其免疫功能下降，易发生 SSTI。

三、分类

对 SSTI 进行分类有助于规范临床诊疗，但不同的学者、组织或机构先后提出了各自的分类方法，目前尚无统一标准。美国食品药品监督管理局（FDA）在1998年提出，将 SSTI 分为非复杂性和复杂性两大类。前者为浅表性感染，包括蜂窝织炎、单纯性脓肿、脓疱病、疖肿，以及仅需抗生素或切开引流的脓肿等；后者为深部感染，包括坏死性感染、感染性溃疡、烧伤后感染以及需要清创的脓肿等。

美国感染疾病协会（IDSA）在2014年发布的指南中将 SSTI 分为化脓性和非化脓性，并分别做了严重程度的分级，根据不同情况分别给出了诊疗建议。世界急诊外科协会（WSES）在2015年提出了一种新的分类方法，将 SSTI 分为手术部位感染、非坏死性 SSTI 以及坏死性 SSTI 三类，非坏死性 SSTI 包括丹毒、脓疱病、毛囊炎、单纯性脓肿以及仅需抗生素或切开引流的复杂性脓肿，而坏死性 SSTI 包括坏死性蜂窝织炎、坏死性筋膜炎、坏死性肌炎以及 Fournier 坏疽，需要联合使用抗生素以及手术清创。

我国皮肤科协会在2009年也提出了分级、分类标准及处理原则，按病情严重程度将 SSTI 分为4级。1级，无发热，一般情况良好，但须除外蜂窝织炎；2级，有发热，一般情况稍差，但无不稳定并发症；3级，中毒症状重，或至少有1个并发症，或有肢残危险；4级，脓毒症或感染危及生命。按病情复杂程度分为单纯 SSTI 和复杂 SSTI，后者指存在明显的基础疾病，或有明确的创伤（包括咬伤）等并发症的 SSTI。

四、治疗原则

对于皮肤软组织感染应分类、分级诊疗，结合患者个体差异，采取外用药物和系统给药相结合、药物治疗和手术治疗相结合的方法。

1.外用抗生素治疗　外用抗生素在浅表性 SSTI 中占有较重要的地位，它的优势包括：①直接作用于皮肤靶部位，对表皮或真皮浅层感染效果最佳；

②药物在局部停留时间长，能较好地发挥抗菌作用；③外用吸收少，避免系统给药的不良反应；④减少抗生素系统用量；⑤使用简单。常用的药物有莫匹罗星软膏、复方多黏菌素B软膏以及夫西地酸乳膏。

2.系统抗感染治疗　根据分类、分级诊断，结合病史、临床表现以及可能的诱因或危险因素等情况，选择针对常见或可能的病原菌的抗菌药物。互重视病原菌培养，及时取材送检，根据药敏试验结果调整抗感染治疗方案。若需尽快获得病原菌结果，可借助二代测序技术。

抗感染的治疗时长尚无准确、统一的标准，需综合考虑多种因素，包括临床表现、病因、感染类型、严重程度、病程长短、患者基础情况以及治疗效果等。通常来说，蜂窝织炎和丹毒建议治疗5天；脓肿、疖、痈建议5～7天；社区获得性的耐甲氧西林金黄色葡萄球菌（MRSA）感染建议5～10天，医院获得性MRSA感染建议7～14天。对于坏死性软组织感染（NSTI）、糖尿病或老年患者，建议至少1周。

3.手术治疗　手术在化脓性感染的治疗中发挥了重要作用，特别是对于NSTI，手术介入时机的早晚直接关系到患者的预后。手术的内容主要包括切开引流、清除病灶、伤口修复等。对于感染范围大、坏死程度重的病例，需反复多次清创。

第二节　皮肤软组织感染创面的伤口负压治疗技术要点

皮肤软组织感染外科清创后如果留有较大的伤口创面，采用伤口负压治疗一般会收到很好效果，主要有以下几个优点。

① 负压对创面有聚拢的作用，能有效持续缩小伤口。

② 负压有效促进伤口内肉芽组织及表皮生长，加快修复。

③ 能充分引流分泌物，减轻感染负荷。

④ 减少换药次数，易于包扎，便于护理。

此外，采用伤口负压治疗皮肤软组织感染时应注意以下问题。

① 严重的皮肤软组织感染常伴有较多的坏死组织和脓性分泌物，而且在不断进展，需要频繁多次清创手术。采用NPWT减少换药次数的优点就不能

发挥，而且会增加医疗费用。

② 对于明确的厌氧菌感染，应慎重使用伤口负压治疗。

第三节   皮肤软组织感染创面的伤口负压治疗实例

病例1

患者，女，10岁，右上臂注射醋酸亮丙瑞林微球（抑那通）后皮肤破溃，伴脓性分泌物，口服抗生素联合外用抗生素软膏后未见好转。

诊断：右上臂软组织感染（注射后）。

病情评估：右上臂创面，表面炎性肉芽组织，可探及皮下潜行（图 10-1）。门诊予切开引流、清创换药，细菌培养阴性。活检病理示化脓性炎，伴炎性肉芽组织形成，上皮样组织细胞及多核巨细胞反应。

治疗方案：入院后积极系统抗感染联合手术清创，彻底切除病灶（图 10-2）后准备进行伤口负压治疗。组织培养阴性，经过两个周期伤口负压治疗后（图 10-3 和图 10-4），予以清创缝合，伤口愈合良好（图 10-5）。

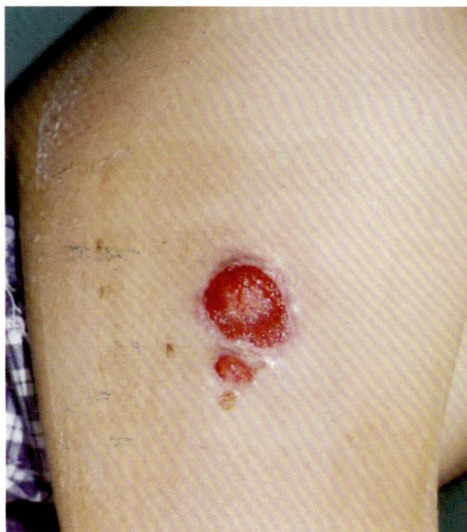

图 **10-1**　右上臂创面，表面炎性肉芽组织，可探及皮下潜行

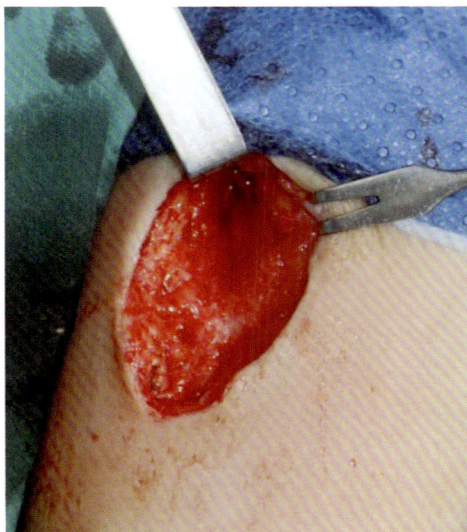

图 **10-2**　彻底切除病灶

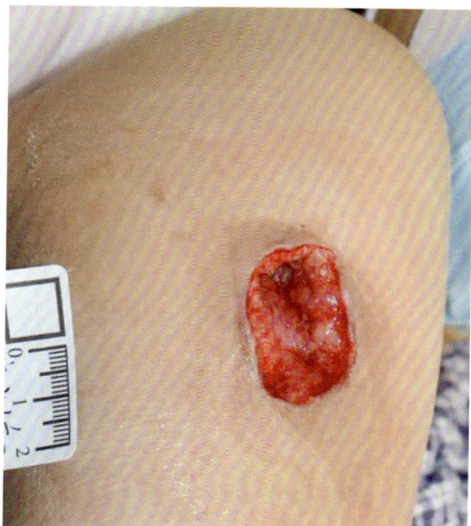

图 **10-3**　经过1次伤口负压治疗后
　　　　创面情况

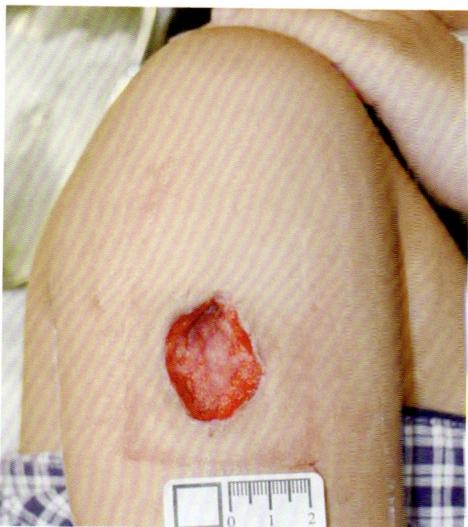

图 **10-4**　经过2次负压治疗后创面
　　　　情况

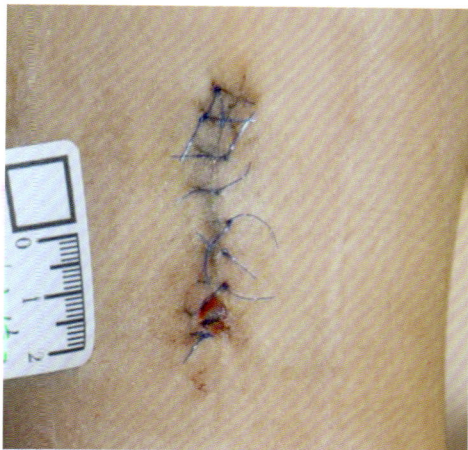

图 **10-5**　清创缝合术后，伤口愈合良好

病例2

　　患者男性，66岁，左小腿猫咬伤后皮肤破溃，自行处理后未见好转，出现高热、伤口疼痛后门诊就诊，局部可触及明显波动感，切开引流后见大量脓液溢出。

诊断：左小腿软组织感染（猫咬伤后）。

病情评估：左小腿创面，可见大量感染坏死的腱性组织（**图** 10-6），存在皮下潜行（**图** 10-7）。

治疗方案：住院后积极系统抗感染联合手术清创，充分引流，感染达腓肠肌深方（**图** 10-8），跟腱感染受累，大量皮下组织、腱性组织感染坏死。清创后定期换药治疗，创面感染得到控制后予以伤口负压治疗（**图** 10-9），创面条件改善后予以清创缝合，伤口愈合良好（**图** 10-10）。

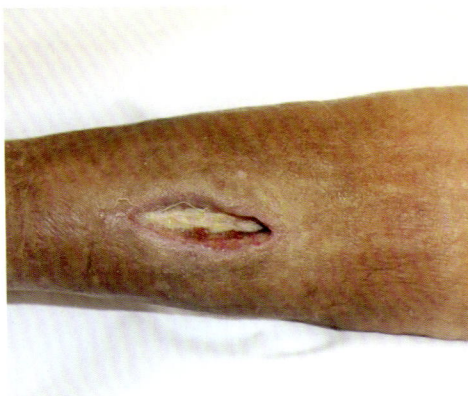

图 10-6 左小腿创面，可见大量感染坏死的腱性组织

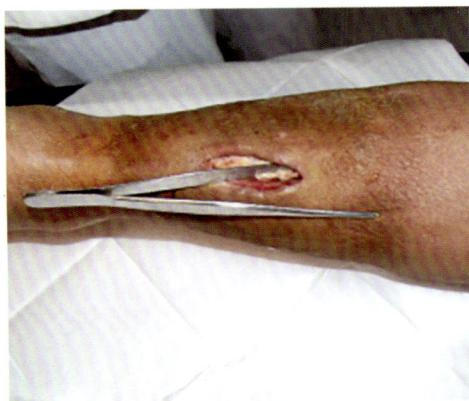

图 10-7 创面向四周存在皮下潜行

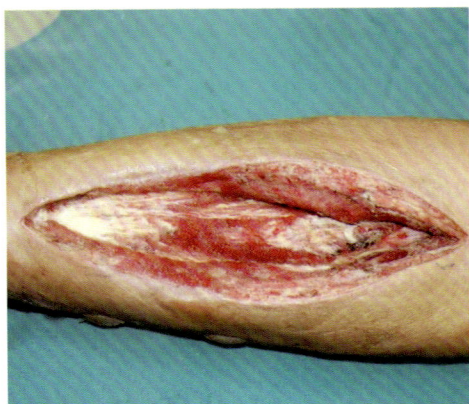

图 10-8 第1次清创术后，感染至腓肠肌深方

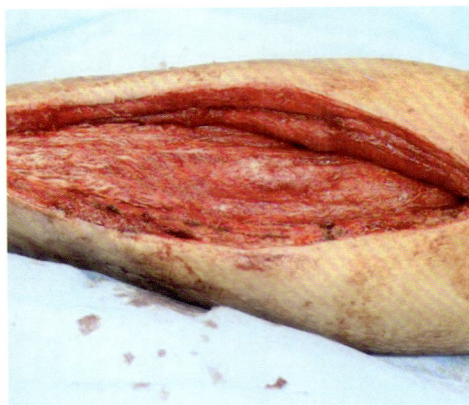

图 10-9 伤口负压治疗后创面肉芽组织新鲜

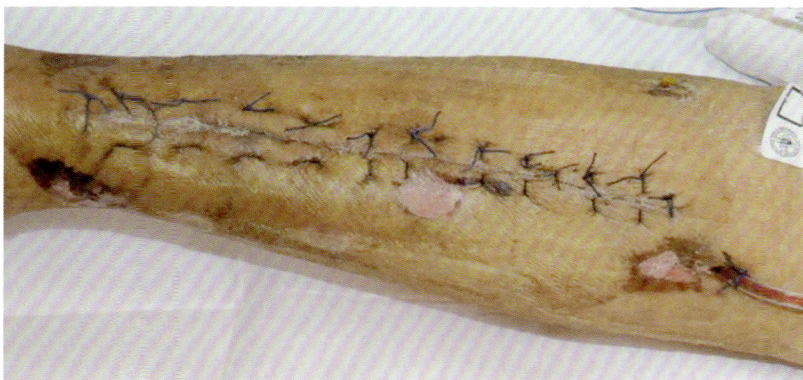

图 **10-10**   清创缝合术后，伤口愈合良好

病例3

患者，男性，92岁，背部红肿、疼痛、破溃就诊（图10-11）。

诊断：背部坏死性筋膜炎。

病情评估：当即予以切开引流，皮下大量筋膜组织坏死（图10-12），明确为坏死性筋膜炎。

治疗方案：收住院后积极系统抗感染联合清创换药，创面条件好转后予以负压治疗，肉芽组织新鲜（图10-13），予以清创缝合，伤口愈合良好（图10-14）。

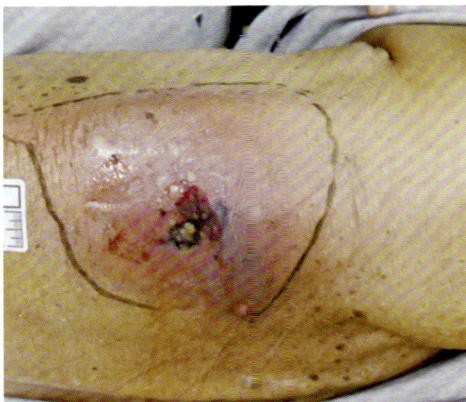

图 **10-11**   背部皮肤红肿，局部破溃、坏死

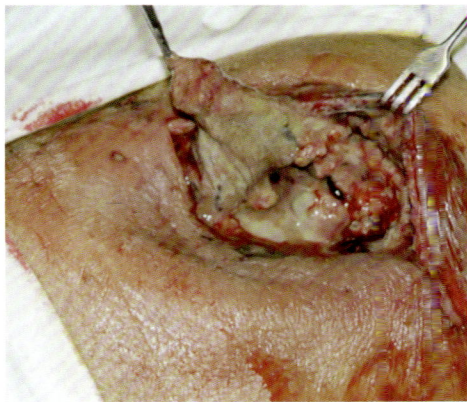

图 **10-12**   切开后皮下可见大量坏死组织

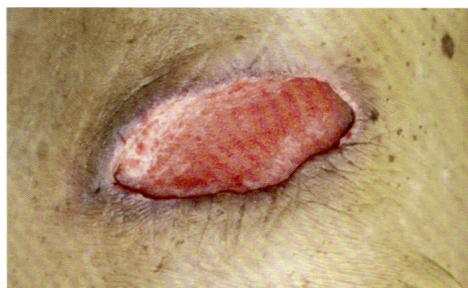

图 **10-13** 经清创换药、伤口负压治疗后创面明显好转

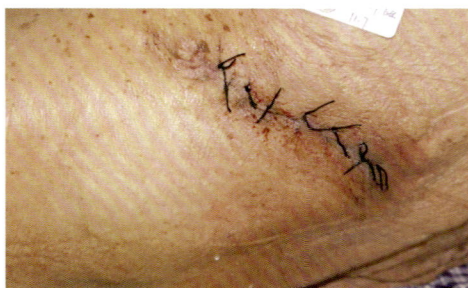

图 **10-14** 清创缝合术后，伤口愈合良好

病例4

　　患者男性,56岁,右足外伤后于外院清创缝合，术后皮肤坏死、感染（**图10-15**），出现发热。

　　诊断：右足坏疽。

　　治疗方案：收住院后积极系统抗感染联合手术清创，清创中发现皮下大量坏死组织，可触及跟骨（**图10-16**）。清除坏死组织（**图10-17**）后，予以

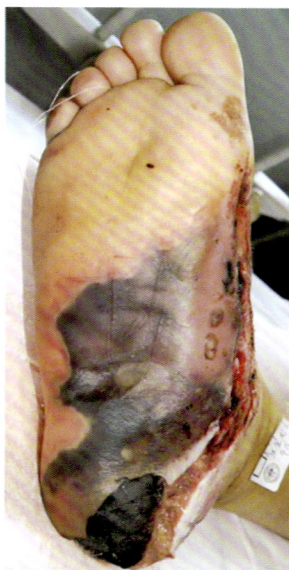

图 **10-15** 右足清创缝合术后伤口感染、坏死

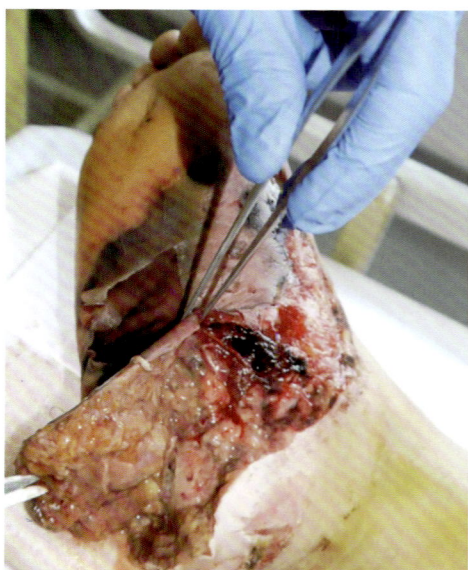

图 **10-16** 皮下大量坏死组织，可触及跟骨

伤口负压治疗（图10-18），创面条件好转后（图10-19）设计右股前外侧皮瓣游离修复右足缺损（图10-20），内踝处部分创面予以植皮修复（图10-21），伤口愈合良好（图10-22和图10-23）。

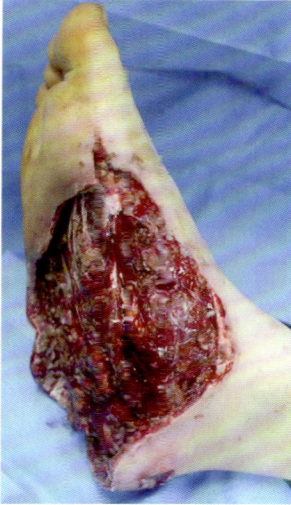

图 **10-17** 手术清创，去除坏死组织

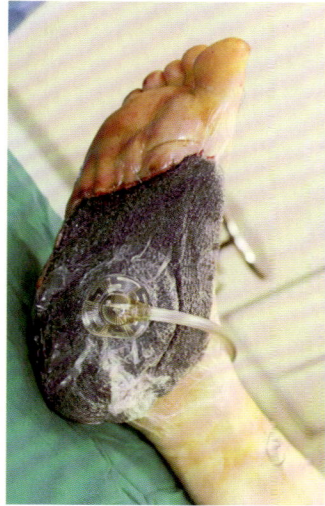

图 **10-18** 予以伤口负压治疗

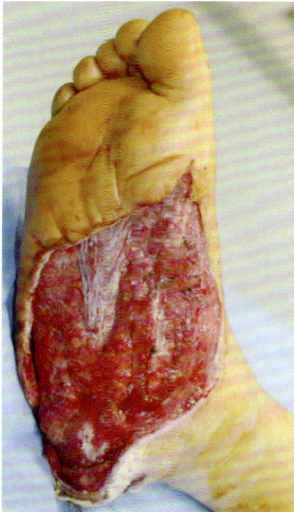

图 **10-19** 创面肉芽组织新鲜

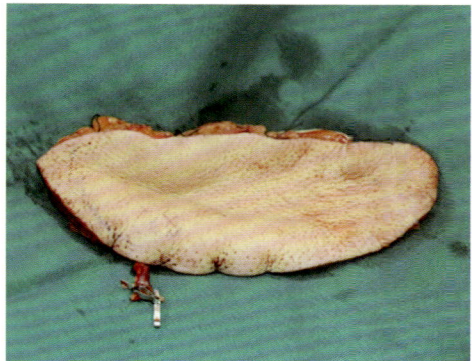

图 **10-20** 切取以旋股外侧动脉降支为蒂的股前外侧皮瓣

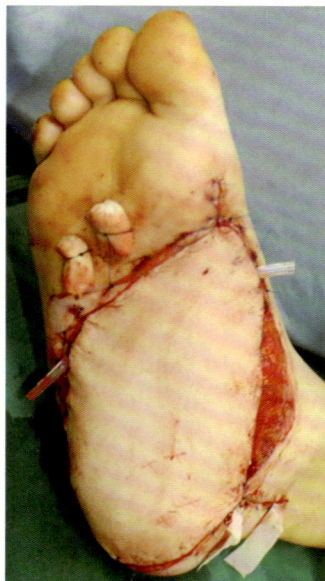

图 **10-21** 皮瓣修复后即
刻外观，血运良好

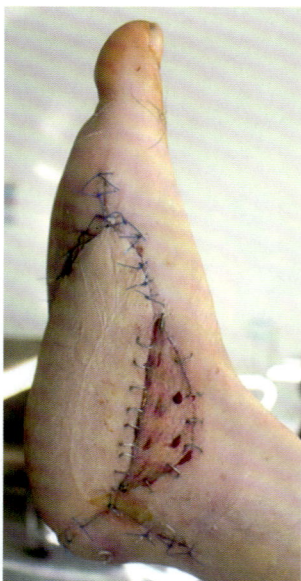

图 **10-22** 右足术后侧
面观，皮瓣、植皮存活
良好

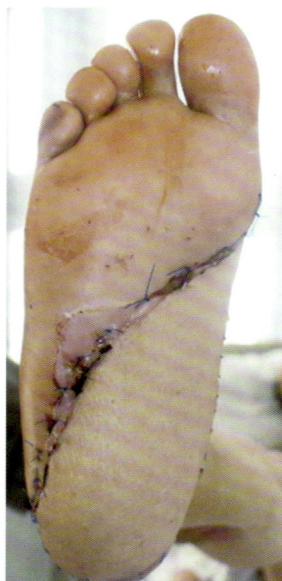

图 **10-23** 右足底术
后外观

病例5

男性患者，31岁，3年前外伤致左足底皮肤破溃，定期换药。2年前伤口逐渐变大，1年前伤口骨质外露。5天前出现左足红肿（图10-24），伴发热，最高39℃，口服拜复乐后经门诊收入病房。既往有糖尿病、高血压，曾行左踝关节内固定术、肾移植术，长期口服激素、免疫抑制剂。

诊断：左下肢坏死性筋膜炎，糖尿病足（左）。

治疗方案：入院予系统抗感染治疗，行足背脓肿切开引流（图10-25），第2天换药见小腿皮肤红斑，挤压后可见脓液溢出（图10-26）。查彩超示左小腿外侧肌层内可见大范围不均质低回声区，加压可见液体流动。遂急诊清创，结合创面情况考虑坏死性筋膜炎明确。联系肾移植医师调整激素及免疫抑制剂方案。组织培养为大肠埃希菌、奇异变形杆菌。术后隔天换药观察伤口，期间因患者出现发热、创面感染进展，调整抗生素使用方案，积极清创手术（图10-27和图10-28），后予以伤口负压治疗（图10-29），因患者拒绝植皮手术，出院后定期换药（图10-30），经过4个月左右的治疗，创面大部分愈合（图10-31）。

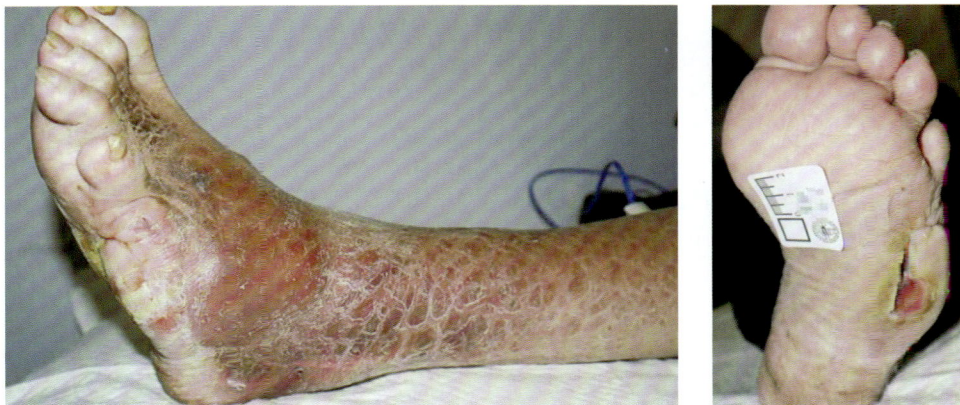

图 **10-24**　左足入院时外观，足背红肿

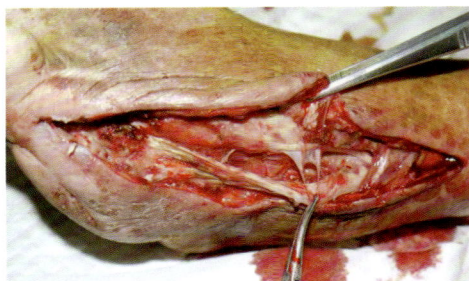

图 **10-25**　足背脓肿切开引流，见皮下大量脓性分泌物及坏死组织，沿伸肌腱向踝部蔓延

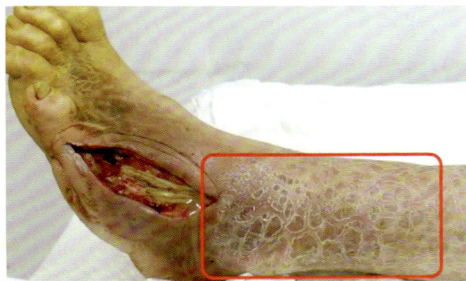

图 **10-26**　小腿皮肤红斑（红框内），轻压后有脓液溢出

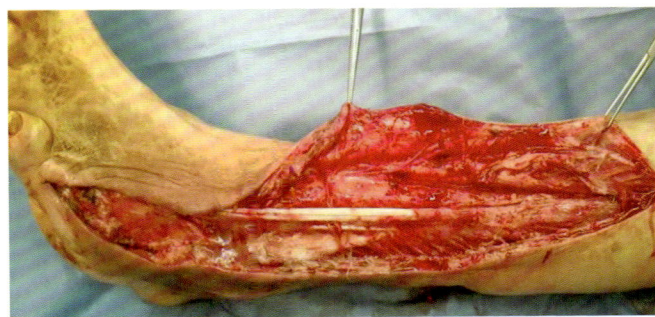

图 **10-27**　沿感染向近端切开至膝下10cm左右，各肌间隙筋膜组织大量坏死及脓液，外踝处亦可见坏死组织，无关节及内固定物外露

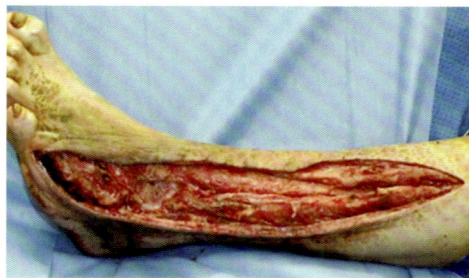

图 **10-28**　切口近端仍有脓液流出，向近端延长切口清创

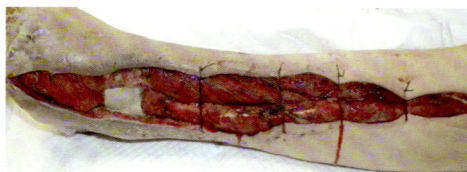

图 **10-29**　拉拢缝合伤口数针后予伤口负压治疗

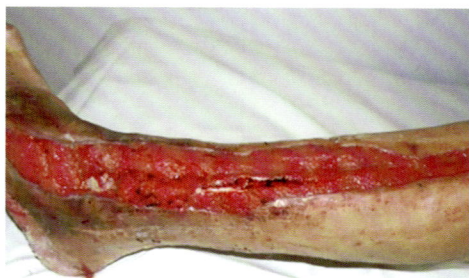

图 **10-30**　院外换药，创面肉芽生长可

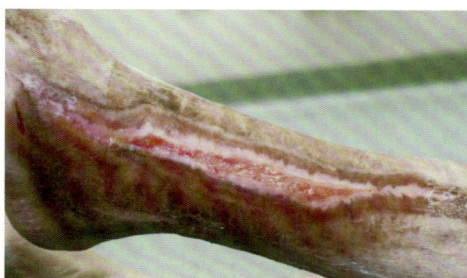

图 **10-31**　出院后4个月，创面大部分愈合

病例6

男性患者，67岁，阴茎、阴囊肿胀伴疼痛10天，当地医院静脉抗感染治疗无好转。

诊断：会阴部坏死性筋膜炎。

治疗方案：入院时发现阴茎、阴囊皮肤坏死（图10-32）；下腹壁皮肤红肿、硬结（图10-33）；肛门右侧脓肿，可触及波动感（图10-34）。入院当日急诊清创（图10-35），皮下组织、筋膜大量坏死，感染沿筋膜平面向腹壁蔓延，考虑坏死性筋膜炎明确，组织培养为溶血葡萄球菌、化脓性链球菌（A群）、屎肠球菌。经过系统抗感染、积极清创手术、负压治疗（图10-36和图10-37），创面明显好转。腹壁创面直接缝合，阴茎、阴囊缺损予以植皮修复（图10-38），切口及植皮表面予以伤口负压治疗（图10-39），伤口愈合良好（图10-40）。

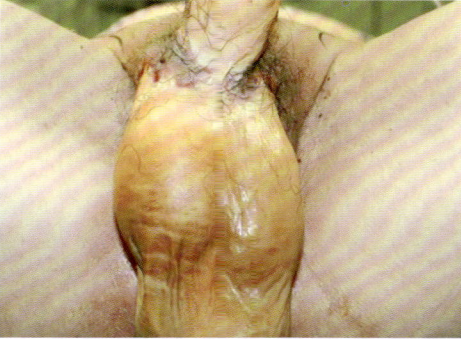

图 **10-32** 入院时阴茎、阴囊皮肤坏死

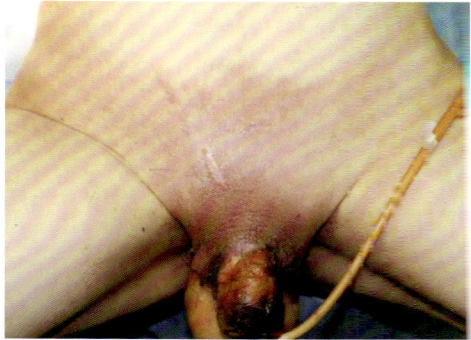

图 **10-33** 下腹壁皮肤红肿、硬结

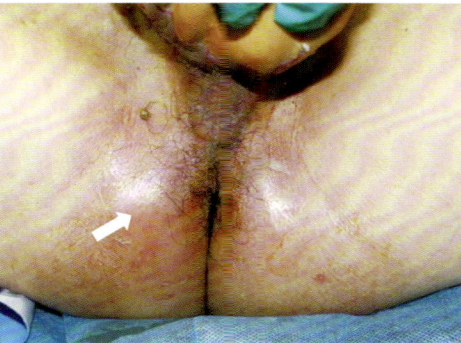

图 **10-34** 肛门右侧胀肿（白箭头），可触及波动感

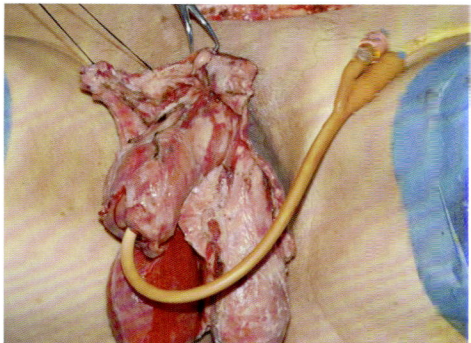

图 **10-35** 入院当日急诊清创，下腹壁切开减压

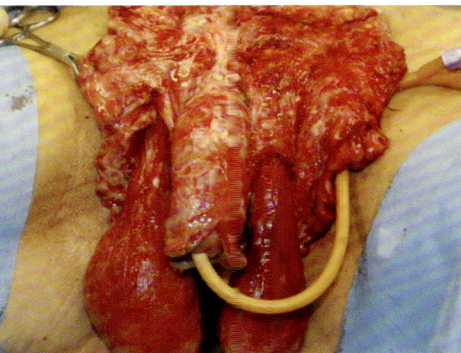

图 **10-36** 第2次手术，充分清创后伤口负压治疗

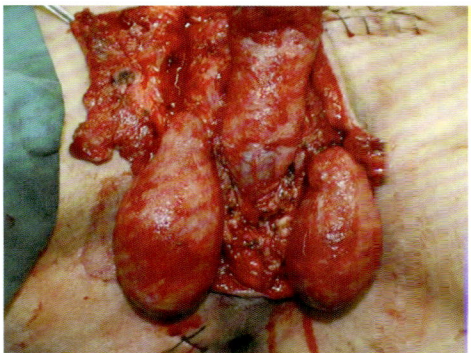

图 **10-37** 第3次手术，缝合肛周切口及部分下腹壁切口，继续伤口负压治疗

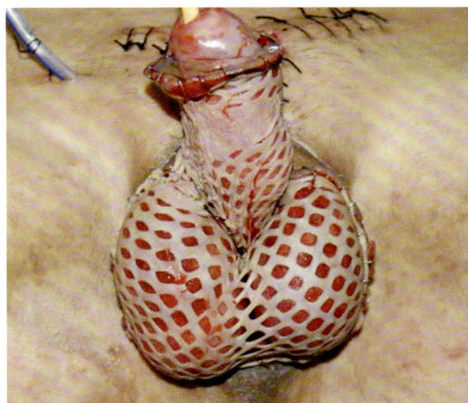

图 **10-38** 第4次手术，缝合腹壁切口，阴茎、阴囊缺损予以游离植皮

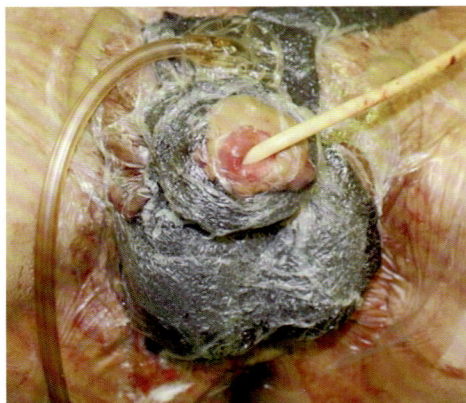

图 **10-39** 切口及植皮表面予以伤口负压治疗

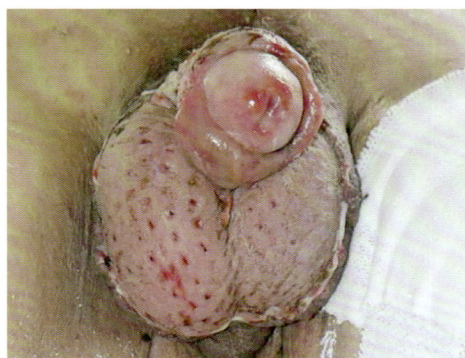

图 **10-40** 伤口拆线后外观

病例7

　　患者男性，50岁，半个月前发现肛周包块，伴疼痛、肿胀，当地诊所予以输液治疗，包块有所缩小，但阴囊出现红肿、疼痛（图10-41），9天前就诊于当地医院，7天前行阴囊脓肿切开引流，6天前出现下腹部皮肤发红、硬结（图10-42～图10-44），体温最高37.8℃，抗炎治疗无好转后转诊于我科门诊。行左侧腹壁切开减压后收入院。

　　诊断：会阴、下腹坏死性筋膜炎。

　　治疗方案：考虑发病原因为肛周感染（图10-45）。当日行急诊清创，发现皮下组织、筋膜大量坏死，感染沿筋膜平面向腹壁蔓延（图10-46），左侧

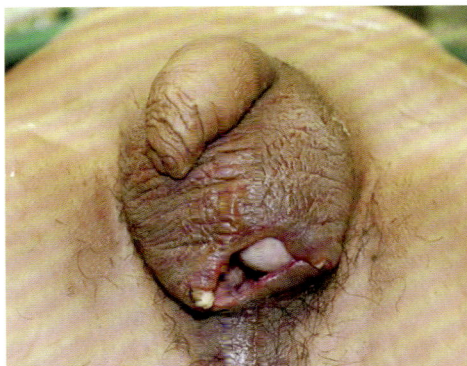

图 10-41 阴囊脓肿破溃

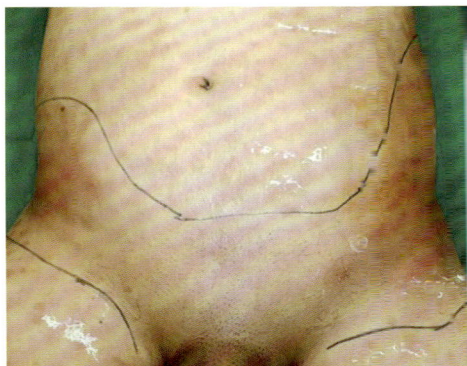

图 10-42 下腹壁及双侧腹壁皮肤红肿、硬结

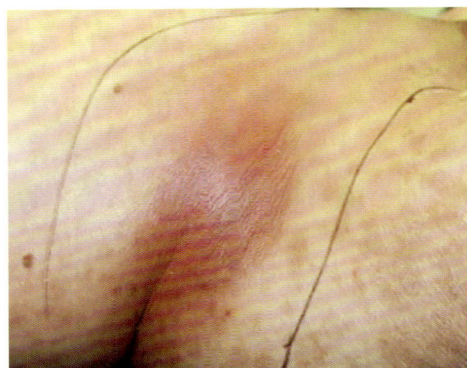

图 10-43 右侧腹壁

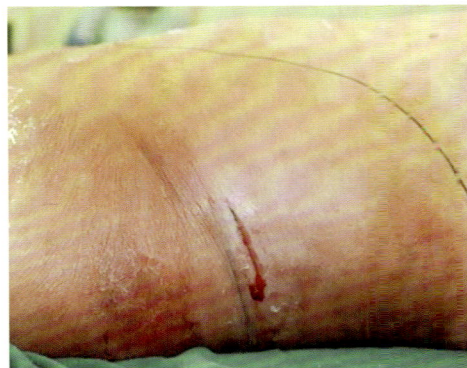

图 10-44 左侧腹壁

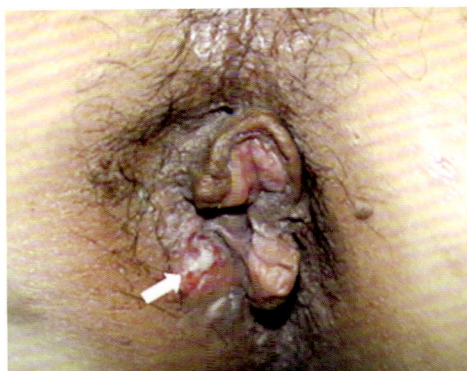

图 10-45 发病原因为肛周感染（白箭头）

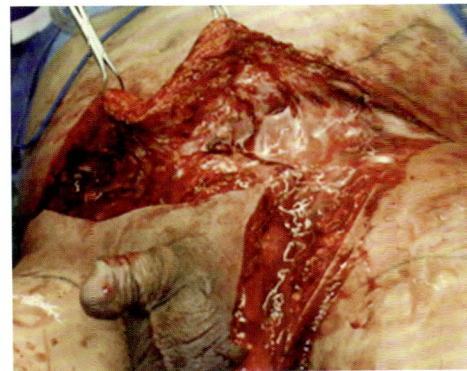

图 10-46 急诊切开引流，皮下大量组织坏死、脓液，感染沿筋膜层蔓延

为著，考虑坏死性筋膜炎明确，组织培养为肺炎克雷伯菌肺炎亚种。经过系统抗感染、积极清创手术（图10-47和图10-48）、负压治疗（图10-49～图10-53），创面明显好转，先后闭合，伤口愈合良好（图10-54）。

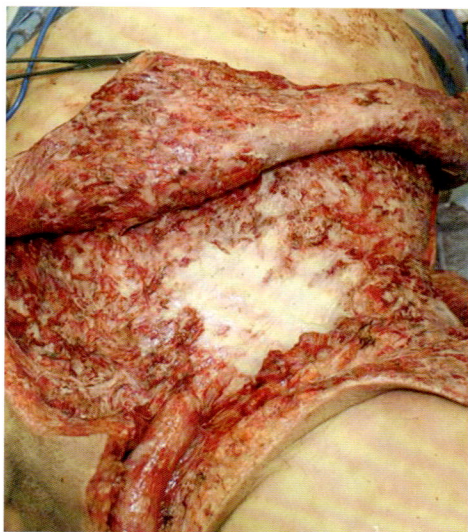

图10-47　第2次手术，创面仍有坏死组织

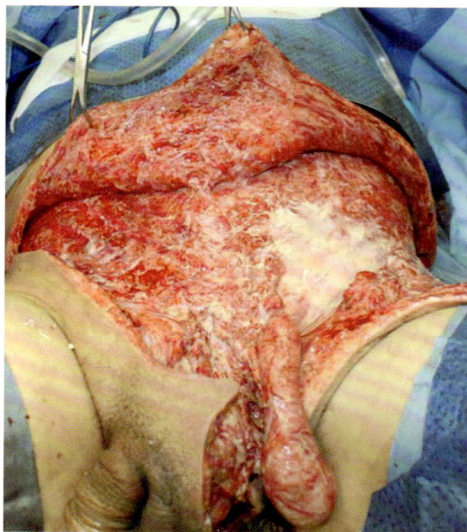

图10-48　第3次手术　坏死组织较前减少

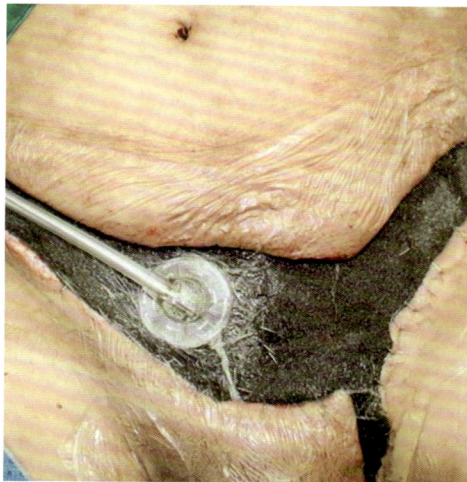

图10-49　清创后予以伤口负压治疗

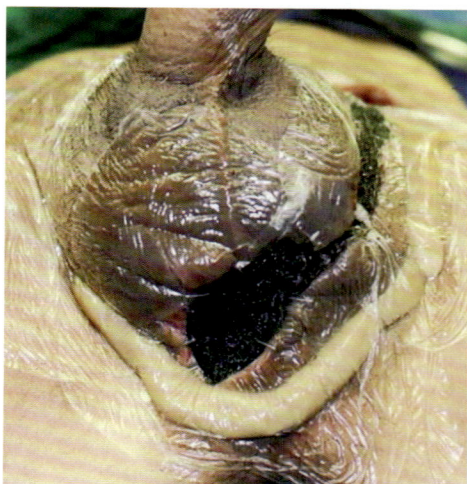

图10-50　会阴部负压治疗时注意密闭

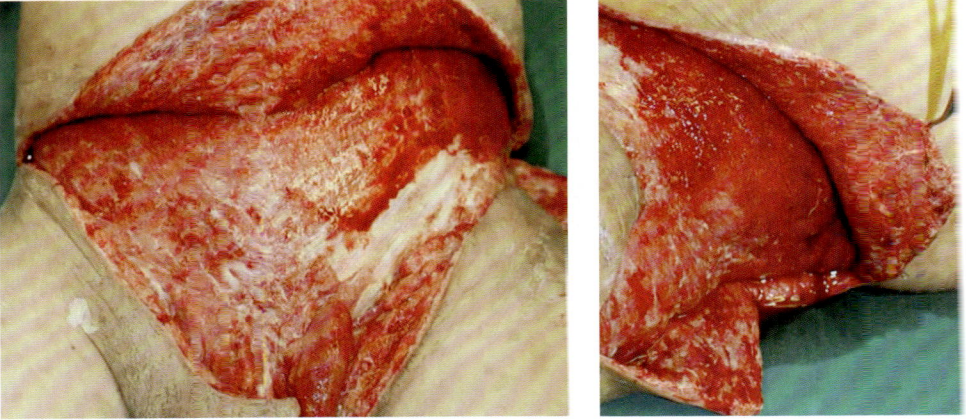

图 **10-51** 一次负压治疗后创面情况

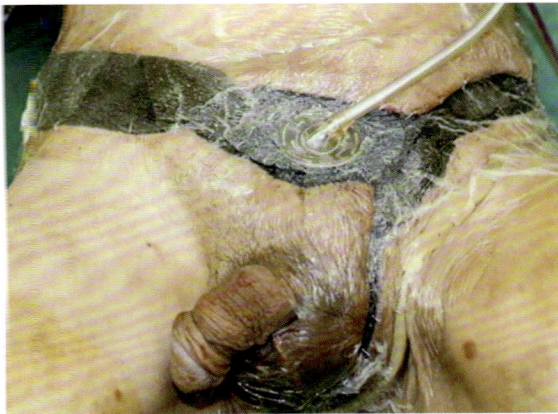

图 **10-52** 部分腹壁创面予以清创缝合，继续伤口负压治疗

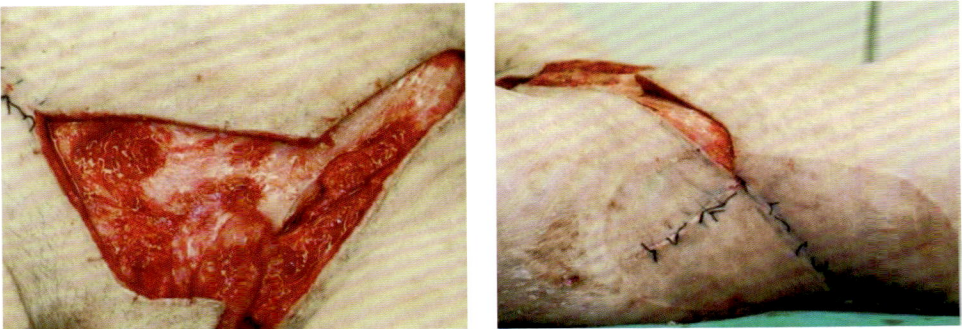

图 **10-53** 二次伤口负压治疗后创面情况

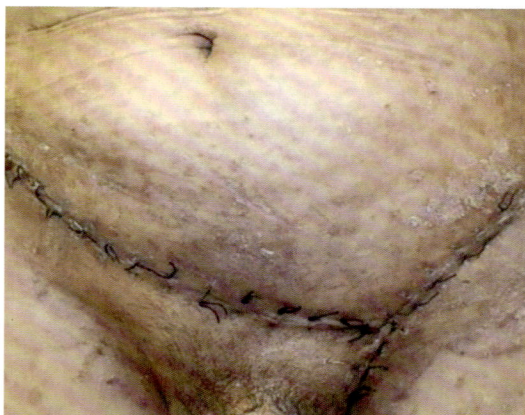

图**10-54**　术后伤口愈合良好

病例8

　　患者，女性，67岁，右上肢皮肤破溃、肿胀（图10-55），伴发热，外院换药效果欠佳。

　　诊断：右上肢皮肤软组织感染。

　　治疗方案：入院后积极手术清创（图10-56）、系统抗感染治疗，术中发现皮下大量坏死组织，感染范围至上臂，关节未见外露，第二次清创（图10-57）后定期换药＋负压治疗，创面逐渐好转（图10-58），第三次清创（图10-59）后予以植皮修复，伤口愈合良好（图10-60）。

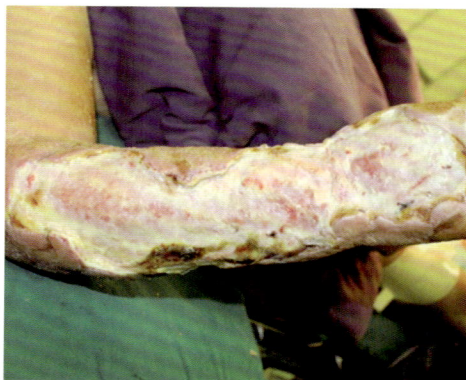

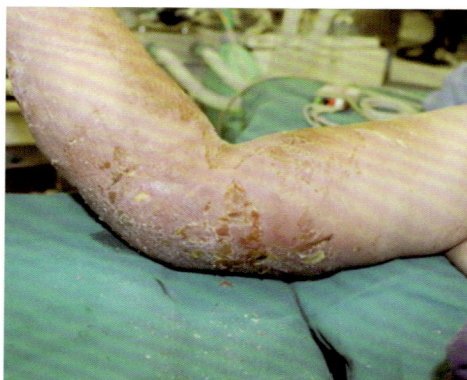

图**10-55**　右上肢创面，前臂皮下大量坏死组织，肘关节周围软组织红肿
伴破溃

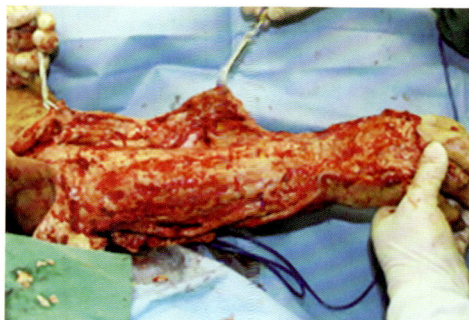

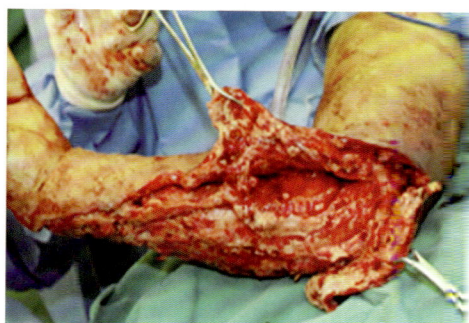

图 **10-56** 第1次清创手术

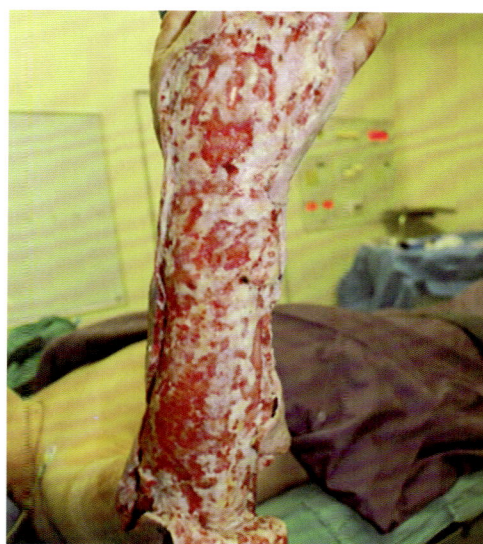

图 **10-57** 第2次清创手术

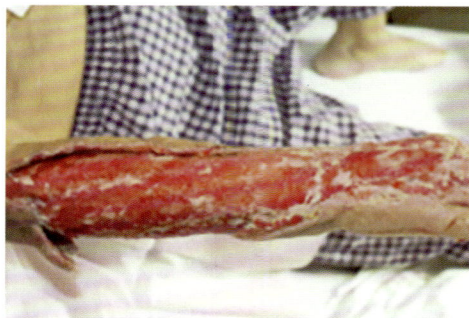

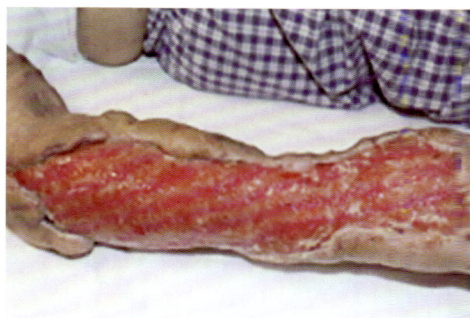

图 **10-58** 经换药治疗后，创面逐渐好转

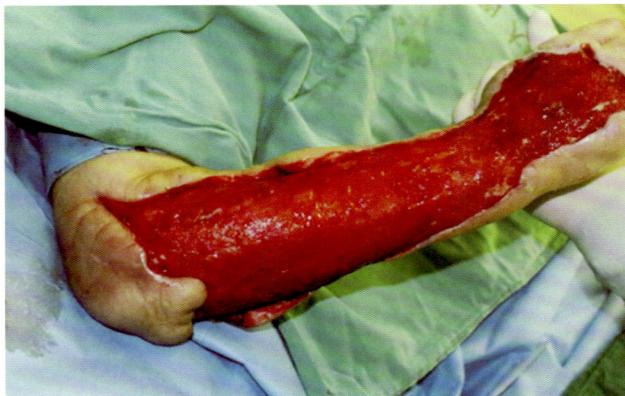

图 **10-59** 第3次清创手术，创面予植皮修复

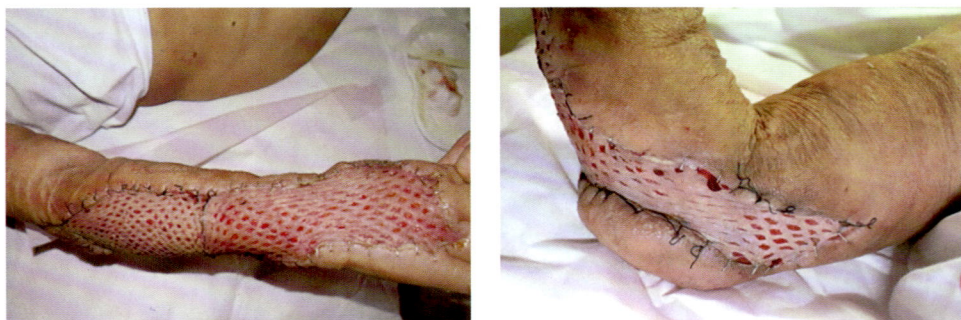

图 **10-60** 伤口愈合良好

（何睿　周常青）

■ 参考文献

1. Sartelli M, Guirao X, Hardcastle TC, et al. 2018 WSES/SIS-E consensus conference recommendations for the management of skin and soft-tissue infections[J]. World J Emerg Surg. 2018; 13: 58.

2. Bouza E, Burillo A. Current international and national guidelines for managing skin and soft tissue infections[J]. Curr Opin Infect Dis. 2022; 35(2): 61-71.

3. Stevens DL, Bisno AL, Chambers HF,et al. Practice guidelines for the diagnosis and management of skin and soft tissue infections: 2014 update by the Infectious Diseases Society of America[J]. Clin Infect Dis. 2014; 59(2): e10-52.

4. 中国医师协会皮肤科分会. 皮肤及软组织感染诊断和治疗共识[J]. 临床皮肤科杂志. 2009, 38(12): 810-812.

5. He R, Li X, Xie K, et al. Characteristics of Fournier gangrene and evaluation of the effects of negative-pressure wound therapy. Front Surg. 2023; 9: 1075968.

第十一章

压疮的伤口负压治疗

第一节　压疮创面的概述

一、定义

压疮（pressure sore）也称压力性溃疡、压力性损伤、褥疮，是由较高压力或持续时间长的低压力和（或）剪切力造成的皮肤、黏膜和（或）软组织的局部血流受阻，导致组织细胞缺血、缺氧而发生变性甚至坏死。好发于骨隆突处或皮下软组织少、血运不良部位，或与医源性有关，可表现为皮肤完整性破坏。软组织对压力和剪切力的耐受性也可能受到微环境、营养、灌注、合并症、并发症和软组织状况的影响。

二、病因或发病机制

压疮的流行病学研究结果根据不同时期、不同阶段、概念和定义的更新和发展有所不同，但总的趋势是，压疮的易患因素依次为运动功能减退、皮肤改变和年龄增加。据此，长期卧床患者，特别是脊髓损伤患者及老年患者为压疮高危人群。

压疮是生理学、病理学、组织学、形态学等多学科共同关注的焦点，因不同研究存在学科侧重和研究方向等差异，其形成机制较多，比如：缺血性损伤学说、代谢障碍学说、缺血-再灌注损伤学说、细胞变形学说等。

从调查统计资料看，不论是在院内还是院外，压疮的发生率均较高。欧洲压疮咨询委员会（EPUAP）在英国的一项调查结果显示，压疮患病率为21.8%。荷兰的一项关于压疮患病率的研究结果显示，大学附属医院的压疮患病率接近13%，综合性医院为23%，疗养院为30%，家庭护理为12%。德国调研了28所长期治疗机构共计18706例患者，发现压疮现患率为5.0%～12.5%不等。其中65岁以上住院患者的院内压疮发生率为6.2%。国内2008年文献报道压疮发生率为10.5%，男性高于女性，较1998年的调查结果(压疮发生率9.2%)有所增加。2018年压疮的发生率更高（约20%）。压疮多发生于60～80岁年龄段患者。

医院获得性压疮，又称院内压疮，它不但延长患者住院时间、增加病死率和出院30天内的再住院率，而且也增加医疗费用和家庭负担。美国文献提示1993～2006年的13年间较1980～1993年间院内压疮增加了78.9%，医疗费用额外增加了110亿美元。另有文献报道，23%的院内压疮与手术有关，手术患者的压疮发生率随着手术时间的延长而增加，手术时间超过2.5h是压疮发生的危险因素，手术时间超过4h的患者中术后压力性损伤发生率为21.2%。从流行病学调查资料看，压疮有逐年增加的趋势，其发生原因的构成比也在变化，院内压疮发生率高，需高度重视。

三、创面特点

根据压疮的病理变化，临床过程可以分为4期。

Ⅰ期（红斑期）：受压部位因局部血液供应不良，组织缺氧，小动脉反应性扩张，局部充血，皮肤表现为红斑，压力解除后即可恢复。

Ⅱ期（水疱期）：毛细血管通透性增加，表皮水疱形成甚至脱落，真皮及皮下组织肿胀，红色加深，硬结明显。

Ⅲ期（浅度溃疡期）：溃疡较浅表，如创面不大并能及时正确处理，仍可愈合。

Ⅳ期（深度溃疡期）：感染向深部侵入到筋膜和肌肉层，甚至侵及滑膜、关节和骨组织，引起滑膜炎。

早期压疮，如Ⅰ期、Ⅱ期，可采用保守治疗；手术是治疗Ⅲ期、Ⅳ期等的重要手段，可通过清除坏死及感染组织等创面床处理，再行植皮、皮瓣移植术等方法缩短病程。

伤口负压治疗技术作为压疮的辅助治疗手段，可在不同阶段应用，如创面床培育、植皮术后固定、皮瓣术后的引流等，可有效提高手术成功概率，减轻患者痛苦、降低医护工作量。

第二节　压疮创面的伤口负压治疗技术要点

伤口负压治疗技术又分为封闭负压引流（vacuum seal drainage，VSD）和真空辅助闭合（vacuum-assisted closure，VAC），是一种有效的治疗复杂创面的方法。伤口负压治疗在压疮治疗中需特别注意压疮的病理特征（如缺血性坏死、骨突压力集中、潜在感染风险高），以下针对压疮特异性技术要点和实战经验总结。

一、压疮特异性评估与预处理

1. 缺血风险分层　治疗前用经皮氧分压（$TcPO_2$）检测创周皮肤（目标值＞30mmHg），低于此阈值时负压压力需降低20%。足跟压疮合并下肢动脉ABI＜0.6时禁用标准负压，改用超低压力模式（−50mmHg间歇性）。

2. 死腔填充技术　合并骨暴露处理：对Ⅲ/Ⅳ期压疮的裸露骨面，先用含银离子胶原海绵覆盖（如Promogran Prisma），再填充聚氨酯泡沫，防止骨膜脱水坏死。

3. 潜行腔隙管理　用无菌硅胶引流管（如Jackson-Pratt管）穿入深部腔道，外接Y型连接器与主负压系统并联。

4. 特殊人群管理　糖尿病患者，压力值较标准降低15%（如肉芽期改为−100mmHg）。低蛋白血症（血清白蛋白＜30g/L）患者，每日负压时间不超过18h，防止组织水肿加重。

5. 密封技术关键细节

① 高风险部位加固法。骶尾部，采用"人字形"贴膜法（薄膜从臀裂向两侧大转子方向放射状粘贴），减少体位变换导致的漏气。足跟部，使用硅胶

边缘固定器（如V.A.C. GranuFoam Silicone Drape）防止足踝活动时薄膜脱落。

②渗漏应急处理。小漏气，用无菌液态密封胶（如Stomahesive胶）沿漏气点注射后按压20s。大范围渗液，立即剪开薄膜，用含高吸收性纤维的敷料（如Zetuvit Plus）临时覆盖渗出区。

6. 高风险并发症防控 如潜行性出血，引流液突然变红且每小时＞50mL，立即暂停负压，用凝血酶纱布（如Surgiflo）填塞压迫。

7. 边缘性损伤 贴膜前在周围皮肤涂抹含二甲硅油的保护剂（如Cavilon），避免反复撕贴导致表皮剥脱。

二、压疮负压治疗的"三阶梯"原则

1. 清创阶梯 机械清创（超声清创刀）→化学清创（胶原酶软膏）→生物清创（蛆虫疗法）。

2. 负压阶梯 高负压引流→低负压促愈→零负压过渡。

3. 修复阶梯 NPWT→真皮替代物（如Integra）→皮瓣移植。

建议新手在治疗早期联合创面专科护士共同制定方案，重点关注压力相关性损伤和营养支持（每日蛋白质摄入＞1.5g/kg），可显著降低治疗失败率。

负压封闭引流技术解决了压疮治疗过程中很多的难题：一方面减少了患者发生感染而增加的住院时间和住院费用；另一方面，其有效的治疗效果解决了临床实际困难。但该技术在处理特殊部位压疮创面时出现封闭困难、长期压疮创面恶变倾向等问题，还需要不断总结经验教训，从而更好地服务于临床。

第三节 压疮创面的伤口负压治疗实例

病例1

患者女性，49岁，因"截瘫2年，髋部皮肤溃疡的4月"于入住我院。入院前曾于外院行左髋部压疮创面多次清创缝合处理，术后出现伤口裂开不愈来合转入我院。

查体：生命征征平稳，平车推入病房，见左髋部见约4cm×7cm的压疮创面，深达髋关节，与髋关节相通，有明显异味，创周皮肤见缝线瘢痕，创周皮肤无明显红（图11-1）。胸部以下皮肤感觉消失，双下肢肌力0级。

诊断：左髋部压疮。

治疗方案：入院后先给予2次压疮创面扩创＋伤口负压治疗，待创基良好后行左髋部压疮创面扩创、左侧臀上动脉下段穿支蒂螺旋桨皮瓣修复创面，供瓣区直接间断缝合，皮瓣下方入置1枚负压引流管（图11-2～图11-4），皮瓣瓣部周边及供瓣区安置负压引流装置（图11-5）。术后6个月随访见皮瓣存活良好，无新发压疮形成（图11-6）。

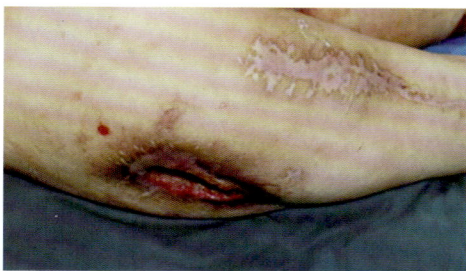

图11-1　创周皮肤

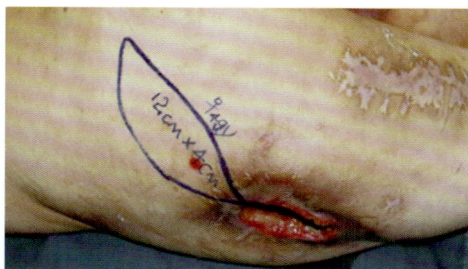

图11-2　皮瓣修复供瓣区

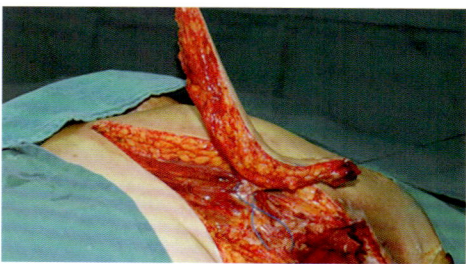

图11-3　左侧臀上动脉下段穿支蒂螺旋桨皮瓣修复创面

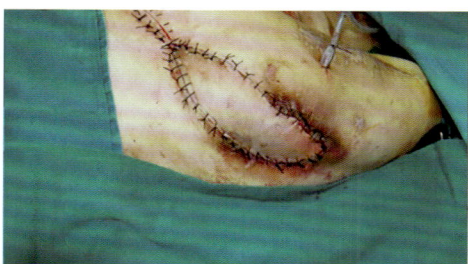

图11-4　皮瓣下方入置1枚负压引流管

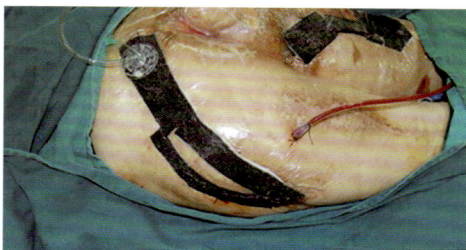

图11-5　皮瓣瓣部周边及供瓣区安置负压引流装置

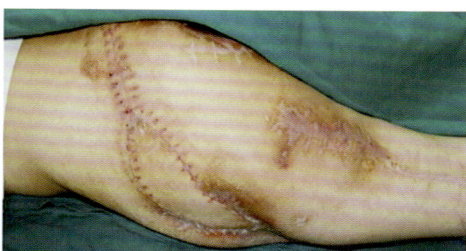

图11-6　皮瓣存活良好，无新发压疮形成

病例2

患者男性，43岁，因"截瘫5年，骶尾部多处皮肤溃疡的6月"于入我院。

查体：生命体征平稳，平车推入病房，右髋部见约12cm×5cm的压疮创面，右侧腰背部见约10cm×5cm的压疮创面，骶尾部见约4cm×3cm的压疮创面，各压疮创面均深达骨质，有异味，创周皮肤无红肿（图11-7）。腰部以下皮肤感觉消失，双下肢肌力0级。

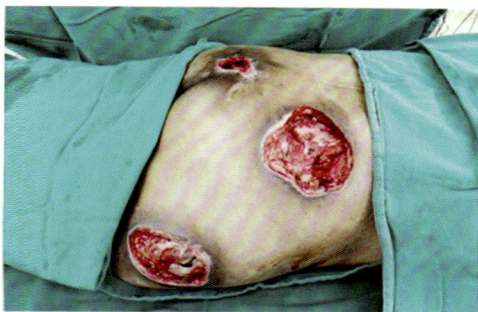

图 11-7　创周皮肤

诊断：骶尾部压疮。

治疗方案：入院行2次压疮创面扩创＋伤口负压治疗，创基良好后先行压疮创面扩创、左侧股后皮神经营养血管皮瓣＋部分筋膜瓣修复左髋部创面、筋膜瓣填塞创腔深部，皮瓣覆盖创面，左侧腰动脉穿支皮瓣转移修复右侧腰背部创面（图11-8）。皮瓣下方入置2枚负压引流管，皮瓣瓣部周边及供瓣区安置负压引流装置。术后12天，待左侧股后皮神经营养血管皮瓣、左侧腰动脉穿支皮瓣存活稳定，再次作好术前准备行骶尾部创面扩创、臀上动脉穿支

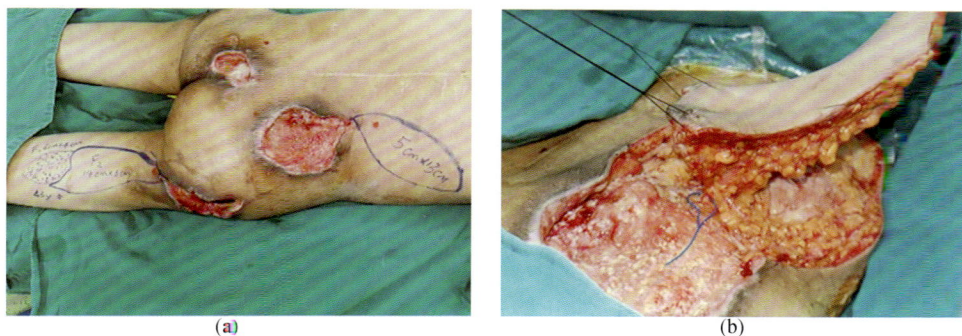

(a)　　　　(b)

图 11-8

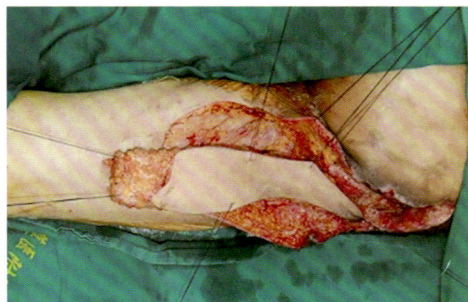

(c)

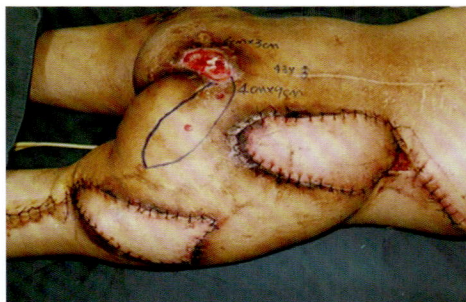

(d)

图 **11-8** 左侧腰动脉穿支皮瓣转移修复左侧腰背部创面

皮瓣修复骶尾部压疮创面（图11-9），皮瓣下方入置1枚负压引流管，皮瓣瓣部周边及供瓣区安置负压引流装置（图11-10）。术后2个月随访见皮瓣存活良好，无新发压疮形成。术后各皮瓣存活良好（图11-11）。

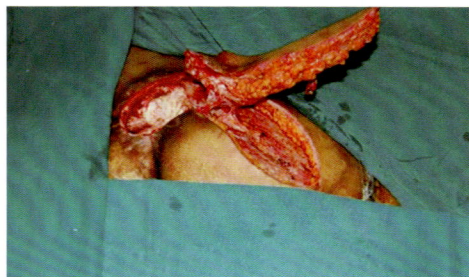

(a)

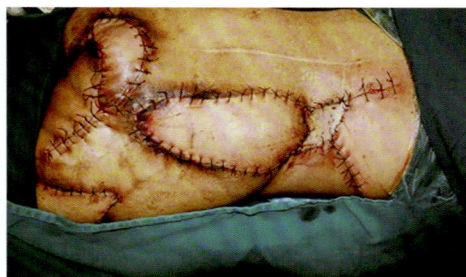

(b)

图 **11-9** 臀上动脉穿支皮瓣修复骶尾部压疮创面

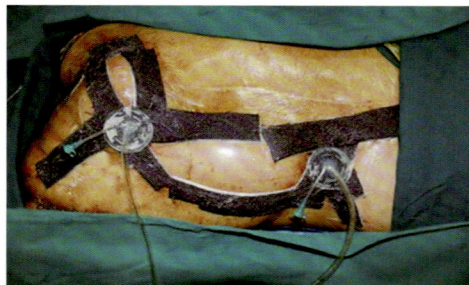

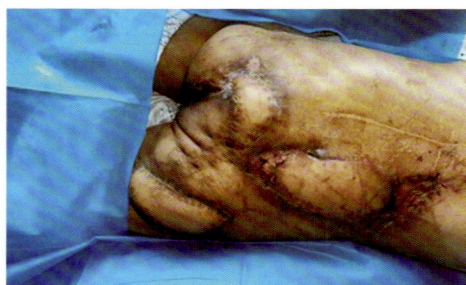

图 **11-10** 皮瓣下方入置1枚负压引流管，皮瓣瓣部周边及供瓣区安置负压引流装置

图 **11-11** 皮瓣存活良好

病例3

患者男性，65岁，因"高位截瘫40年，骶尾部多处皮肤溃疡约7月"于入我院。曾于外院行20余次压疮创面VSD负压引流术及清创缝合处理，左大腿后侧上段压疮创面及骶尾部压疮创面仍未愈合转入我院进一步处理。

查体：生命体征平稳，平车推入病房，左大腿后侧上段见约14cm×5cm的压疮创面，骶尾部见约10cm×4cm的压疮创面，各压疮创面均深达骨质，见部分骶骨外露坏死，创面有坏死筋膜组织，有异味，创周皮肤无明显红肿（图11-12）。胸部以下皮肤感觉消失，双下肢肌力0级。

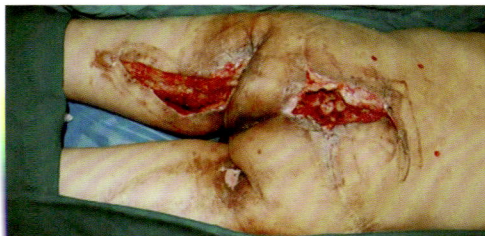

图 **11-12**　创周皮肤

诊断：左大腿后侧压疮，骶尾部压疮。

治疗方案：入院行1次压疮创面扩创+伤口负压治疗后，待创基良好后同时行左大腿后侧上段压疮、骶尾部压疮创面扩创，左侧股后皮神经营养血管VY皮瓣修复左大腿后侧上段创面部创面，左侧臀上动脉穿支VY推进皮瓣修复左大腿后侧上段创面+右侧臀上动脉穿支皮瓣修复骶尾部创面，支瓣及术区安置负压引流装置（图11-13）。术后1个月随访见皮瓣存活良好，无复发压疮形成。术后各皮瓣存活良好（图11-14）。

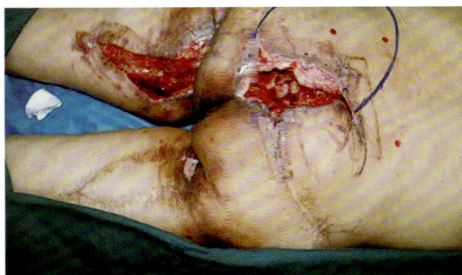
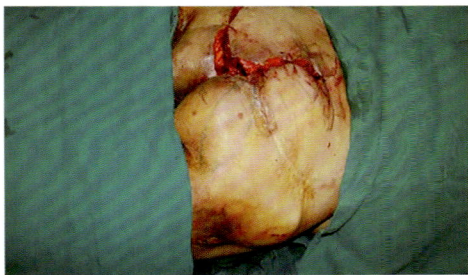

(a)　　　　　　　　　　　　　　(b)

图 **11-13**

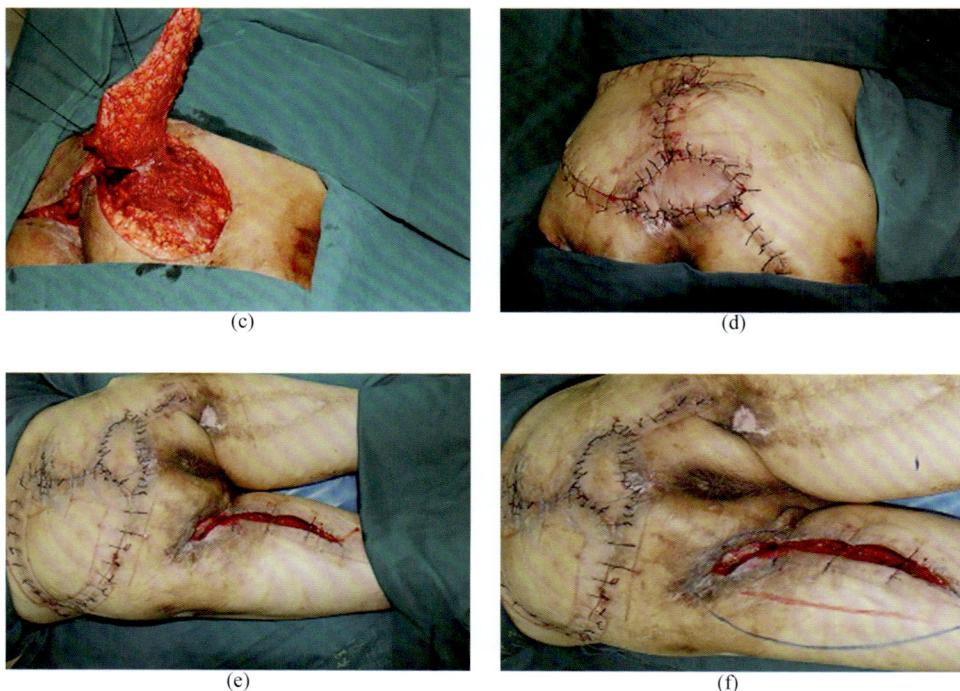

(c)

(d)

(e)

(f)

图 11-13　皮瓣修复骶尾部创面，皮瓣及术区安置负压引流装置

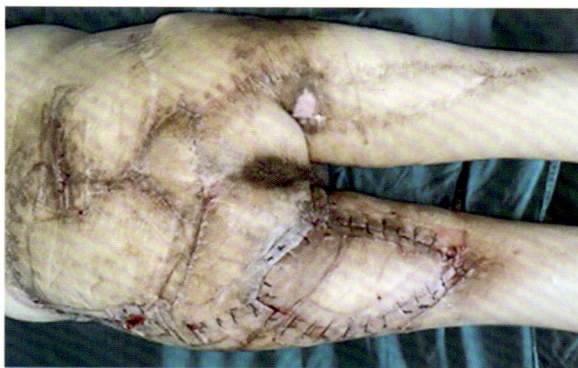

图 11-14　术后各皮瓣存活良好

病例4

　　患者女性，54岁，因"截瘫5年、右侧坐骨结节压疮3个月，会阴部坏死性筋膜炎8天"于入我院。入院时下腹部、会阴部见多发窦道形成，皮下有积气，有皮下捻发感，右侧坐骨结节合并压疮创面，压疮创面深达坐骨，见

部分坐骨外露坏死，各创面见有坏死筋膜组织，有异味，创周皮肤红肿。

查体：右坐骨结节处约4cm×5cm的压疮创面，下腹部、会阴部见多个已切开引流不规则创面，部分创面相通（图11-15），胸部以下皮肤感觉消失，双下肢肌力0级。

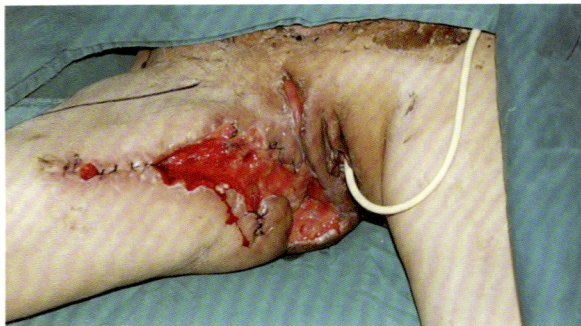

图11-15 压疮创面，下腹部、会阴部见多个已切开引流不规则创面，部分创面相通

诊断：坐骨结节压疮，坏死性筋膜炎。

治疗方案：入院行2次积极给予会阴部坏死性筋膜炎再次切开引流扩创及右侧坐骨结节压疮创面扩创+伤口负压治疗，待染感控制后，行下腹部切开引流创面缝合，行右侧腿股外侧肌皮瓣修复会阴部和右侧坐骨结节压疮创面，肌瓣填塞创腔，皮瓣覆盖创面，皮瓣下方放置负压引流管（图11-16），皮瓣瓣部周边及大腿供瓣区安置负压引流装置（图11-17）。术后3个月随访见皮瓣存活良好，无新发压疮形成。术后各皮瓣存活良好（图11-18）。

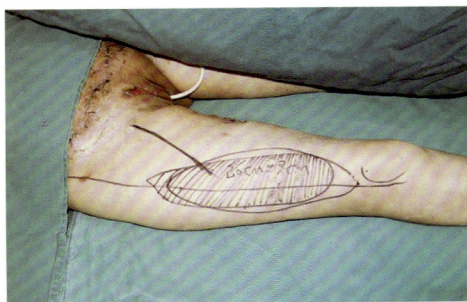
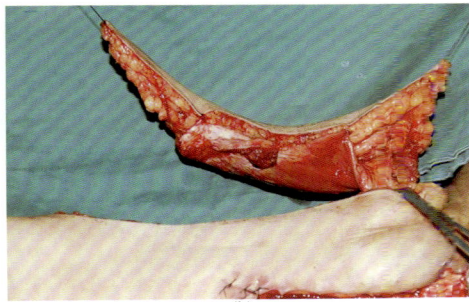

(a)　　　　　　　　　　　　　　　　(b)

图11-16 右侧腿股外侧肌皮瓣修复会阴部和右侧坐骨结节压疮创面

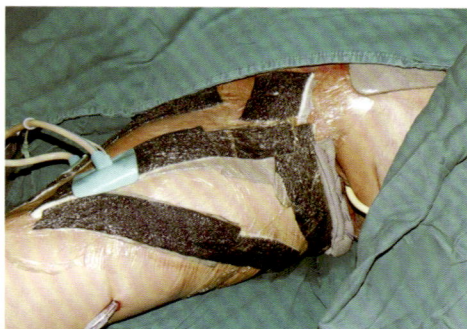

图 **11-17** 皮瓣瓣部周边及大腿供瓣区安置负压引流装置

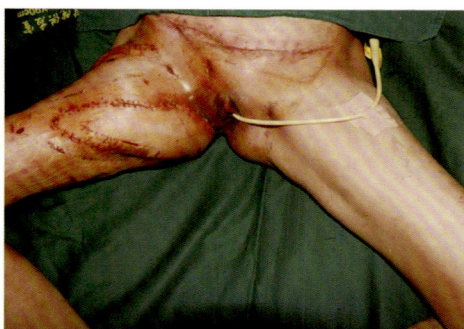

图 **11-18** 术后各皮瓣存活良好

病例5

患者，男性，50岁，因"高位截瘫5年，骶尾部皮肤溃疡的2个月"于入我院。

查体：平车推入病房，骶尾部见约10cm×10cm的压疮创面，压疮创面深达骨质，创面见有部分骶骨变民性坏死及筋膜组织坏死，他创异味明显，创周皮肤红肿（图11-19）。胸部以下皮肤感觉消失，双下肢肌力0级。

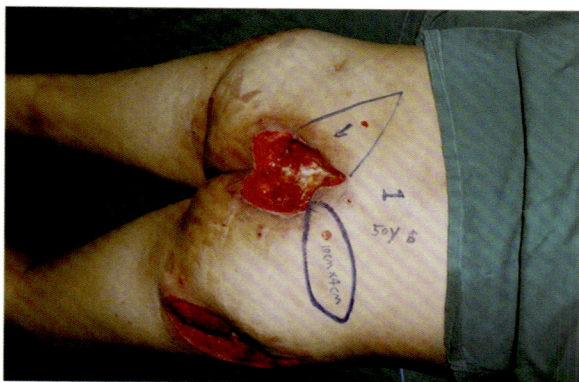

图 **11-19** 创周皮肤

诊断：骶尾部压疮。

治疗方案：入院行1次骶尾部压疮创面扩创＋伤口负压治疗后，待创面感染控制、创基肉芽新鲜后行骶尾部压疮创面扩创、左侧臀上动脉穿支VY

推进皮瓣联合右侧臀上动脉穿支螺旋桨皮瓣转移修复骶尾部创面，皮瓣供区均直接缝合（图11-20），皮瓣瓣部周边及供瓣区安置负压引流装置（图11-21）。术后4个月随访见各皮瓣存活良好，无新发压疮形成，术后各皮瓣存活良好（图11-22）。

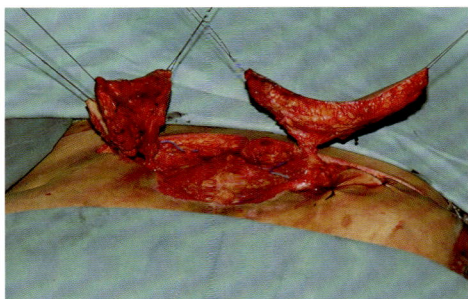
(a)

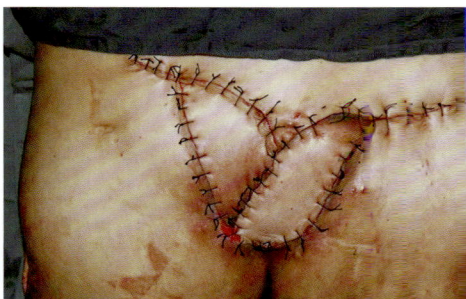
(b)

图 **11-20**　左侧臀上动脉穿支VY推进皮瓣联合右侧臀上动脉穿支螺旋桨皮瓣转移修复骶尾部创面，皮瓣供区均直接缝合

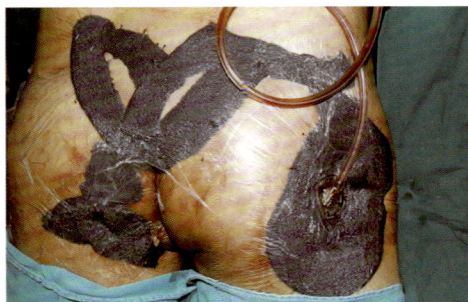

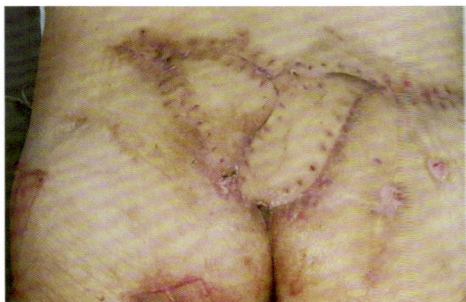

图 **11-21**　皮瓣瓣部周边及供瓣区安置负压引流装置

图 **11-22**　术后各皮瓣存活良好

病例6

患者男性，43岁，因"截瘫2年，左坐骨结节处溃疡的2个月"入住我院。院前曾于当地县医院行创面切开引流术，术后创口一直未愈转入我院。

查体：左坐骨结节处见约10cm×5cm的压疮创面，压疮创面深达坐骨结节。创面见有坏死筋膜组织，见坐骨部分坏死，创周皮肤无明显红肿（图11-23）。

诊断：坐骨结节压疮，截瘫。

治疗方案：入院后完善术前准备，无明显手术禁忌，先给予左坐骨结节压疮创面扩创＋伤口负压治疗1次（图11-24），待创面无坏死组织，局部肉芽新鲜后行左坐骨结节压疮创面扩创、左侧臀上动脉穿支皮瓣＋部分臀大肌肌瓣修复骶尾部创面，肌瓣填塞创腔，臀上动脉穿支皮瓣转移覆盖创面，皮瓣供区均直接缝合（图11-25），皮瓣瓣部周边及供瓣区安置负压引流装置（图11-26）。术后8个月随访见皮瓣存活良好，无新发压疮形成。术后皮瓣存活良好（图11-27）。

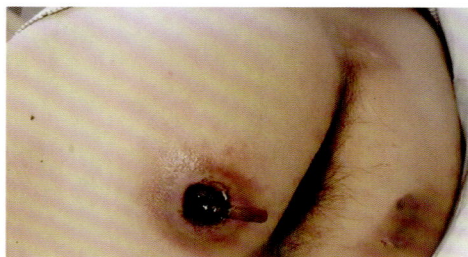

图11-23　创周皮肤

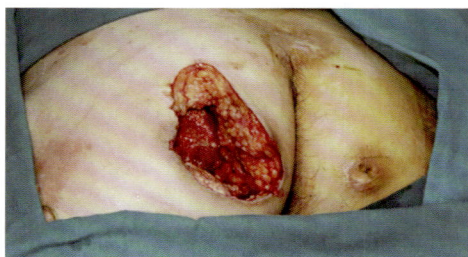

图11-24　给予左坐骨结节压疮创面扩创＋伤口负压治疗1次

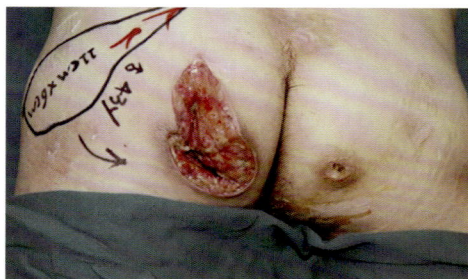

(a)

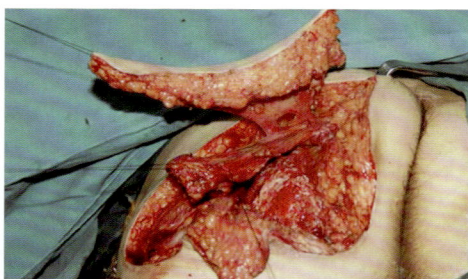

(b)

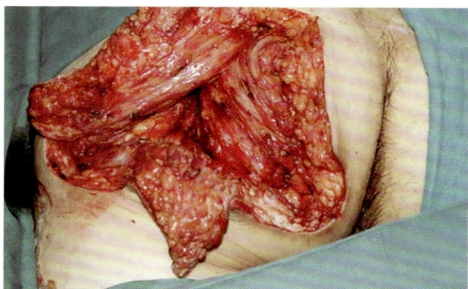

(c)

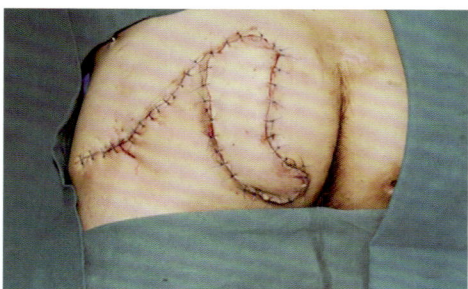

(d)

图11-25　左侧臀上动脉穿支皮瓣＋部分臀大肌肌瓣修复骶尾部创面，肌瓣填塞创腔，臀上动脉穿支皮瓣转移覆盖创面，皮瓣供区均直接缝合

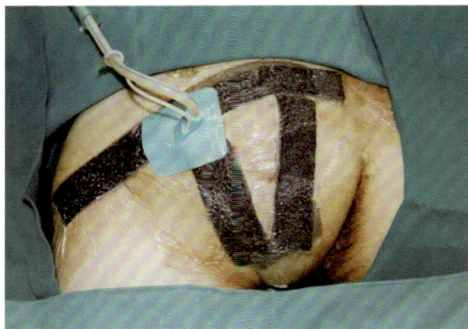

图 **11-26** 皮瓣瓣部周边及供瓣区安置负压引流装置

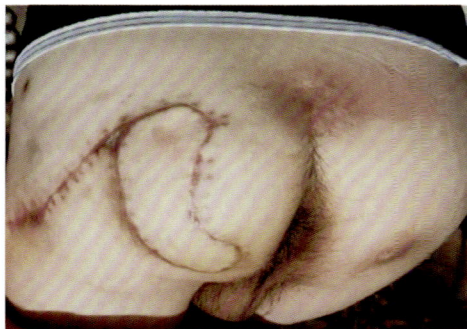

图 **11-27** 术后皮瓣存活良好

病例7

患者男性，45岁，因"骶尾部处压疮的2月"入住我院。

查体：骶尾部处见约10cm×8cm的压疮创面，创面见有坏死皮肤及筋膜组织，压疮创面深达骨质（图11-28），创周皮肤无明显红肿。

诊断：骶尾部压疮。

治疗方案：入院行1次压疮创面扩创+伤口负压治疗后，创面肉芽新鲜，无坏死筋膜组织（图11-29）。再行压疮创面扩创、右侧臀上动脉穿支皮瓣修复创面，皮瓣供区直接缝合（图11-30），皮瓣及术区安置负压引流装置（图11-31）。术后2个月随访见皮瓣存活良好，无新发压疮形成。术后皮瓣存活良好（图11-32）。

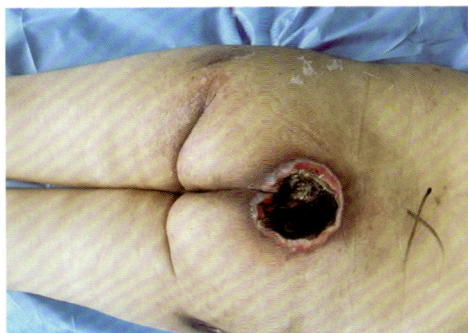

图 **11-28** 创面见有坏死皮肤及筋膜组织，压疮创面深达骨质

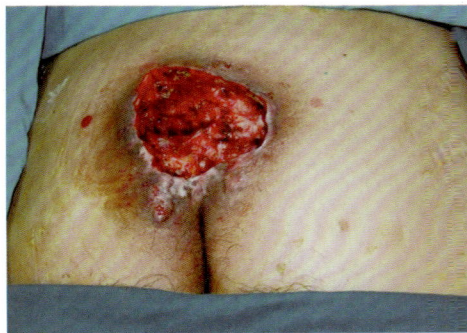

图 **11-29** 入院行1次压疮创面扩创+伤口负压治疗后

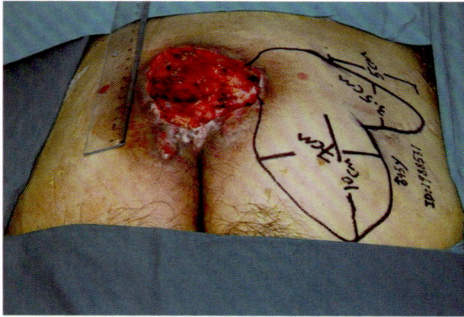
(a)

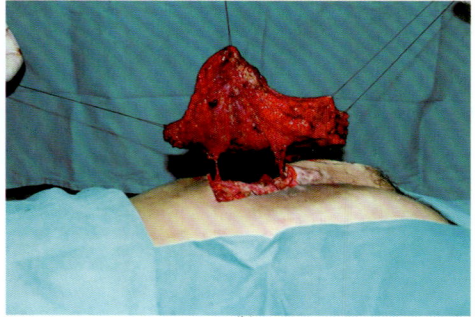
(b)

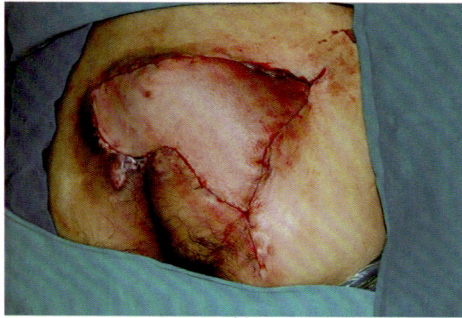
(c)

图11-30　压疮创面扩创、右侧臀上动脉穿支皮瓣修复创面，皮瓣供区直接缝合

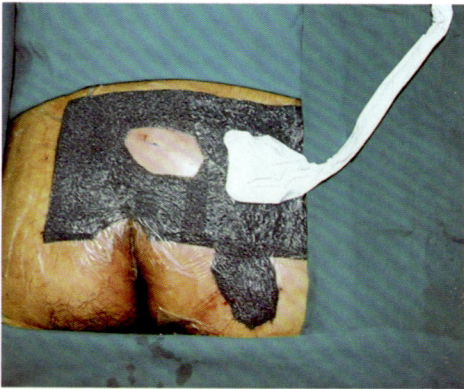

图11-31　皮瓣及术区安置负压引流装置

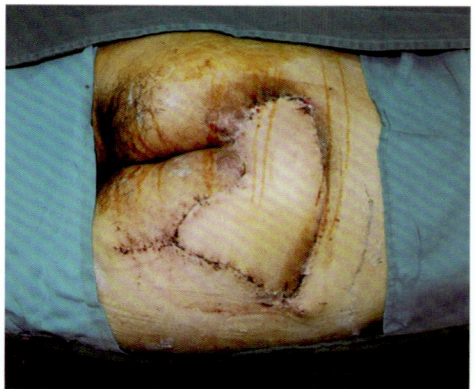

图11-32　术后皮瓣存活良好

病例8

患者，男性，57岁，因"高位截瘫7年，右侧坐骨结节皮肤溃疡的5个月"入住我院。

查体：右侧坐骨结节处见约6cm×3cm的压疮创面，创面深在坐骨结节，呈"烧杯"样。左侧臀部见一三角形成存皮瓣（图11-33）。

诊断：坐骨结节部压疮，高位截瘫。

治疗方案：入院行1次压疮创面扩创+伤口负压治疗后，待创面感染控制好，创面无坏死组织，行压疮创面扩创（图11-34）、游离背阔肌肌皮瓣修复压疮创面，皮瓣供区均直接缝合（图11-35），皮瓣及术区安置负压引流装置（图11-36）。术后4个月见皮瓣存活良好，无新发压疮形成。术后皮瓣存活良好（图11-37）。

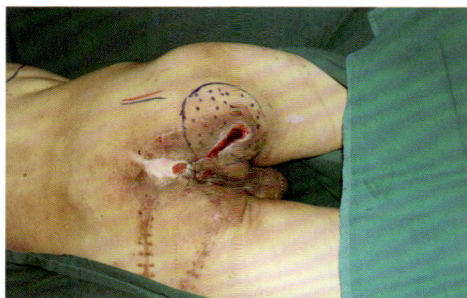

图11-33 创面深在坐骨结节，呈"烧杯"样，左侧臀部见一三角形成存反瓣

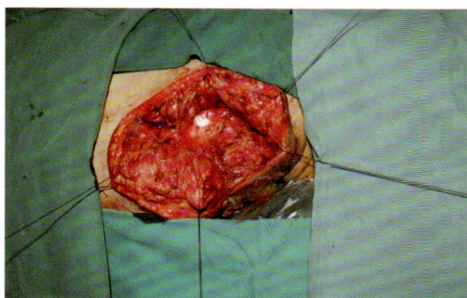

图11-34 入院行1次压疮创面扩创+伤口负压治疗后，创面无坏死组织，行压疮创面扩创

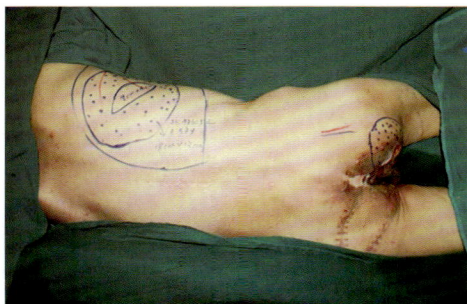

(a)

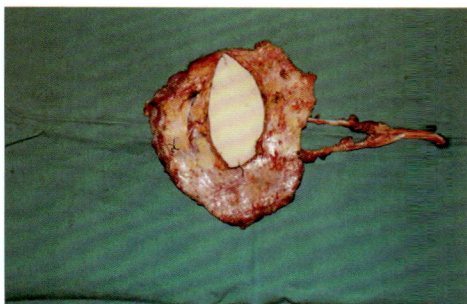

(b)

图11-35

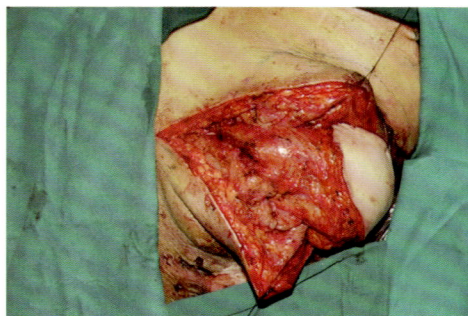
(c)

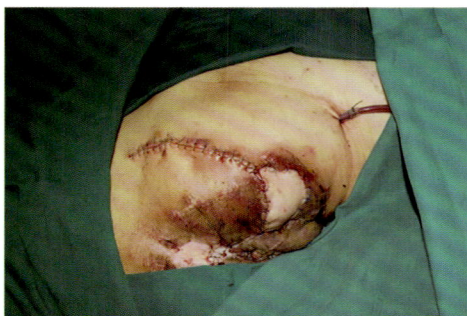
(d)

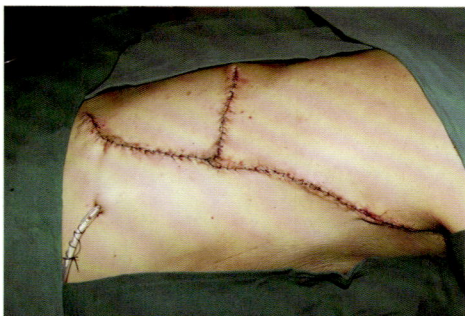
(e)

图 11-35　游离背阔肌肌皮瓣修复压疮创面，皮瓣供区均直接缝合

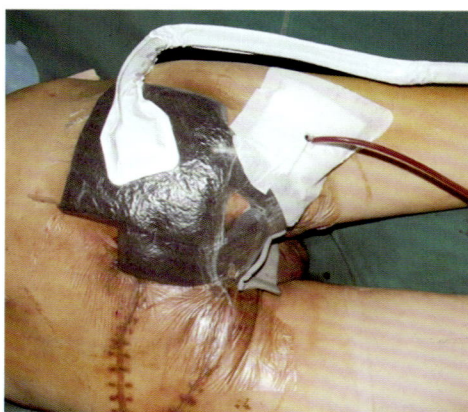

图 11-36　皮瓣及术区安置负压引流装置

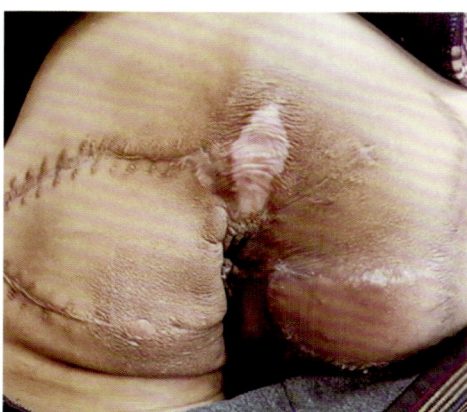

图 11-37　术后皮瓣存活良好

病例9

患者，男性，57岁，因"高位截瘫12年，骶尾部、双髋部皮肤溃疡的3个月"入住我院。

查体：骶尾部见约10cm×12cm的压疮创面，左侧髋部见约5cm×4cm的压疮创面，右侧髋部见约3cm×3cm的压疮创面，各压疮创面均深达骨质，局部皮肤发黑坏死，创面见有坏死筋膜组织，有异味，创周皮肤红肿（图11-38）。

诊断：骶尾部压疮，双侧髋部压疮，高位截瘫。

治疗方案：入院行1次压疮创面扩创＋伤口负压治疗后（图11-39），先行骶尾部压疮创面扩创双侧臀上动脉皮瓣组合修复创面（图11-40），待皮肤

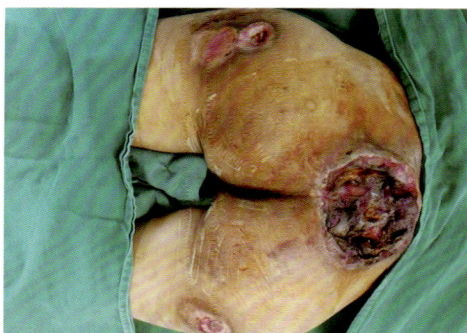

图 **11-38** 压疮创面均深达骨质，局部皮肤发黑坏死，创面见有坏死筋膜组织，有异味，创周皮肤红肿

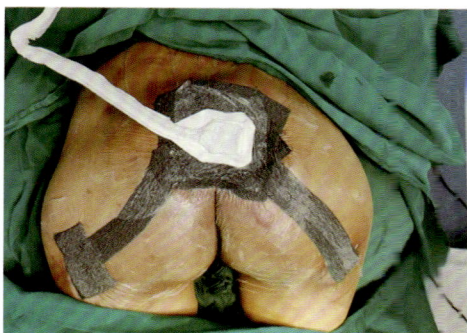

图 **11-39** 入院行1次压疮创面扩创＋伤口负压治疗后

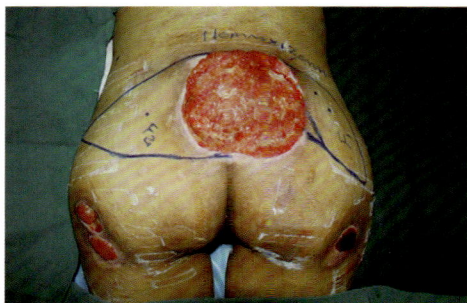

(a)

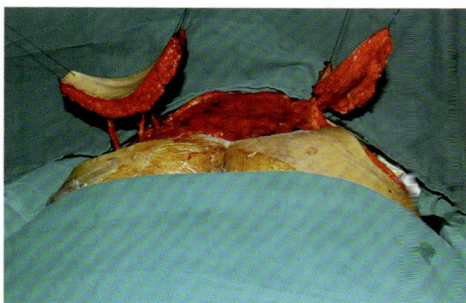

(b)

图 **11-40**

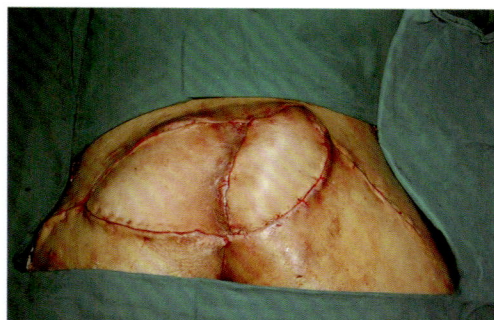

(c)

图 **11-40** 行骶尾部压疮创面扩创双侧臀上动脉皮瓣组合修复创面

稳定后行左侧髋部压疮创面股后皮神经营养血管皮瓣修复，右侧髋部压疮创面直接缝合处理（图11-41）。各皮瓣供区均直接缝合，皮瓣及术区安置负压引流装置。术后2个月随访见各皮瓣存活良好，无新发压疮形成（图11-42）。

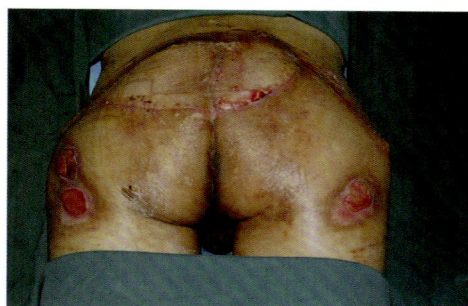

(a)

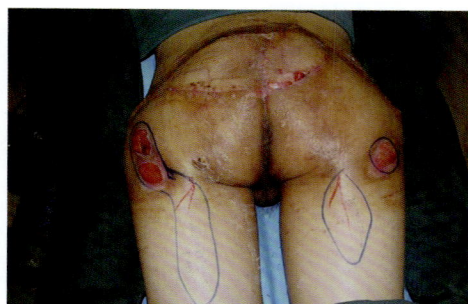

(b)

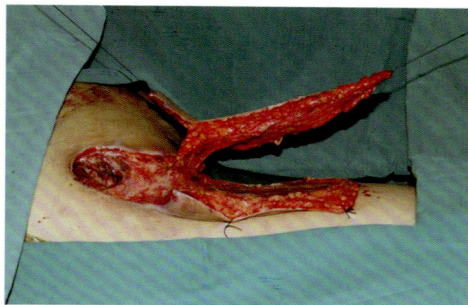

(c)

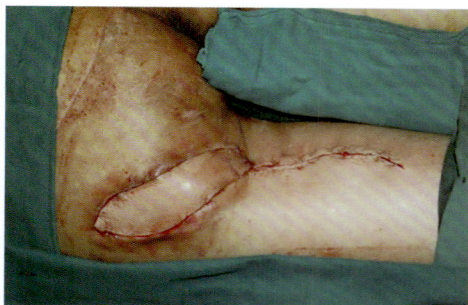

(d)

图 **11-41** 皮瓣稳定后行左侧髋部压疮创面股后皮神经营养血管皮瓣修复，右侧髋部压疮创面直接缝合处理

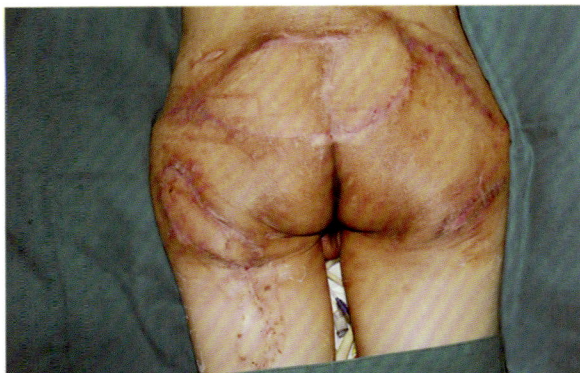

图 **11-42** 各皮瓣存活良好，无新发压疮形成

病例10

患者，男性，51岁。因"高位截瘫8年，右侧坐骨结节皮肤溃疡的6个月"入住我院。

查体：右侧坐骨结节处见约7cm×3cm的压疮创面，创面深在坐骨结节，呈"烧杯"样。（图11-43）。

诊断：坐骨结节部压疮，高位截瘫。

治疗方案：入院行1次压疮创面扩创+伤口负压治疗后，待创面感染控制好，创面无坏死组织，行压疮创面扩创、带蒂臀上动脉嵌合肌皮瓣修复压疮创面，皮瓣供区均直接缝合（图11-44），皮瓣及术区安置负压引流装置（图11-45）。术后4个月见皮瓣存活良好，无新发压疮形成。术后皮瓣存活良好（图11-46）。

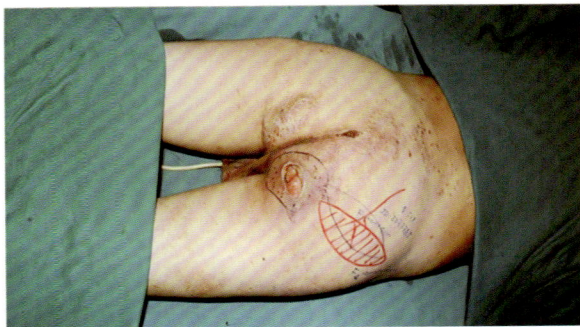

图 **11-43** 右侧坐骨结节处压疮创面，创面深在坐骨结节，呈"烧杯"样

(a)

(b)

(c)

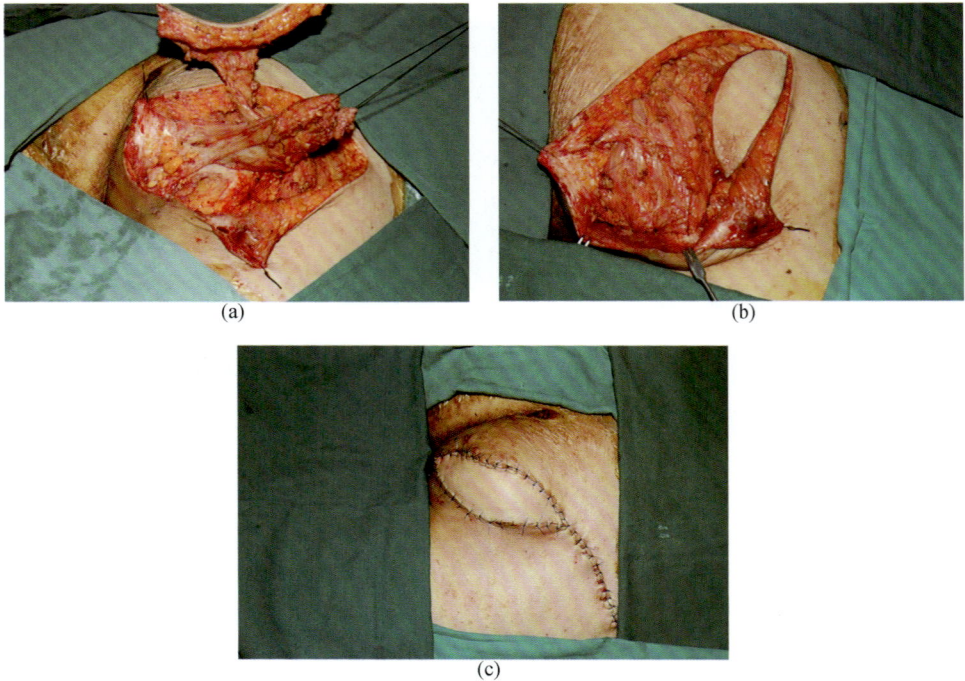

图 **11-44**　入院行1次压疮创面扩创＋伤口负压治疗后，待创面感染控制
好，行带蒂臀上动脉嵌合肌皮瓣修复压疮创面

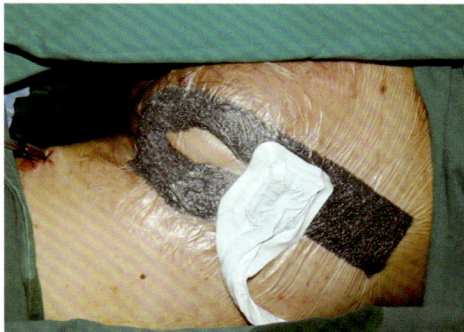

图 **11-45**　皮瓣及术区安置负压引流
装置

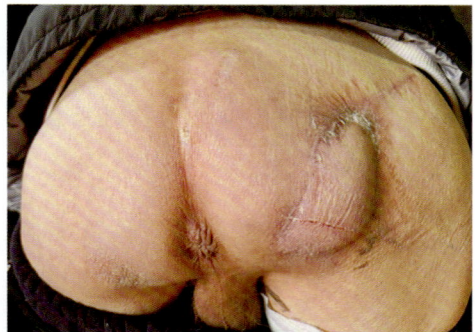

图 **11-46**　术后4个月见皮瓣存活良
好，无新发压疮形成，术后皮瓣存
活良好

（魏在荣　周健）

第十二章

肠瘘的伤口负压治疗

第一节　肠瘘创面的概述

一、肠瘘的定义及特点

肠瘘是指胃肠道与其他空腔脏器、体腔或体腔外有异常通道，肠内容物循此进入其他脏器、体腔或体外，并将由此而引起感染、体液丧失、内部稳态失衡、器官功能受损、心脏营养不良等改变。肠管与体腔相通的瘘最终也将自行或经外科引流后与体外相通，这种肠管与体外相通的瘘统称为肠外瘘。肠外瘘发生后易出现水、电解质丢失，致使内稳态失衡，循环血量不足；肠道功能受损引起营养不良并由此引起器官功能、免疫机制及代谢紊乱；肠道细菌外移与外源性污染、组织腐蚀，带来严重污染与感染，进而有全身性感染及多器官功能障碍；肠外瘘由于消化液腐蚀、伤口感染出现腹壁创面感染、缺损等情况。

肠瘘的创面修复面临消化液腐蚀、感染、营养不足、肠壁缺损等诸多问题，因此在治疗方面需要全面评估、综合治疗。

二、肠瘘创面的特点

根据发生肠瘘的消化道位置可将肠瘘分成三型。Ⅰ型，食管、胃十二指肠瘘；Ⅱ型，小肠瘘；Ⅲ型，结直肠瘘；Ⅳ型，来源不明的肠外瘘。对于食管瘘、十二指肠残端瘘、胰胆管瘘、空肠瘘（瘘口＜1cm，窦道长度＞2cm）是较容易愈合的肠外瘘；而对于肠管连续性中断、瘘口周围伴有脓肿、异物、远端肠管梗阻的肠外瘘则愈合困难。

发生肠外瘘后肠道一般需要经历高分泌期、肠道代偿期、肠道稳定期三个阶段。肠道高分泌期一般发生于瘘口形成3天内，一般需要经历1～2个月时间，其特点是消化液丢失量大并且容易形成淤胆型胆囊结石。肠道代偿期始于肠瘘发生后3～5天，可持续长达12个月，随着时间的延长，消化液的丢失量逐步下降。该阶段持续的时间长短取决于患者的年龄、基础疾病的严重程度以及肠瘘发生的位置。肠道稳定期消化液的丢失量进一步减少，最终稳定于一定的量，此阶段可长达24个月。

肠外瘘患者的创面可出现在原腹部切口、引流管、穿刺引流或者腹部薄弱位置破溃穿透腹壁等腹部的任何位置。早期创面可由于感染所致出现红肿、疼痛、局部皮温升高，当引流感染形成脓肿、破溃后创面损伤逐步加重，出现创面皮肤破溃、溃疡、出血、疼痛加剧等并发症。由于消化液的特殊特性，往往在对患者形成躯体痛苦的同时，对于精神创伤影响巨大。因此，肠瘘的患者创面修复面临着巨大的机遇与挑战。

消化液外漏、肠道细菌移位导致肠外瘘患者的创面具有渗出、感染、化学损伤的持续性；由于腹部解剖结构的特殊性以及肠外瘘创面性状的多样性，使此类创面的处理具有复杂性及个性化的特点。肠瘘患者的创面需要将消化液及时、有效、持续、安全、便捷地引流，同时需要一定条件下的生理盐水冲洗，减少细菌繁殖数量以及防止消化液中内容物堵塞伤口负压治疗装置，同时保护创面范围内的腹腔器官，避免因引流导致的相应并发症。在此基础上可以选择性地收集消化液并经过处理后进行消化液回输，尽可能恢复消化道的生理消化功能。

2009年Bjorck等提出腹腔开放创面分类方法。2013年世界腹腔间隔室综合征学会(World Society of the Abdominal Compartment Syndrome，WSACS)将其完善并按照腹腔粘连、污染程度和肠瘘三个维度，将其分为九种亚型。Ⅰ型，腹腔游离(no fixation)；Ⅱ型，腹腔粘连进展期(developing fixation)；Ⅲ型，冰冻腹腔(frozen abdomen)。以上每型又分为三类，A类，腹腔清洁，肠管游离；B类，腹腔污染，肠管游离；C类，肠瘘。Ⅳ型，确定冰冻腹腔合并肠空气瘘[established enteroatmospheric fistula (EAF)，frozen abdomen]，该类型患者因为冰冻腹腔中的肠空气瘘，Bjorck等认为EAF创面既与没有粘连或轻度粘连时肠瘘的治疗方式不同，也与冰冻腹腔没有肠瘘的治疗方式不同，故将其单独列为第Ⅳ腹腔开放类型（表12-1）。

表12-1 腹腔开放创面分类

分类	Ⅰ型 腹腔游离	Ⅱ型 腹腔粘连进展期	Ⅲ型 冰冻腹腔
A类 清洁创面	腹腔清洁，肠管游离	腹腔清洁，粘连形成	腹腔清洁，冰冻腹腔
B类 污染创面	腹腔污染，肠管游离	腹腔污染，粘连形成	腹腔污染，冰冻腹腔
C类 伴有肠瘘	肠瘘，肠管游离	肠瘘，粘连形成中	
Ⅳ型：确定冰冻腹腔合并肠空气瘘			

对于腹腔开放创面中的A类或B类患者，Bjorck等认为此类腹腔开放创面很少合并肠瘘，创面较清洁，腹腔内感染较轻。对于此类患者，如果腹腔内感染有效控制后，腹腔内压力保持在正常范围，在腹腔开放引流后10天左右时间可以考虑再次全层缝合切口。

对于腹腔开放创面分类中的C类患者，其病情特点是合并肠破裂和肠外瘘。Bjorck等认为此类患者腹腔内不仅肠管间相互粘连，而且肠管与腹膜及腹腔开放切口边缘相互粘连。患者腹腔感染严重，病程一般持续数月至半年之久。对于此类患者的治疗应分为早期腹腔开放引流、中期冰冻腹腔形成、创面植皮的维持阶段和后期的腹壁重建三个阶段。

目前暂时性关闭腹腔的方式有多种方式，如巾钳关闭技术、静脉营养袋关闭技术、脱细胞组织基质材料关闭技术、负压封闭引流技术、真空敷料技术、进行性缝合关闭技术、硅胶膜暂时性关闭腹腔、补片关闭腹腔技术等方式，各方式均具有各自的优缺点。

第二节   肠瘘创面的伤口负压治疗技术要点

一、伤口负压治疗基本原则

伤口负压治疗是近年发展起来的一种处理急慢性创面很好的技术。该装置是以聚氨基甲酯（polyurethane PU）泡沫或聚乙烯酒精水化海藻盐（polyvinylalcohol PVA）泡沫填塞软组织缺损、感染、坏死后形成的创面，充当创面与引流管之间的中介，将传统的点状引流变为全方位引流；以生物半透膜为全密封材料，覆盖、封闭整个创面和腔隙，同时将引流管与负压源连接，使整个与伤口负压治疗敷料相接触的创面处于一个全表面封闭负压引流状态，以促进创面、腔隙内的渗液、液化坏死组织及时排出体外；隔绝创面与外环境之间的感染机会；加快创面的肉芽组织均匀整齐地生长；敛合创面及腔隙。

二、伤口负压治疗技术要点

自1991年Davydov对比了负压治疗化脓性伤口与外科清创后的集中治疗方法的区别，详细阐述了负压治疗的血清学、细菌学以及组织细胞反应的情况，可以观察到"显著的免疫正性反应"，其能降低感染创面并发症的发现一致，降低了需要反复外科手术的需要，降低了发热机会，降低了感染性休克的发生率。1992年德国ULM大学创伤外科Fleischmann博士首先将该装置用于开放性骨折伴有软组织损伤的创面，15例患者中无均未现创面感染，取得了良好的效果。1997年，Wake Forest大学的Morykwas和Argenta医生通过进行动物实验及临床应用，进一步推广了该技术。目前研究认为其作用机制可能有：促进创面局部血液循环；产生的机械应力促进修复细胞增殖；引流减轻组织水肿；控制感染；影响细胞因子如TGF-β、IL-6、IL-8、IL-10、MMP-1等一系列生长因子的表达以促进组织愈合。我国于1994年由裘华德教授引进负压封闭引流技术并应用于普外科，如急性坏死性胰腺炎以及各种腹腔感染的治疗，目前已逐步尝试应用于腹腔感染、开放性伤口的治疗。目前负压引流装置已经在骨科、烧伤科等临床科室得到广泛应用。

虽然目前封闭负压吸引技术作为一项新的治疗手段已经广泛应用于临床

多个专业及病种，特别是在骨科、烧伤科使用该技术进行创面治疗方面已取得了令人可喜的成效，前景广阔。但是通过回顾文献我们发现，有关封闭腹壁开放负压引流的应用该技术积累的救治经验较少，特别是对于腹腔及腹壁创面污染重，损伤范围广的伤口，由于腹壁组织缺损范围过大，腹腔内污染严重，脏器水肿，甚至腹腔脏器损伤等令人棘手的问题从而更加限制了一期关闭腹腔。近年来DCS这一理念已逐渐被创伤外科医生所接受，对于腹部损伤而言，在对致命性大出血及空腔脏器造成的腹腔污染进行紧急处置之后，目前临床上多采用将无组织粘连性人造材料覆盖缺损部位进行暂时性关闭腹腔，但此类材料大多需与缺损边缘组织缝合固定，由于腹壁及腹腔组织水肿、缺血、感染等因素，简单的缝合固定势必会加重局部组织损伤，造成部分腹壁组织的坏死，同时普通的固定方法或多或少会出现腹壁向创缘四周退缩的过程，加大缺损的范围。由于普通的引流方法难以做到全方位高效引流，同时渗液容易导致引流管堵塞等不利因素，进一步加重腹控感染。

因此，对于腹腔开放的患者理想的创面修复材料应具有：防止外界污染、保持腹壁的完整性和支撑力、防止内脏粘连在腹壁上、预防腹内高压、最大限度减少腹部液体丢失、方便重新进腹探查、护理价格便宜、成本低廉等优点。伤口负压治疗对于早期保护外露脏器、减轻污染、控制感染、赢得创面修复良好时机及提高修复效果是一种不错的选择。

第三节　肠瘘创面的伤口负压治疗实例

病例1：伴有腹腔开放的复杂肠瘘创面的处理

（一）病情过程

患者男性，35岁，主因"腹部外伤术后2月余，发现腹腔消化液溢出1月余"入院。

患者于某年11月15日因车祸就诊于当地医院，诊断为"右侧气胸、肝破裂、胰腺挫裂伤、失血性休克、肋骨多发骨折"，术中见肝脏多发破裂，胆囊与胆囊床分离，右侧腹膜后肾脏周围血肿、胰腺挫裂伤（胰头为重），遂行肝脏修补、胆囊切除术、小肠造瘘、腹腔引流术。术后出现腹腔出血，并发急性肾衰竭，后急行开腹止血、坏死组织清除术。术中见可见腹腔广泛粘连、肠管胀气、增粗，大网膜可见广泛皂化斑及坏死灶。胃后壁、胰腺前大量积血及坏死组织，在胰头及胰尾放置引流管。术后给予血液滤过维持肾功能，给予抗炎、静脉营养支持、抗休克等支持治疗。

2周后又因腹腔出血行剖腹探查、胰腺坏死组织清除、腹腔止血引流术。手术见胰腺走行区大量积血、陈旧性凝血块，大量坏死组织呈黑褐色伴恶臭，清除约3000mL，见胰颈部下缘有出血，缝合止血。胰腺残余组织仅残余量10cm，可见主胰管进入十二指肠，周围胰腺组织完全脱落，遂在胰腺头部及尾部放置多根引流管引出体外。10天后再次腹腔出血，转院后给予止血药物等保守对症治疗，生命体征暂平稳。

次年1月3日因再次大量出血做介入造影未明确出血点。基本外科急诊进行清创止血、十二指肠造瘘、空肠造瘘、小肠瘘修补术。术中见胰颈断开，仅在胰颈下缘有直径3mm组织连接胰头与胰体，外覆肉芽组织，考虑此相连组织为胰管。肠系膜上血管、肝总动脉、胃左动脉均外露，腹腔内小肠粘连成团。十二指肠降部前壁可见直径2cm黏膜唇状外翻瘘口，左侧腹壁小肠可见两处瘘口，保留原手术的空肠造瘘管。在胰颈部、胰腺下缘共放置3根引流管引出体外。用负压吸引处理伤口。

1月22日患者再次出血，急诊剖腹探查，术中可见胰腺前方积存大量凝血块，给予胰腺上方出血处纱布填塞，十二指肠瘘口处可见肠液溢出，瘘口周围肠管可见多处出血点，均予以缝扎止血，创面喷洒止血粉，纱垫压迫腹腔创面，手术结束。术后给予抗炎、抗休克、补液等对症支持治疗，术后腹腔引流管仍有消化液引出。具体病程见**图12-1**。

患者为进一步治疗转至我院。入院后给予抗炎、抑酸、抑制消化液分泌、静脉营养支持、充分引流等对症处理。

诊断：多发小肠瘘（腹腔开放伴肠瘘Ⅳ型），胰瘘，十二指肠瘘，胆瘘，腹腔感染，营养不良。

入院后处理原则：入院后给予抗炎、抑酸、抑制消化液分泌、静脉营养支持、充分引流等对症处理。经积极抗休克、控制感染，积极处理肠瘘急性期大量消化液导致的水电解及酸碱失衡情况；根据药敏试验情况合理应用抗菌药控制感染。待肠瘘进入代偿期并腹腔感染控制后评估肠瘘及肠道情况逐步恢复肠内营养支持治疗，最终使患者进入肠瘘稳定期。

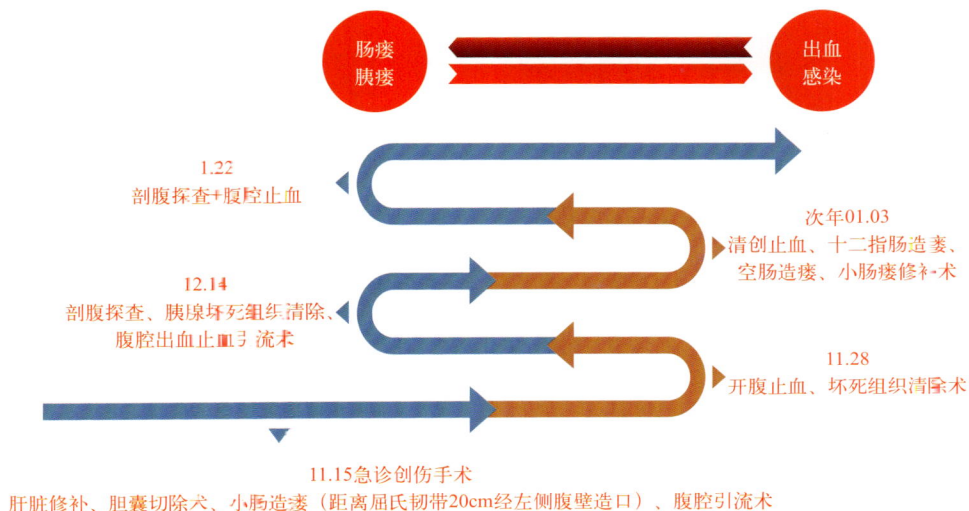

图 **12-1**　患者病程示意图

（二）创面处理思路

　　根据患者入院时病史及影像学检查考虑患者目前存在多发小肠瘘、胰瘘、十二指肠瘘、胆瘘。患者入院后治疗的首要目的是控制感染源、充分引流防止因消化液导致的反复腹腔出血、给予合理的肠外营养支持、维持循环稳定，同时进一步完善相关检查，进一步明确消化道瘘的情况。同时因肠道暴露于空气中，已经形成多发的肠空气瘘（图 12-2），创面暂时今予覆盖凡士林纱布，防止肠空气瘘进一步加重。待患者生命体征平稳后行造影评估，判断肠道远近端情况，于近端放置黎氏双套管给予引流消化液，远端放置营养管（图 12-3），建立营养通路，恢复肠内营养支持。由于创面存在多发肠空气瘘，需覆盖凡士林、纱布同时放置负压装置，给予主动吸引、引流。腹腔内胰瘘、胆瘘、肠瘘予以黎氏双套管冲洗、主动引流，防止消化液腐蚀周围器官及血管，出现相应的严重并发症。保持创面湿润，应用表皮生长因子促进创面皮肤生长。经过积极控制感染源、给予合理的营养支持同时给予充分引流，保持创面在湿性、负压引流环境下愈合（图 12-4）。

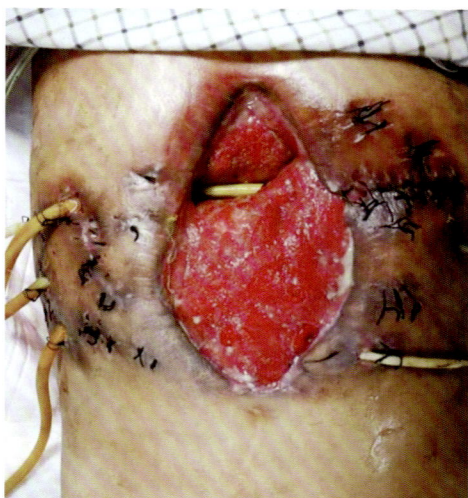

图 **12-2**　入院时腹部及创面情况

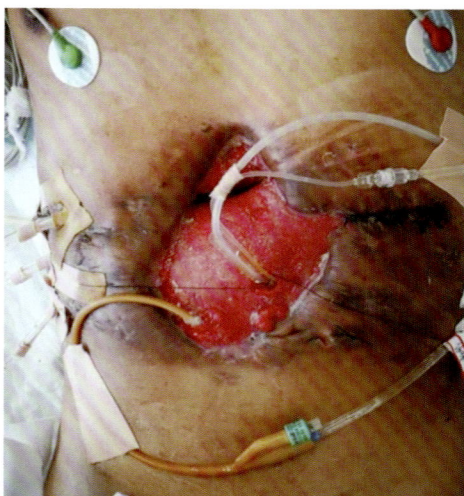

图 **12-3**　近端肠管引流消化道液，远端肠管建立营养通路，创面覆盖凡士林纱布及纱布建立负压引流

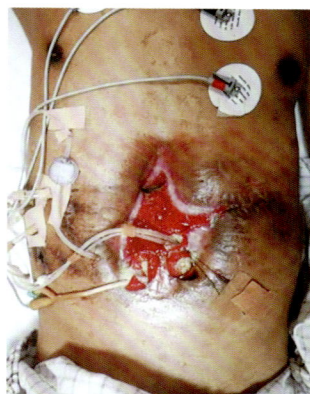

(a)

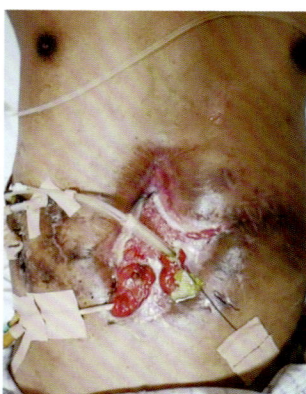

(b)

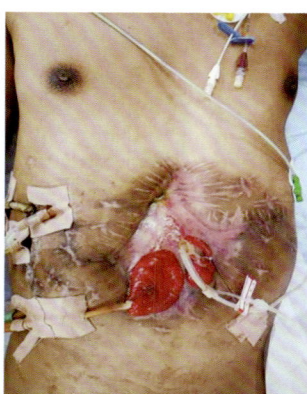

(c)

图 **12-4**　创面覆盖凡士林纱布及纱布建立负压引流创面的愈合过程

（三）围手术期创面处理

术前创面评估（**图 12-5**）可见创面局部皮肤缺损8cm×9cm。术前评估需要行皮瓣转移，因患者腹部多次手术，双侧腋前线、腋中线多处引流管瘢痕，背部皮瓣转移困难大，拟行腹壁菱形皮瓣转移，因患者腹部开放状态，

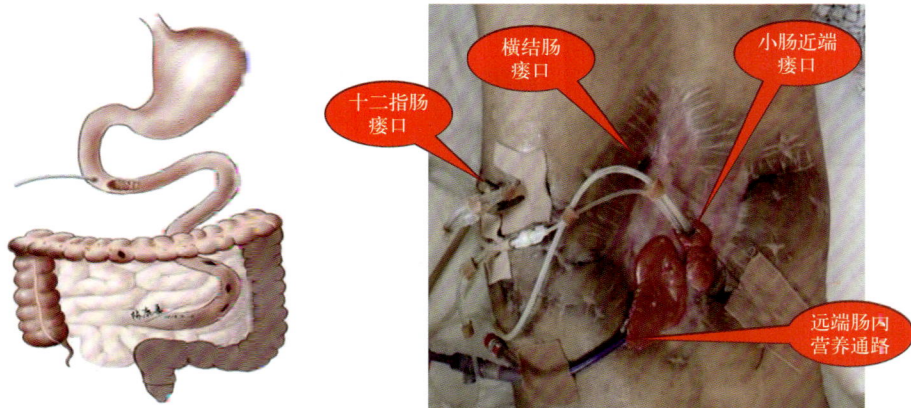

图 **12-5**　术前肠瘘评估情况

腹壁筋膜层及腹壁肌肉挛缩，术中需行一期腹壁重建。术前评估该患者存在十二指肠瘘、多发小肠瘘、结肠瘘，行部分小肠切除术＋部分结肠切除术＋十二指肠瘘修补术＋回肠造口术＋腹壁重建术（图12-6）。术中腹壁重建后腹壁皮肤及皮下组织经转移皮瓣后仍无法覆盖补片，遂行局部大网膜外翻覆盖（图12-7）。术后创面大网膜形成肉芽组织过程中伴有局部腹壁皮下脂肪坏死、肉芽渗液，给予放置负压引流装置控制创面渗出（图12-8），同时予合理营养支持并选择适当的抗生素抗炎治疗。经过伤口负压治疗，创面逐步愈合良好（图12-9）。

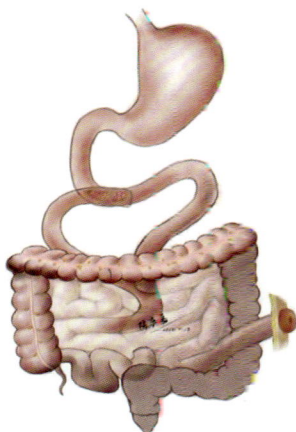

图 **12-6**　术中消化道重建

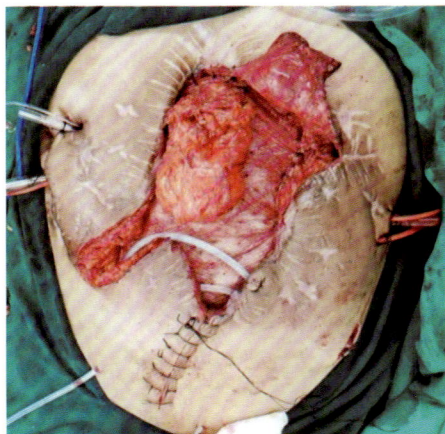

图 **12-7**　腹壁重建情况

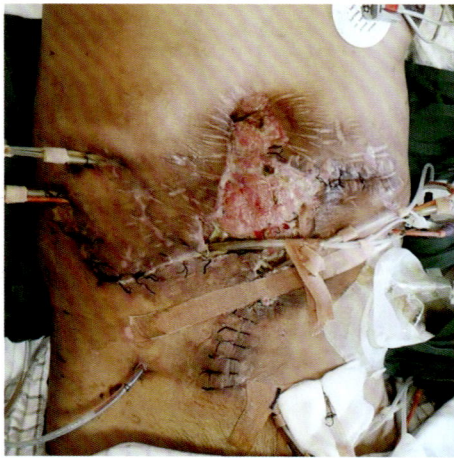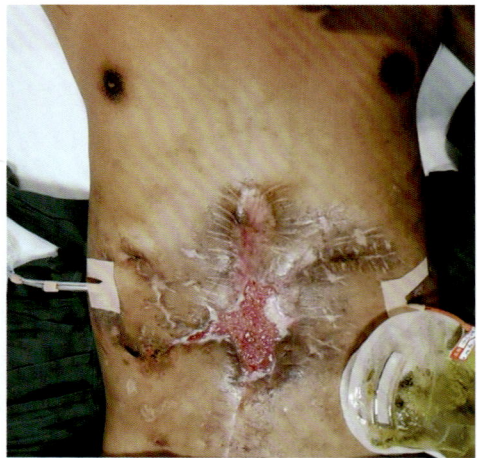

(a)　　　　　　　　　　　　　　　(b)

图 12-8　术后早期创面肉芽生长情况，及伤口负压治疗情况

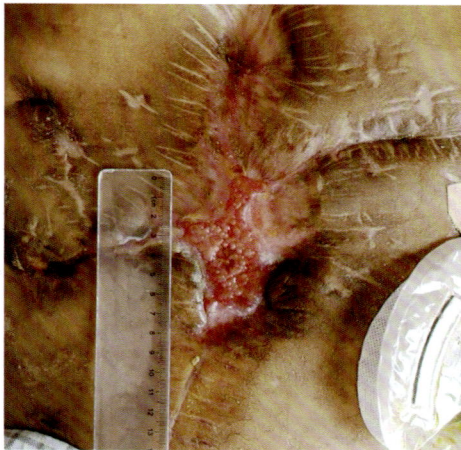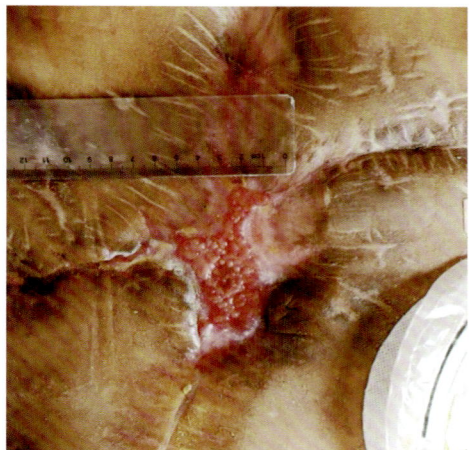

(a)　　　　　　　　　　　　　　　(b)

图 12-9　术后创面经伤口负压治疗后的愈合情况

（四）病例特点分析

　　车祸伤导致的肠瘘往往伴有多次手术史、腹壁开放、腹腔出血、腹腔感染等情况，同时会伴有多发损伤的可能，因此对于此类患者应遵循控制感染源、引流消化液、合理的营养支持的原则，同时对于腹腔开放的创面应注意保护裸露的消化道，避免出现肠空气瘘使病情复杂化。在创面愈合的过程中

应结合患者的情况选择合理的营养支持方案，以促进创面愈合。同时创面愈合过程中可以选择伤口负压治疗，避免炎症介质及坏死组织集聚于创面，为创面愈合提供清洁、湿润的环境。对于腹壁存在巨大缺损的腹壁创面可以根据腹壁情况进行腹壁皮瓣转移以覆盖缺损的腹壁，但对于皮瓣转移无法满足需求的患者，大网膜不失为一种替代材料以避免补片的裸露，从而避免严重的并发症的发生。

病例2：放射性肠炎伴肠瘘创面的处理

（一）病情过程

患者女性，70岁，于30年前在当地医院行"直肠癌腹会阴联合切除、乙状结肠造口术"，术后病理回报为腺癌（管状）侵犯肌层，残端未见癌侵犯。术后患者行同步放化疗，治疗之后间断出现腹泻，余无明显不适。患者平均每年输血改善贫血。3年前出现腹痛腹胀，以上腹部为主，伴发热，保守治疗后好转出院，期间医院拟诊"放射性肠炎"。

患者症状反复，逐渐加重，1年前出现切口处粪样物质流出。此后患者反复多次就诊于当地医院，治疗效果均不理想。后入我院进一步诊治。

行相关检查，排除手术禁忌证后于全身麻醉下行肠粘连松解术、升结肠病损切除术、结肠造口修复术、小肠造口术、乙状结肠病损切除术、降结肠病损切除术。术中见患者盆腔呈冰冻盆腔，不能切除，于近端100cm小肠双腔造口，结肠三处息肉局部切除，术后患者腹部切口局部发黑、水肿（图12-10），给予清创切除坏死组织并拉合伤口（图12-11），予患者切痂后送相关培养。培养及药敏报告结果示铜绿假单胞菌，菌量中量，耐药表型CR-PA。根据药敏试验结果，调整抗炎药物、给予营养支持，创面给予伤口负压治疗后可见新鲜肉芽组织生长，逐步更换负压引流装置后，腹部切口逐步愈合（图12-12）。

（二）创面处理思路

该患者围手术期心肺功能较差，术后出现腹腔压力较高、软组织水肿，同时患者腹壁放射治疗损伤，腹壁出现水肿、感染、坏死。患者腹壁愈合能力差，创面伴有远端小肠残端造口，间断会有肠内分泌物渗出；创面附近有小肠造口，容易出现因造口袋佩戴不良、消化液漏出污染伤口。

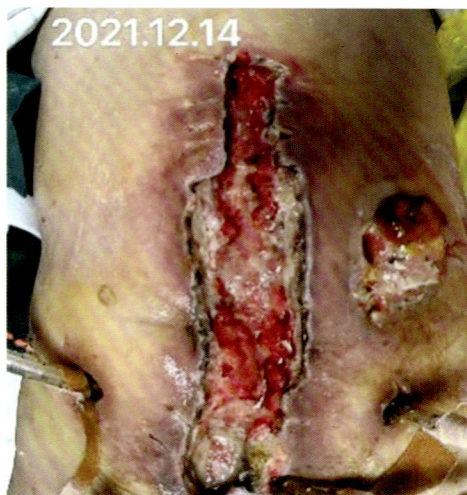

图 **12-10**　术后伤口情况

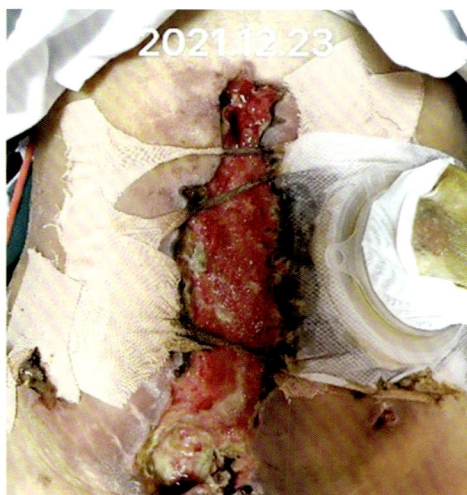

图 **12-11**　清创后拉合伤口

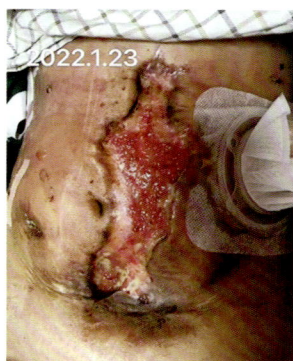

(a)

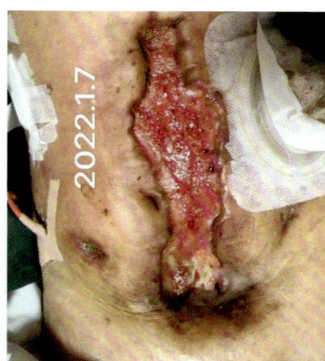

(b)

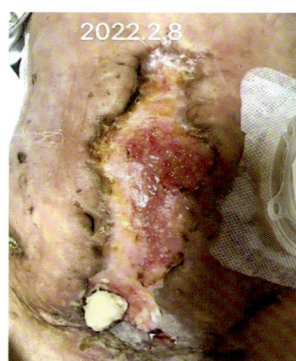

(c)

图 **12-12**　应用伤口负压治疗后创面愈合情况

因此我们采用分段负压引流方式促进创面愈合。即对于上部放射损伤轻、污染风险小的创面给予伤口负压治疗，引流促进加速愈合；创面下部放射损性腹壁损伤重、伴有小肠瘘、小肠造口污染风险大，采用黎氏双套管充分引流小肠瘘的消化液，采用负压引流装置引流创面渗出，促进伤口愈合，并使小肠瘘口逐步造口化，进而提高患者生活质量。

（三）病例特点分析

对于放射性腹壁损伤伴肠瘘的创面处理要注意以下几点：①在创面早期

给予逐次创面清创，尽可能地保留健康组织，清创后伤口应给予拉合，防止早期伤口过度裂开；②维持患者心肺功能，减少因循环不稳定导致的组织水肿；③给予合理、充足的营养支持，促进组织愈合；④对于创面渗出较多，采用伤口负压治疗，控制创面湿性愈合；⑤对于伴有放射性损伤的肠瘘患者，可采用分段负压引流装置吸引愈合的方式。

病例3：电烧伤伴肠瘘创面的处理

（一）病情过程

患者男性，65岁，不慎被380V电击伤，无意识丧失，腹部、右侧髋关节、左侧膝关节，右手掌及腕关节大面积烧伤，就诊于当地医院，给予对症治疗。1天前患者腹部伤口溢出粪便样物，伴发热，体温最高38.5℃，就诊于我院（图12-13）。术前诊断为多发电烧伤、肠瘘、腹壁缺损、感染性休克。

行手术治疗，术中情况：腹壁全层烧伤、碳化，大小约25cm×20cm；腹腔部分小肠全层受伤，长约100cm，小肠近端剩余260cm、远端剩余70cm（图12-14），给予近端小肠造口，远端小肠插管造口；膀胱壁部分变性改变，未见坏死、穿孔；右侧髋关节碳化烧伤、碳化，股骨粗隆外露，大小约30cm×25cm；左侧膝关节髌骨碳化，关节囊外露、破裂，大小约30cm×25cm、15cm×8cm；右上肢Ⅲ度烧伤，大小约10cm×5cm。给予创面清创后包扎。

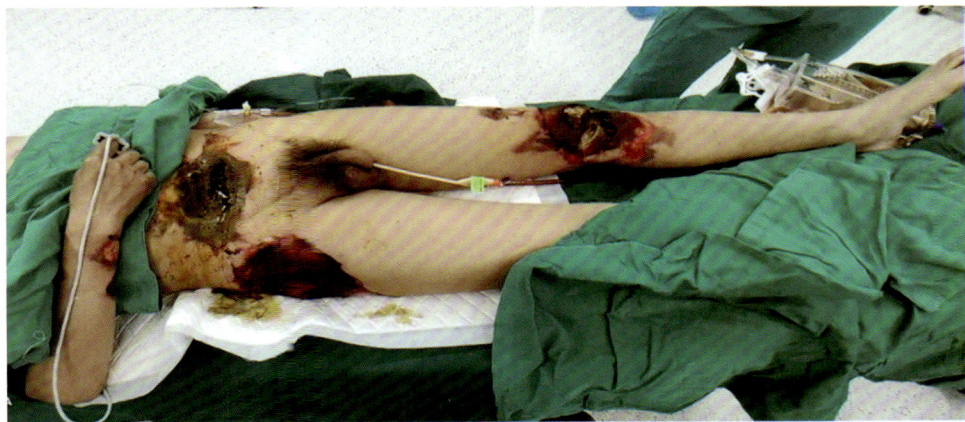

(a)

图 **12-13**

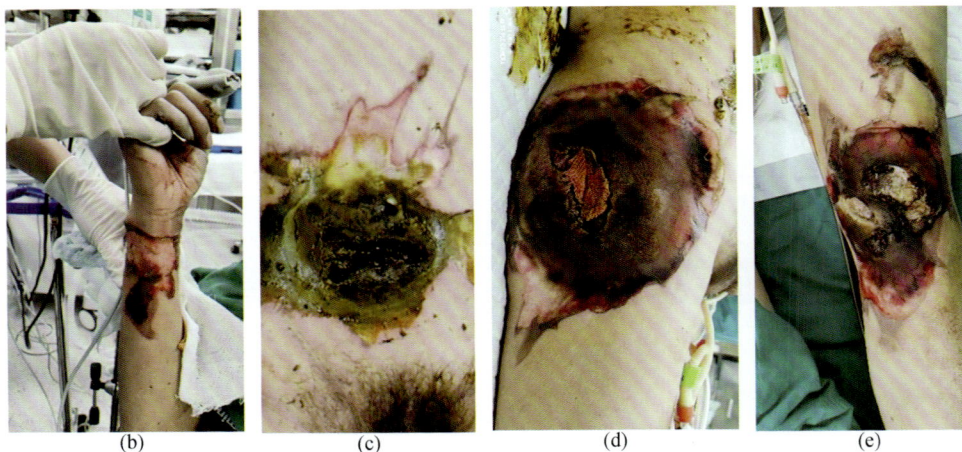

图 **12-13**　全身电烧伤情况

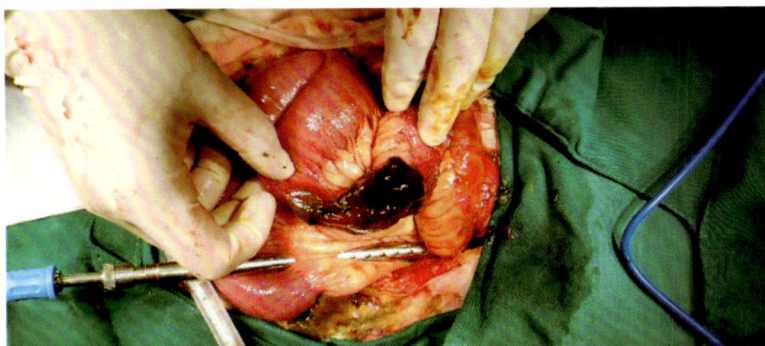

图 **12-14**　术中肠坏死情况

（二）创面处理

患者腹壁全层烧伤、碳化，予以一期清除坏死组织，下腹部腹壁出现约 35cm×30cm 缺损，将近端小肠放置于上腹部并选择上腹部造口，将远端小肠放置于下腹部腹部缺损处，表面覆盖凡士林纱布、碘伏纱布及负压吸引装置。缺损腹壁（**图 12-15**）应用疝补片固定于腹壁进行临时性关闭（**图 12-16**）。术后应用生理盐水持续对创面进行冲洗，行伤口负压治疗，保持局部湿润，防止肠瘘。定期更换疝补片下方的凡士林纱布及碘伏纱布，促进肠浆膜层肉芽生长、防止创面过度繁殖。待创面肉芽生长后，应用伤口负压治疗促进创面愈合（**图 12-17** ~**图 12-19**）。

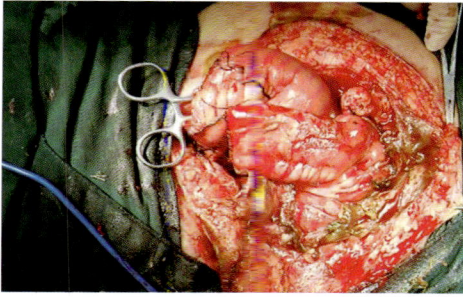

图 12-15　腹壁清创后缺损情况

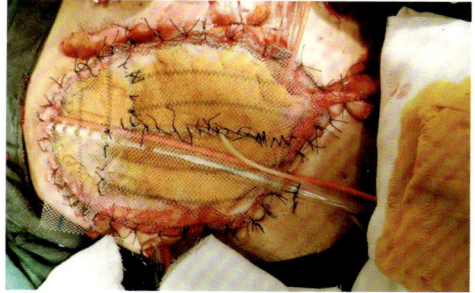

图 12-16　腹壁缺损临时关闭后状态

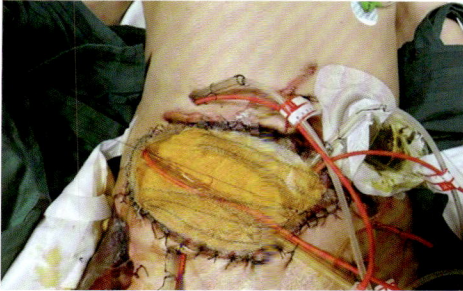

图 12-17　腹壁缺损术后清理创面情况

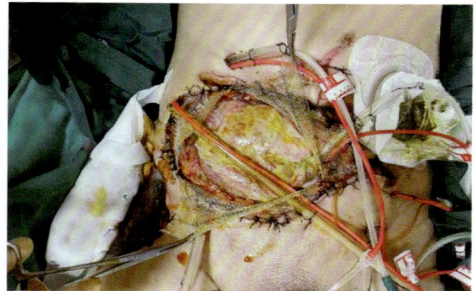

图 12-18　腹壁缺损早期创面愈合情况

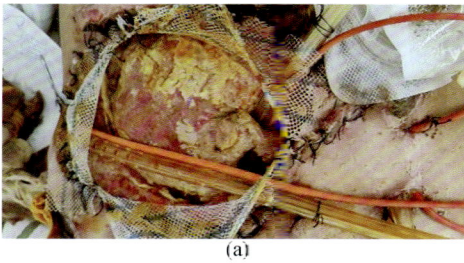

(a)

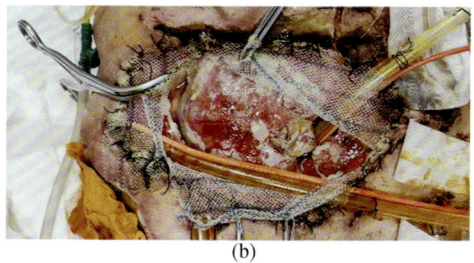

(b)

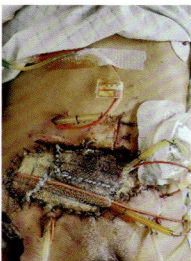

(c)

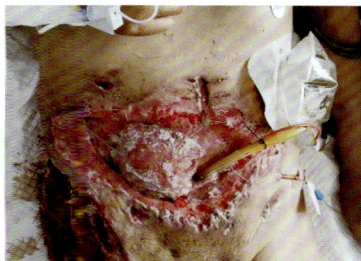

(d)

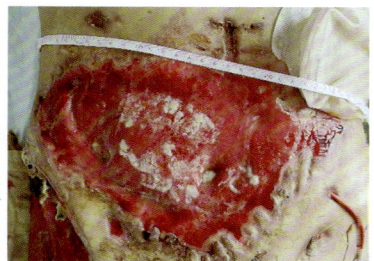

(e)

图 12-19　腹壁缺损中、后期创面愈合情况

（三）病例特点分析

对于电烧伤所致的肠瘘、腹壁缺损的患者，具有体表烧伤面积不大，但深部的坏死组织常数倍于体表，加以血管损伤后血栓的形成，经常导致进行性坏死的特点。本例腹壁烧伤具有腹壁烧伤严重，伴有部分小肠坏死、穿孔，膀胱烧伤及四肢烧伤特点，烧伤面积大。患者伴有坏死、穿孔引起的腹腔感染，因此腹部创伤遵循损伤控制的原则，进行感染源控制、腹腔内放置引流管作为腹腔观察窗、腹壁坏死组织清创并临时性关闭。四肢创伤局部清创后保持清洁干燥，待坏死稳定后分期行清创、切痂等处理。

对于腹部处理应注意：①腹腔内脏器充分探查、评估烧伤范围；②对于伴有肠坏死、穿孔的肠管予以切除、造口，不建议一期吻合，防止因迟发性烧伤缺血坏死导致的肠管狭窄、肠瘘。③腹腔内放置引流管作为观察窗，进行腹部情况的评估。④对于腹壁坏死组织，应尽可能清除坏死组织至健康组织，为临时关闭腹腔提供基础。⑤对于伴有腹壁缺损的患者，将近端小肠放置于远离腹壁缺损的部位，以利于术后早期恢复肠内营养，为患者建立良好的营养通路。⑥将远端小肠、大网膜等组织置于腹壁缺损部位，表面覆盖凡士林纱布及碘伏纱布，防止肠管暴露造成肠瘘及腹腔感染；应用网状疝补片将腹壁临时性关闭，给予持续性滴注生理盐水保持创面湿润；放置负压引流装置进行引流防止创面液体聚集。⑦创面定期将凡士林纱布及碘伏纱布进行更换，并进行局部冲洗，防止创面感染，促进肠壁肉芽组织生长。⑧创面肉芽组织生长后可放置持续性负压吸引装置，提高患者生活质量。⑨对于腹壁创面感染控制后，可行皮瓣转移或植皮，减少并发症的发生。

病例4：结肠肿瘤伴肠瘘的创面处理

（一）病情过程

患者男性，83岁，因"腹部胀痛伴停止排气排便3天"就诊，查腹部CT提示升结肠占位性病变伴结肠扩张，保守治疗症状无缓解后，急诊行开腹探查、右半结肠癌根治术。

病理检查示，右半结肠隆起性腺癌，中分化癌组织，侵透肠壁肌层达外膜脂肪组织，脉管内未见癌栓，神经束未见癌浸润；近切缘、远切缘及放射性切缘均未见癌；结肠肠周淋巴结可见转移癌（2/35）。术后拔除腹腔引流管及拆除伤口缝线后伤口出现裂开，初为血性渗液，给予局部拉合并给予换药。2天后伤口全层裂开，可见肠管裸露，范围约10cm×2.5cm×3cm，创面伤口组织鲜艳，未见消化液漏出，伴腹痛，无腹肌紧张，无发热。又2天后伤口进展，可见肠内容物溢出（图12-20），伴发热，体温39.3℃，给予急诊开腹探查，术中发现腹腔粘连严重，原吻合处有3～4mm的瘘口，瘘口放置foley导尿管造瘘引流，伤口清创后加固缝合，腹腔内放置引流管。术后患者再次出现高热，体温39.5℃，查WBC 1.36×10⁹/L，给予抗炎对症治疗后症状缓解。拆除缝合线后，伤口暴露可见肠管裸露，局部见消化液集聚，清创消毒后（图12-21），应用伤口负压治疗（图12-22）及造口袋引流（图12-23）等效果不良。期间给予留置胃管胃肠减压、禁食水、静脉营养支持治疗、局部换药等保守治疗，效果均不满意（图12-24）。

现为进一步治疗转入我院。入院创面情况：腹部可见局部缺损，并可见小肠黏膜裸露，同时可见近端小肠伴有消化液溢出，局部皮肤被消化腐蚀、溃疡形成，局部红肿明显（图12-25）。

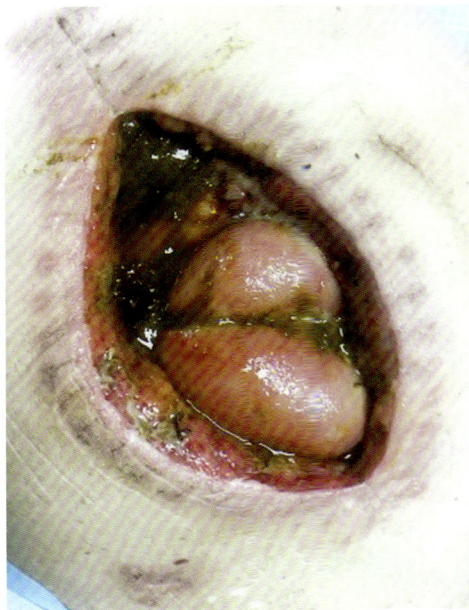

图 12-20　术后创面愈合情况，可见肠内容物溢出

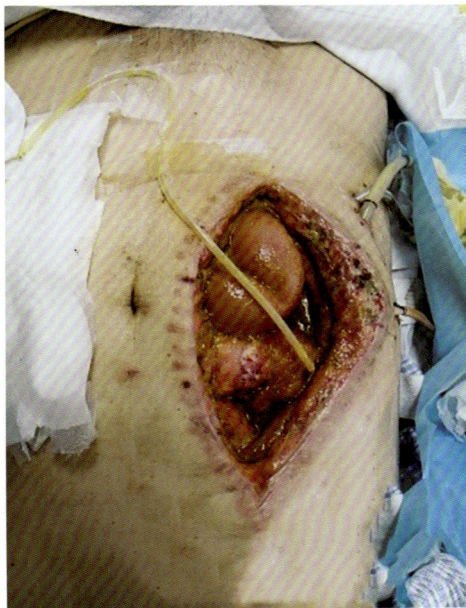

图 12-21　清创后创面情况

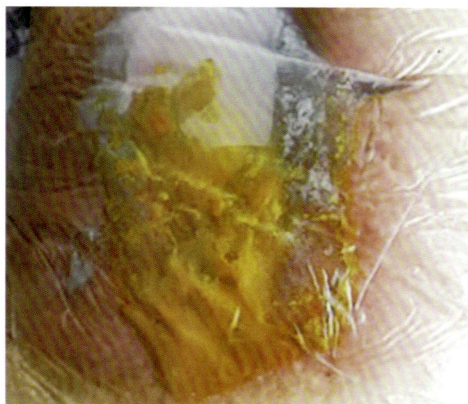

图 **12-22** 创面使用伤口负压治疗

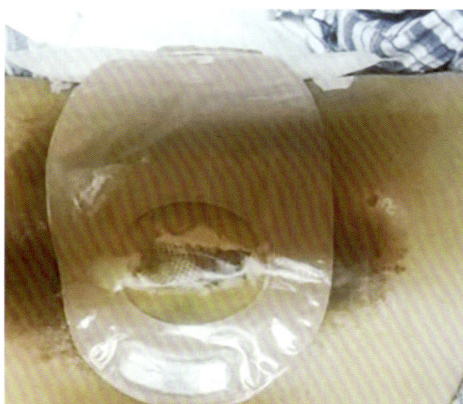

图 **12-23** 创面覆盖造口袋引流

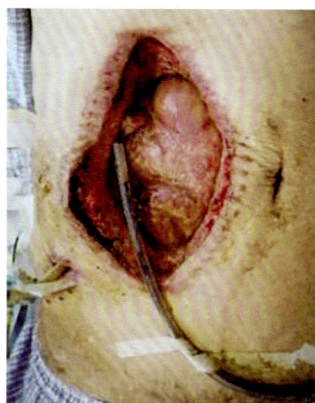
(a)

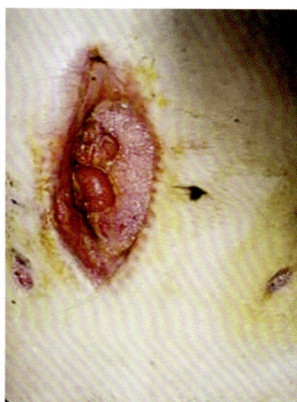
(b)

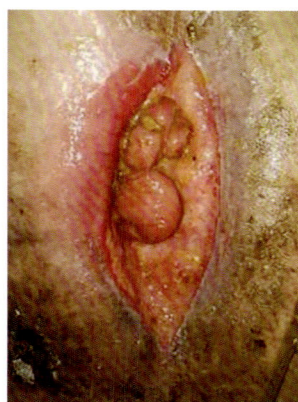
(c)

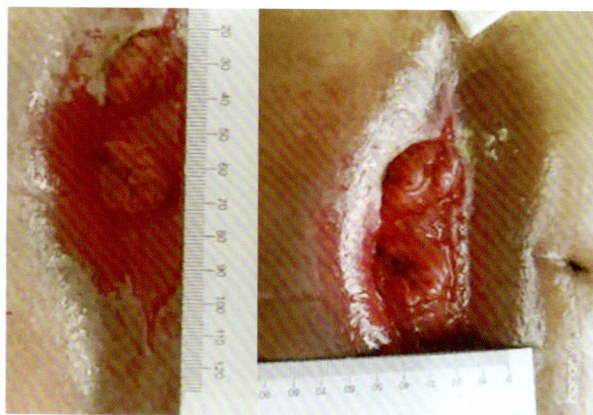
(d)

图 **12-24** 术后第 12、29、74、100 天时创面变化情况

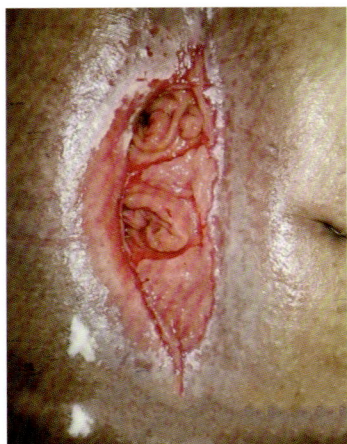

图 **12-25** 转入我院时创面情况

（二）创面处理

此类患者因消化液引流不畅导致创面愈合不良，消化液腐蚀造成局部皮肤红肿、溃疡形成，因此患者局部疼痛，严重影响生活质量。该病例转入我院后行伤口负压治疗，给予近端小肠肠腔放置黎氏双套管进行消化液引流，同时予红外线照射创面局部，将消化酶进行灭活，减轻患者疼痛，提高患者生活质量，同时促进创面周围皮肤愈合。近端小肠内消化液充分引流后，患者可经口进流食提供合理肠内营养，为后续治疗打下良好基础（图12-26）。

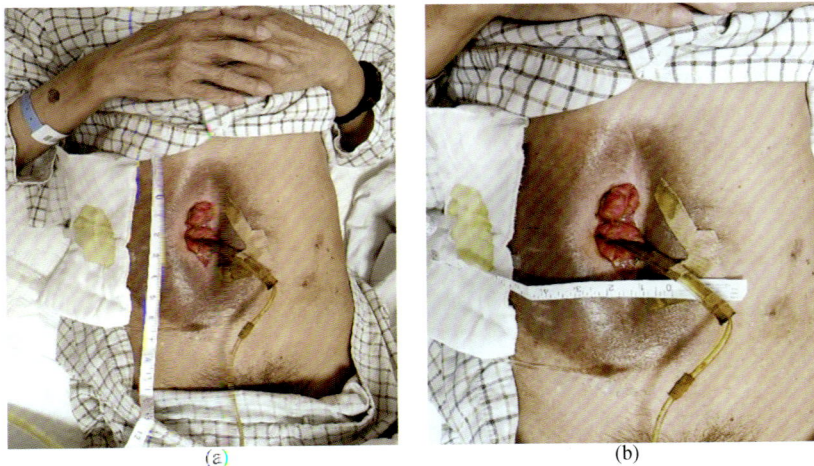

(a)

(b)

图 **12-26** 经伤口负压治疗后的创面情况

（三）病例特点分析

急性肠梗阻部分肠切除患者，应合理评估患者疾病及身体情况，决定是否行一期吻合或肠造瘘术。对于肿瘤导致的肠梗阻患者，应以肠造瘘为首选，以避免影响术后综合治疗。对于肿瘤原因所致急腹症术后肠瘘患者，应强调早期控制感染源、进行消化液的外引流，避免因消化液在腹腔内集聚所导致的腹腔出血、腹腔感染等情况。选择合理的消化液外引流方式，避免消化液对局部皮肤的损伤。对于消化液外引流通畅的患者，可以尽早恢复肠内营养支持治疗。

病例5：肠系膜血管病伴肠瘘创面的处理

（一）病情过程

男性患者，56岁，因"腹痛2天"就诊当地医院，行腹部CT检查提示肠梗阻，给予保守治疗后症状缓解不明显。急诊行开腹探查术，可见距回盲部约150cm小肠、回盲部、升结肠坏死，予以切除，小肠-结肠侧-侧吻合。术后病理为肠系膜静脉血栓导致肠坏死。术后第7天出现切口溢出臭味液体伴裂开，长约20cm，可见肠管外露，露出肠管可见一处肠破裂，开口约3/4环周肠壁，有大量粪便样物及消化液渗出，露出肠管上覆盖脓苔（图12-27）。为进一步治疗转入我院。

入院后完善相关检查，患者腹腔开放状态、肠瘘，评估无绝对手术禁忌证。行创面清创术，术中见腹腔内小肠广泛粘连，给予判断小肠近端后给予放置黎氏双套管引流，远端小肠肠腔内放置空肠营养管建立营养通路，因腹壁缺损巨大，应用疝补片临时关闭腹腔，肠壁表面覆盖凡士林纱布并覆盖0.45%碘伏纱布包裹黎氏双套管置于补片下方（图12-28）。术后给予0.225%碘伏盐水持续冲洗，控制感染及保护肠壁浆膜层。术后间断将补片打开，将创面清创后更换凡士林纱布及碘伏纱布，同时根据腹腔压力情况，将补片拉合，缩小腹壁创面（图12-29）。

经充分评估后（图12-30）行确定性肠瘘切除术、腹壁缺损重建术，术中腹壁缺损大小约7cm×3cm，给予生物补片修补，彻底游离皮下组织，皮下放置负压引流装置（图12-31），关闭腹壁，术后恢复良好（图12-32）。

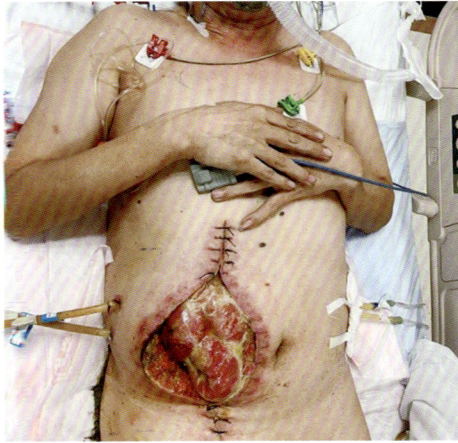

图 **12-27**　转入我院时创面情况

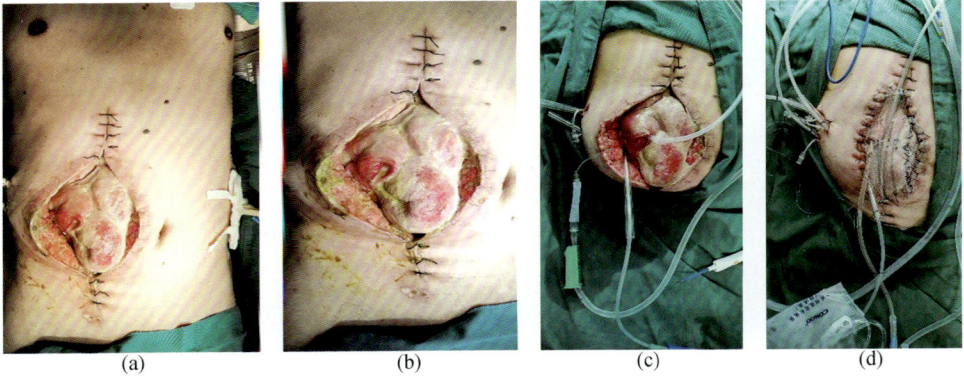

(a)　　　　　　　(b)　　　　　　　(c)　　　　　　　(d)

图 **12-28**　行创面清创术＋创面修复

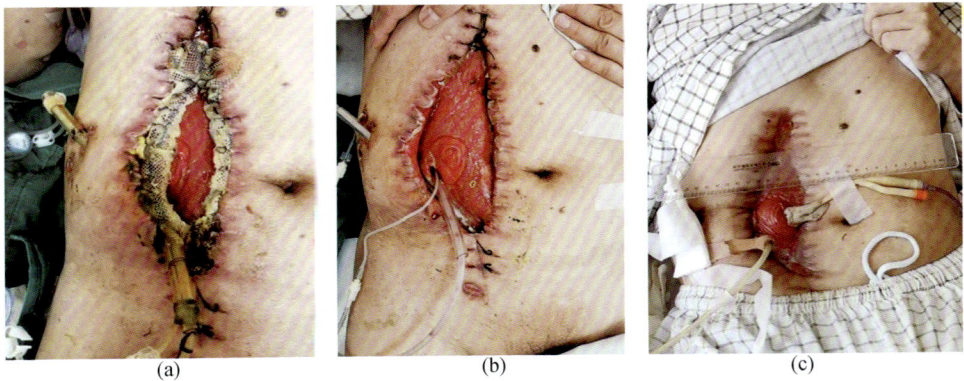

(a)　　　　　　　　　(b)　　　　　　　　　(c)

图 **12-29**　清创后创面恢复情况

(a)　　　　　　　　　　　(b)

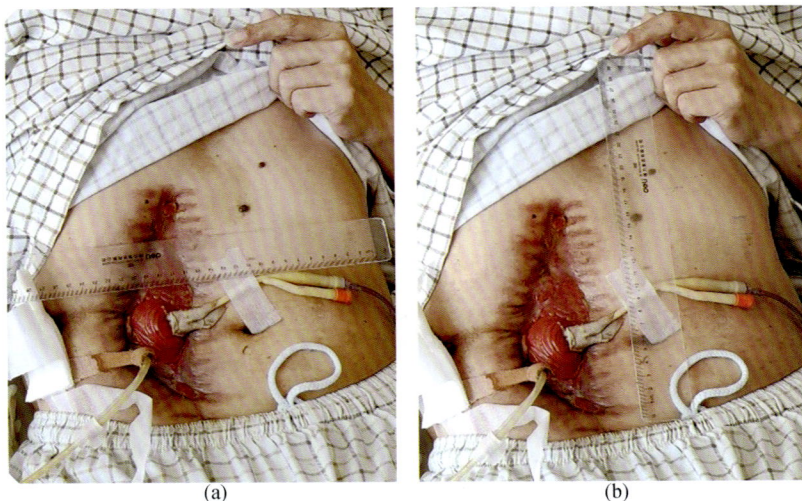

图 **12-30**　术前创面情况及评估大小

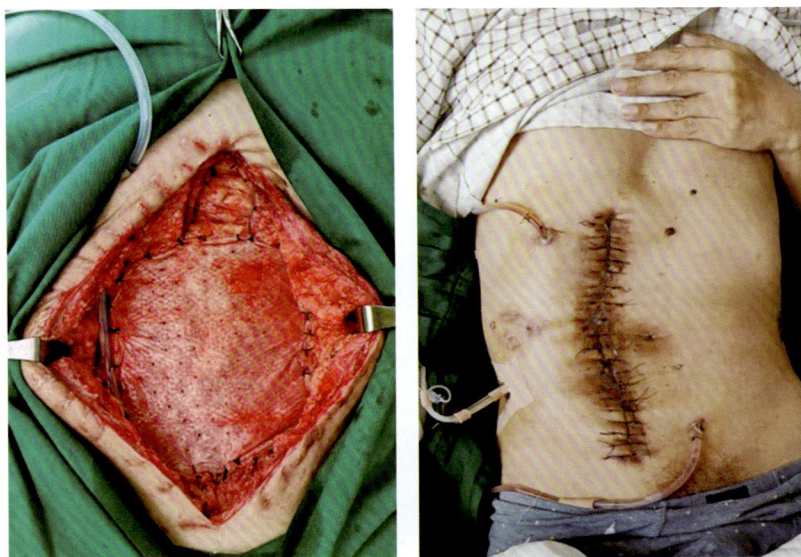

图 **12-31**　术中创面情况

图 **12-32**　术后恢复情况

（二）创面处理

该病例创面伴有肠瘘、部分小肠裸露、腹壁巨大缺损，因此对于此创面采用清创控制感染、充分引流肠瘘的消化液及积液、临时关闭腹壁巨大缺损。

创面清创遵循损伤控制原则，将裂开腹壁的坏死组织、积液进行切除和引流，将肠瘘的消化液进行外引流，同时于远端肠管建立通路。对于裸露的部分小肠，清创后表面覆盖凡士林纱布，防止局部肠管裸露于空气中出现局部缺血坏死导致多发肠瘘。

患者腹壁缺损范围较大，无法一期关闭腹腔（腹壁全层或仅皮肤、皮下层关闭腹腔），采用疝补片将腹壁皮肤、皮下层进行固定缩小、控制腹壁缺损，防止腹腔脏器膨出，术后逐步缩小疝补片面积，逐步缩小创面。待小肠浆膜层出现肉芽生长可考虑应用伤口负压治疗，提高患者生活质量及促进伤口愈合。患者确定性三术腹壁存在缺损，应给予应用生物补片修补腹壁缺损，游离皮下组织，关闭创面。

（三）病例特点分析

急性肠系膜血管疾病发病率较低，但其术后并发症发生率高达73.5%，该疾病发病隐匿，易造成病情延误导致大面积肠坏死，从而引发感染性休克、短肠综合征等不良后果。因此，对于此类疾病应早诊断、早治疗、采取损伤控制的原则，避免围手术期的并发症的发生。

对于急性肠系膜血管疾病围手术期的肠瘘患者，往往因其基础疾病多，术后肠管缺血再灌注损伤引起肠管水肿，从而导致腹腔压力升高，易出现腹壁全层裂开、肠管外露，造成肠多发瘘的情况。因此对于此类患者应采取：①控制腹腔感染源，充分引流腹腔内消化液及积液，用负压引流装置将消化液引流至体外，防止消化液集聚腹腔引起感染、出血及更广泛肠瘘等情况；②维持水、电解质及酸碱平衡，此类患者往往伴有消化液丢失量大的特点，监测患者出入量及电解质情况，及时纠正。③创面初期为裸露的小肠浆膜，应给予采用覆盖凡士林纱布等油性介质，保持小肠浆膜表面湿度，避免出现过度暴露于空气中出现肠透壁性坏死。创面应定期给予更换敷料，清除淤积的炎症介质，促进组织愈合。④肠系膜血管疾病导致的肠瘘患者腹腔压力高，腹壁一期缝合困难，可以应用疝补片固定腹壁，避免腹壁创面过度扩张及保护腹腔内脏器避免膨出，同时在疝补片下方放置凡士林纱布和碘伏纱布，以及负压引流装置，通过持续滴注稀释碘伏抑制细菌生长。待腹腔压力逐步下降，通过缩减疝补片的面积缩小创面，促进创面组织的愈合。

病例 6：肠结核伴有肠瘘的创面处理

（一）病情过程

患者男性，20岁，无明显诱因出现腹痛、腹胀、恶心、呕吐，就诊于当地医院，腹部CT提示肠扩张、积液，诊断为"肠梗阻"，给予胃肠减压、灌肠通便、补液等治疗。

患者腹痛、腹胀症状进行性加重，并出现发热，体温最高38.5℃，复查腹部CT提示大量腹腔积液、肠梗阻。因保守治疗效果不佳，行全麻下"复杂肠粘连松解＋腹腔脓肿清除＋肠穿孔修补＋肠造口术"，术后病理提示肠结核。

术后患者体温正常，未再诉腹痛腹胀不适，每日均有排气，但腹壁手术伤口愈合不良，伤口红肿、渗出较多。给予抗结核、静脉营养支持治疗，逐步恢复经口进食后，患者腹部伤口渗出较前明显增多，无发热、腹痛、腹胀等不适，体温正常。遂停用肠内营养，予TPN＋经口进碳水化合物。患者腹壁伤口每日渗出较多伴瘘口周围皮肤红肿（图12-33）。为进一步治疗入住我院。

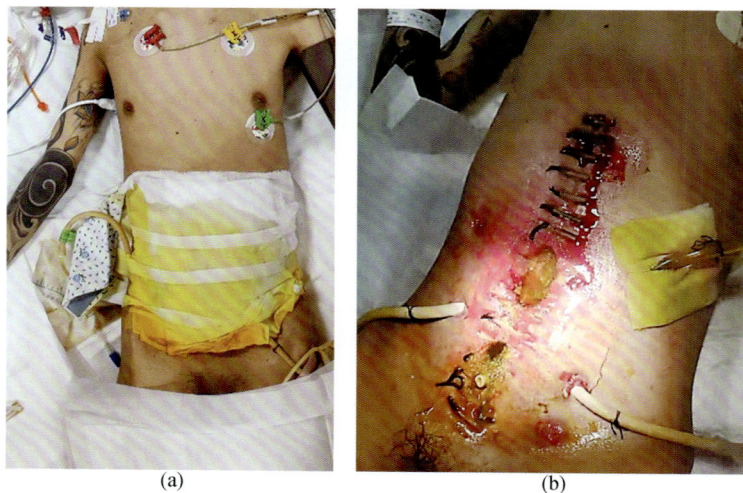

(a)　　　　　(b)

图 **12-33**　入院时创面情况

入院后，经瘘口放置负压引流装置引流消化液，瘘口周围红肿、溃疡皮肤给予红外线线照射促进组织愈合，根据病情更换黎氏双套管，予静脉营养支持治疗、抗结核治疗（抗结核方案：异烟肼＋利福平＋阿米卡星＋利奈唑胺＋莫西沙星）（图12-34）。

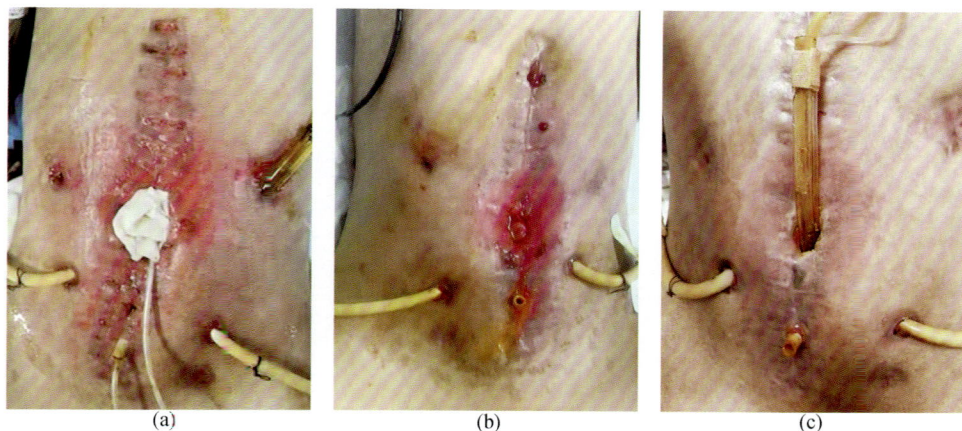

图 12-34　经治疗后创面变化情况

现查体：舟状腹，无腹壁静脉曲张，无胃肠型及蠕动波。腹部腹带加压包扎中，外辅料见较多渗液，腹正中切口愈合不良，伤口周围皮肤红肿伴渗出，留置右肠造瘘口、左肠造瘘口引流管，引流液均呈褐色，下腹可见切口引流管残端。全腹软，轻压痛，无反跳痛，无肌紧张。未及包块。肝、脾肋下未触及，胆囊未触及，Murphy's 征（－），各输尿管点无压痛。腹部叩诊呈鼓音，肝、脾、肾区无叩痛，移动性浊音（－）。肠鸣音 1min 未闻及，无高调肠鸣或气过水声。

（二）创面处理

该患者入院后在腹壁创面存在全层裂开，可见小肠、小肠瘘口及部分小肠瘘口内黏膜外翻，结合腹部影像学检查未见腹部明确的积液及脓肿形成。因此，判断患者为腹壁缺损、腹壁感染、腹壁化学烧伤、肠瘘，对于此类创面的处理采用负压引流消化液控制感染源及腹壁化学烧伤；对于裂开的腹壁进行扣合固定，防止创面进一步扩大；同时应用红外线照射对腹壁消化酶的灭活，防止腹壁的进一步损伤及促进创面组织愈合。同时该患者伴有营养不良、水电解质紊乱及酸碱失衡，积极给予合理营养支持及调整水电及酸碱失衡情况，经上述处理后创面损伤缩小。经过完整周期抗结核治疗后，待肠结核稳定后行确定性手术，使创面完全愈合（图 12-35）。

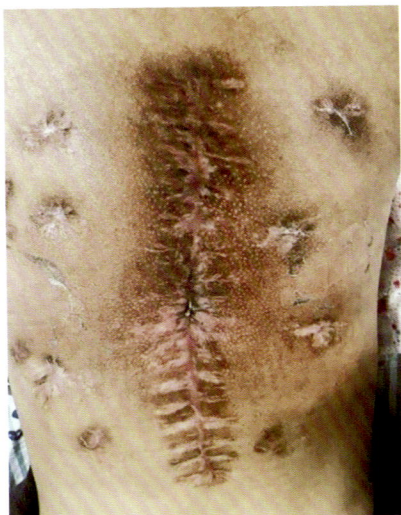

图 **12-35**　创面最终恢复情况

（三）本例特点分析

　　患者为典型的肠结核，身体消瘦，皮下脂肪及肌肉层薄弱，伤口创面可见部分小肠裸露伴肠液溢出，局部皮肤红肿、溃疡，皮肤缝线处伴感染局部脓液渗出。①患者腹壁较薄，腹腔感染严重，容易出现腹壁切口全层裂开，导致大面积肠管外露风险；②肠结核多见于回盲部，因此出现肠瘘创面污染较重，不利于创面愈合；③肠结核伴有肠瘘患者往往伴有严重营养不良，不利于创面愈合；④肠结核伴有肠瘘患者多处理结核活动期，需要积极抗结核治疗以促进患者康复，但因肠瘘特殊情况应选择静脉抗结核治疗；⑤在肠瘘早期应由于腹壁创面收消化液污染，应关注患者混合感染的情况，根据创面药敏情况进行抗生素的调整；⑥对于肠结核伴肠瘘患者，病因治疗是治疗的关键，应足疗程抗结核治疗待肠结核稳定后行确定性手术并修复创面。

病例7：腹部切口裂开伴唇状瘘的处理

（一）病情过程

　　男性，23岁，患者2023年6月因车祸导致腹部外伤，行开腹手术治疗后，无明显诱因出现腹痛、腹胀、恶心、呕吐，就诊于当地医院，腹部CT提示肠扩张、积液，诊断为"肠梗阻"，给予胃肠减压、灌肠通便、补液等治疗，患者腹痛、腹胀症状进行性加重，并出现发热，体温最高38.5℃，复查腹部CT提示大量腹水、肠梗阻。术后出现切口裂开，伤口上段可见消化液样物质溢出（图12-36）。于7月于我院住院治疗，给予经瘘口伤口负压治疗引流消化液，瘘口周围红肿、溃疡皮肤给予红外线线照射促进组织愈合，根据病情更换黎氏双套管，三静脉营养支持治疗。

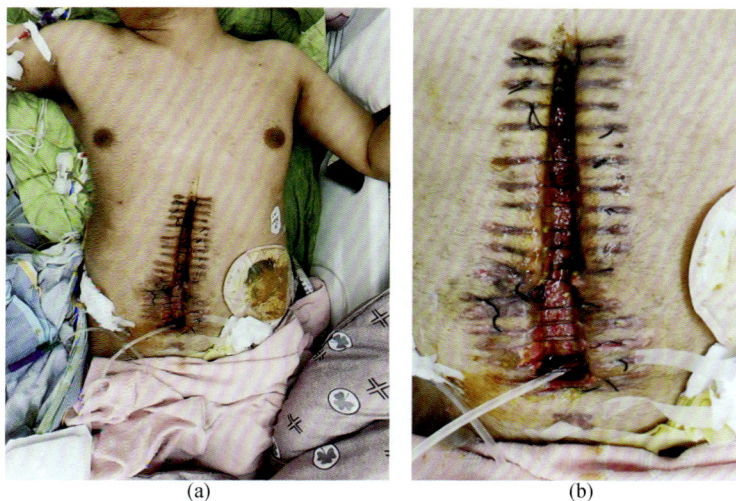

(a)　　　　　(b)

图 12-36　入院时创面情况

查体：全腹软，轻压痛，无反跳痛，无肌紧张。未及包块。肝、脾肋下未触及，胆囊未触及，Murphy's征（-），各输尿管点无压痛。腹部叩诊呈鼓音，肝、脾、肾区无叩痛，移动性浊音（-）。肠鸣音1min未闻及，无高调肠鸣或气过水声。

诊断：手术后小肠瘘（腹腔开放伴唇状瘘ⅡC型）；腹腔感染；营养不良。

（二）创面处理

该患者入院后在腹壁创面存在全层裂开，切口上段可见瘘口，伴黄色消化液溢出（图12-36），结合腹部影像学检查未见盆腔及腹部可见渗出伴组织水肿，未见明确的积液及脓肿形成，根据2013年世界腹腔间隔综合征学会（WSACS）腹腔开放创面分类为ⅡC型。因此，判断患者为腹壁缺损、腹壁感染、腹壁化学烧伤、肠瘘，对于此类创面的处理采用黎氏双套管负压引流消化液控制感染源及腹壁化学烧伤；对于裂开的腹壁进行拉合固定，防止创面进一步扩大；同时应用红外线照射对腹壁消化酶的灭活，防止腹壁的进一步损伤及促进创面组织愈合。同时该患者伴有营养不良风险（NRS2002：3分）、水电解质紊乱及酸碱失衡、腹腔感染，积极给予合理营养支持、腹腔感染充分引流、合理应用抗生素及调整水电及酸碱失衡情况，经上述处理后创面损伤缩小（图12-37）。但随着创面缩小黎氏双套管负压引流易出现引流不充分、固定困难等情况。因此，改用生化棉负压伤口治疗进行引流，同时给予生理盐水持续冲洗（图12-38和图12-39），选择不同孔径的生化棉进行负压吸引，尽早恢复肠内营养，最终使创面及唇状瘘完全愈合（图12-40和图12-41）。

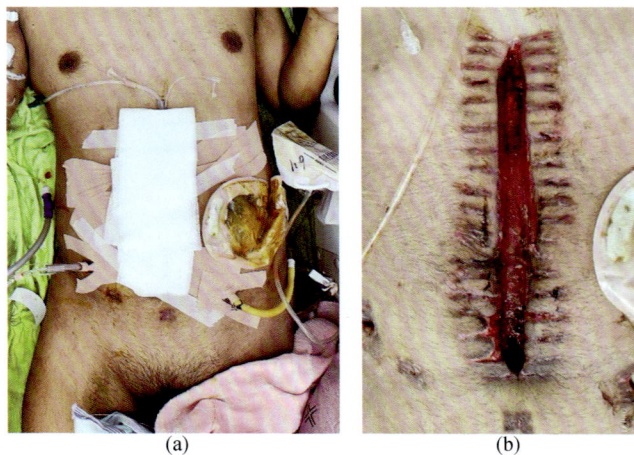

(a)　　　　　　　　　　(b)

图 **12-37**　入院后给予创面负压吸引处理后

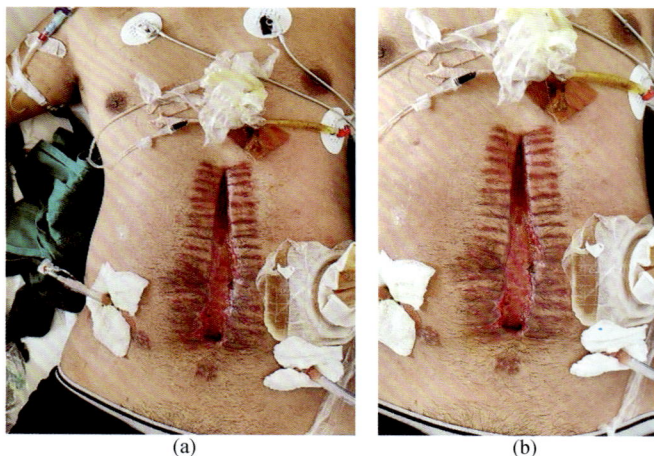

(a)　　　　　　　　　　(b)

图 **12-38**

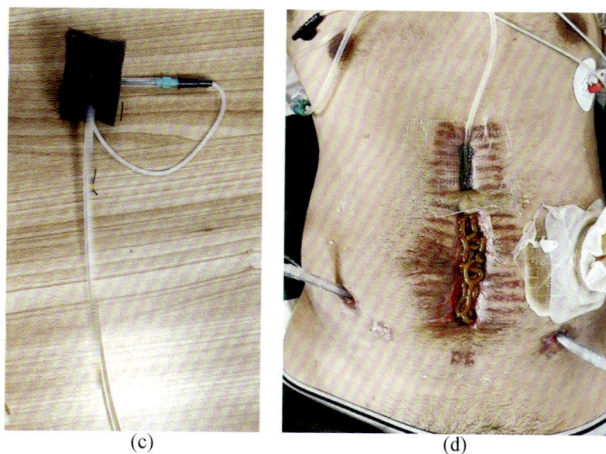

图 **12-38** 变化黎氏双套管负压吸引为生化棉伤口负压治疗，并将伤口给予隔绝

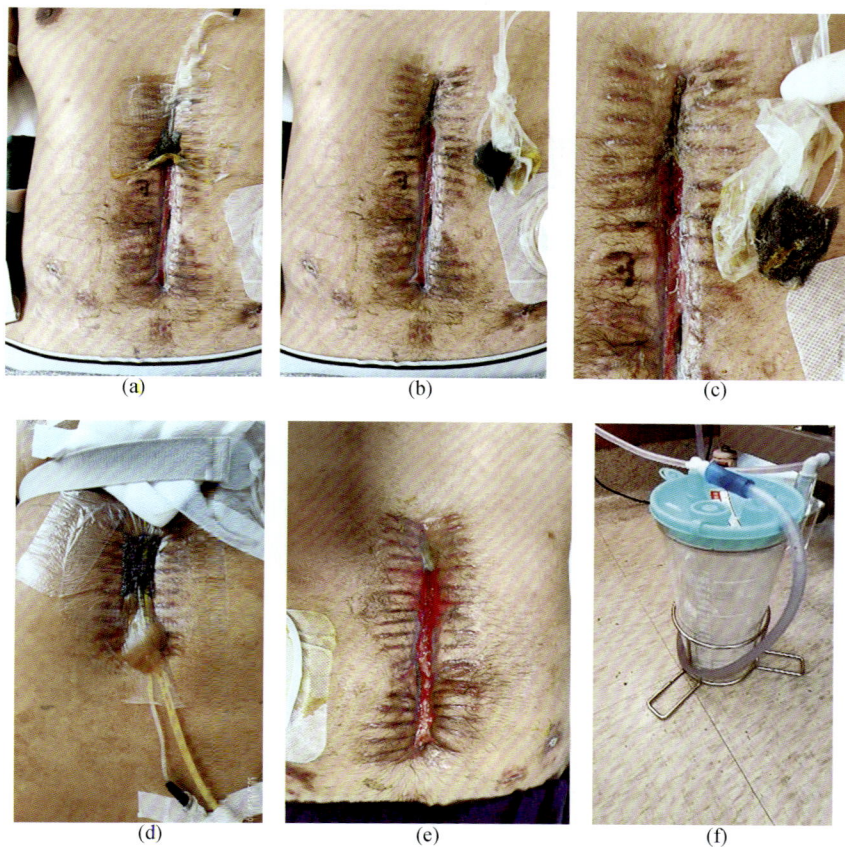

图 **12-39** 生化棉伤口负压治疗，并将伤口给予隔绝后伤口愈合情况

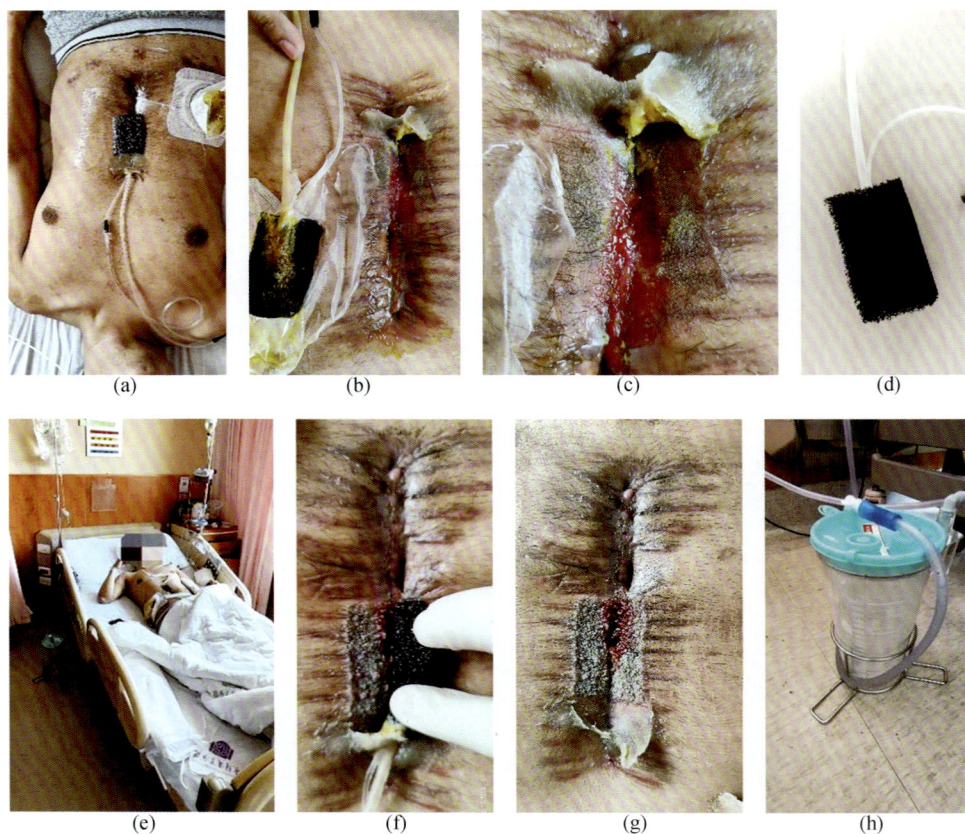

图 **12-40**　更换大孔径生化棉，促进瘘口周围肉芽组织生长

（三）治疗要点

　　患者为典型的切口裂开、肠瘘患者，伤口创面为部分小肠肠壁，在护理过程容易出现因暴露于空气中、换药过程中机械损伤、切口缝线切割导致肠瘘出现消化液溢出，局部皮肤红肿、溃疡，消化液腐蚀伤口使创面愈合困难，增加护理工作量。同时此类患者往往伴有以下特点：①患者多伴有腹腔感染，腹腔压力较大，容易出现腹壁切口全层裂开，导致大面积肠管外露风险；②创面愈合过程中容易出现创面持续扩大，造成创面切口愈合困难；③肠瘘患者往往伴有营养不良风险，长时间肠外营养支持会带来相应的并发症，不利于创面愈合；④腹壁切口裂开伴有肠瘘患者，肠瘘位置多位于伤口的一部分，可应用相应的办法将瘘口与伤口隔绝并建立相应的负压引流；

⑤负压封闭过程中通过PVC膜的覆盖可以起到固定、拉合伤口及瘘口的作用；⑥不同孔径的生化棉对于组织的刺激生长及引流效果不同，可以根据瘘口的不同部位选择合适的孔径的生化棉；⑦生化棉负压伤口治疗对于控制表浅合并创面愈合困难创面具有明显优势，减少护理工作量及提高患者生活治疗；⑧通过持续冲洗、负压引流，由于冲洗量较小，方便消化液的收集再回输。

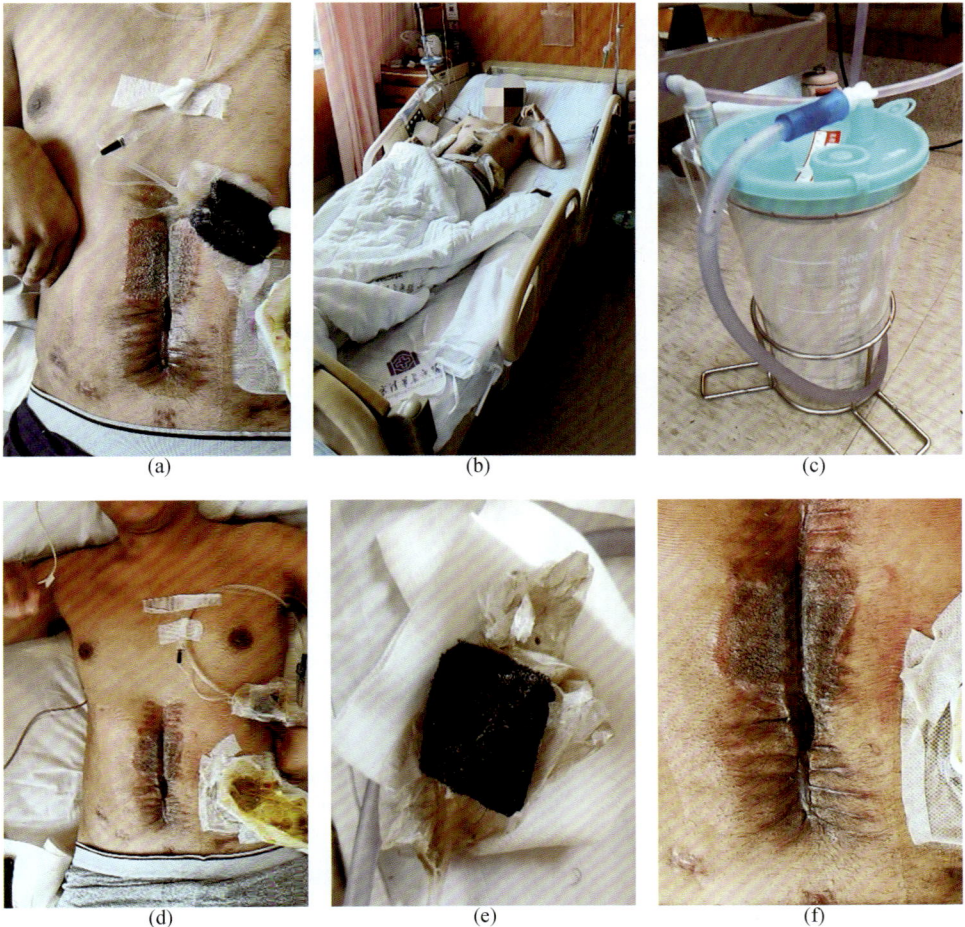

(a)　　　　　　　　(b)　　　　　　　　(c)

(d)　　　　　　　　(e)　　　　　　　　(f)

图12-41　尽早恢复肠内营养，生化棉负压伤口治疗持续引流，促进组织愈合，瘘口愈合

病例8：造口内陷导致腹壁感染伴缺损

（一）病例介绍

患者女性，70岁，2023年12月因"乙状结肠憩室穿孔"于急诊全麻下行开腹手术部分乙状结肠切除术＋乙状结肠造口术，术后给予抗炎、补液、静脉营养支持等对症治疗。术后造口黏膜颜色红润，造口与周围皮肤脱离，周围皮肤逐步出现红肿、溃疡伴坏死，给予充分引流并多次清创后出现腹壁巨大缺损，创面呈局部皮肤、腹壁缺损，大小约20cm×20cm，左下腹可见孤立性造瘘口，左下腹腹壁皮下潜行至左侧腋中线（10cm×5cm），切口上部伤口愈合不良，伤口缝线未予拆除，切口下潜行约5cm，造口可见消化液溢出，创面处可见消化液存留。患者术后反复发热，体温最高38.5℃。创面处细菌培养示肺炎克雷伯菌、白色念珠菌，根据药敏试验予调整抗菌药物。患者术后造口排气排便后逐步给予添加肠内营养＋静脉营养支持治疗，逐步恢复经口进食后患者造口消化液增多，腹壁感染严重遂停用肠内营养，予TPN+经口进碳水化合物。患者腹壁伤口每日渗出较多伴瘘口周围皮肤红肿（图12-42）。

查体：腹部膨隆，伤口位于下腹部，创面周围皮肤红肿伴溃疡形成，创面呈局部皮肤、腹壁缺损，大小约20cm×20cm，左下腹可见孤立性造瘘口，左下腹腹壁皮下潜行至左侧腋中线（10cm×5cm），切口上部伤口愈合不良，

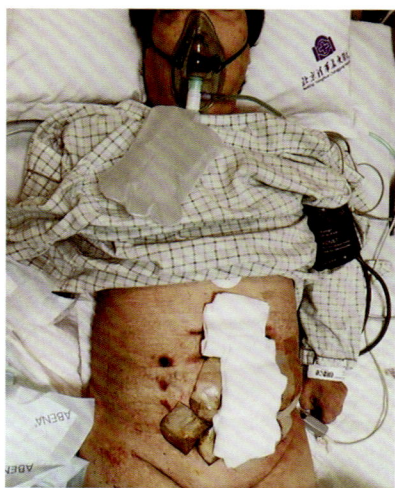
(a)

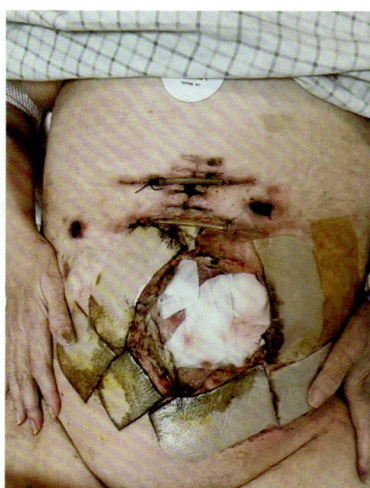
(b)

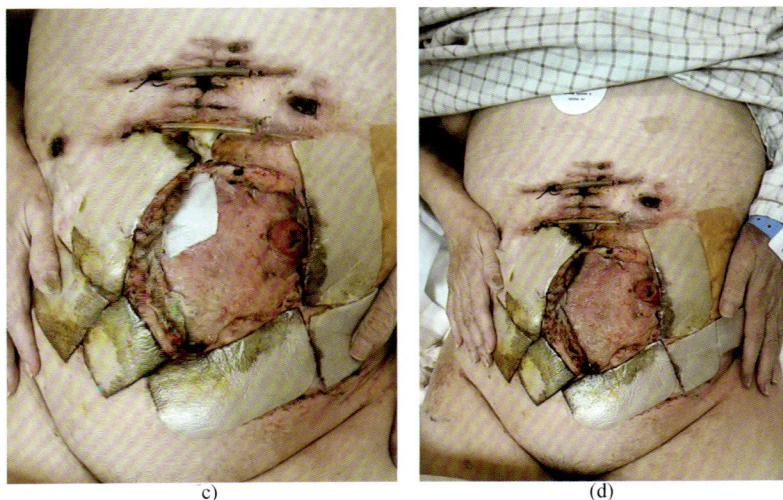

c)　　　　　　　　　　　(d)

图 **12-42**　入院时创面情况

缝线未予拆除，切口下潜行约5cm，造口可见消化液溢出，创面处可见消化液存留。全腹软，轻压痛，无反跳痛，无肌紧张。未及包块。肝、脾肋下未触及，胆囊未触及，Murphy's征（-），各输尿管点无压痛。腹部叩诊呈鼓音，肝、脾、肾区无叩击痛，移动性浊音（-）。肠鸣音1min未闻及，无高调肠鸣或气过水声。于2024年1月于我院住院治疗，给予经瘘口放置负压吸引装置引流消化液，瘘口周围红肿、溃疡皮肤给予红外线线照射促进组织愈合，给予创面处、创面潜行处放置负压吸引装置充分引流。

　　诊断：腹壁感染伴缺损伴结肠造口内陷（腹腔开放伴唇状瘘ⅡC型）；腹腔感染；营养不良。

（二）创面处理

　　该患者入院后评估伤口，伤口位于下腹部，创面周围皮肤红肿伴溃疡形成，创面呈局部皮肤、腹壁缺损，大小约20cm×20cm，左下腹可见孤立性造瘘口，左下腹腹壁皮下潜行至左侧腋中线（10cm×5cm），切口上部伤口愈合不良，缝线未予拆除，切口下潜行约5cm，造口可见消化液溢出，创面处可见消化液存留。此腹壁创面存在巨大腹壁缺损，同时造口孤立于腹壁缺损内，造成消化液引流不畅形成创面感染、消化液腐蚀最终导致腹壁坏死（不除外坏死性筋膜炎可能）。结合腹部影像学检查未见腹部及盆腔脓肿形成，肠系膜可见渗出伴水肿。因此，判断患者为腹壁巨大缺损、孤立性造口伴造口内陷、腹壁感染、腹壁化学烧伤，对于此类创面的处理采用黎氏双套管置入造口内负压引流消化液控制感染源及腹壁化学烧伤；对于缺损的腹壁进行负压吸引装置引流，控制感染并防止创面进一步扩大；同时应用红外线照射对腹壁消化酶的灭活，防止腹壁的进一步损伤及促进创面组织愈合（图12-43）。同时该患者伴有营养不良风险（NRS2002：4分）、水电解质紊乱及酸碱失衡、腹腔感染，积极给予合理营养支持、腹腔感染充分引流、合理应用抗生素及调整水电及酸碱失衡情况，同时给予患者康复锻炼（图12-44），经上述处理后创面损伤缩小（图12-45和12-46）。定期给予更换负压吸引装置，同时给予创面冲洗控制感染并防止肠空气瘘发生，在应用负压吸引装置过程中在伤口不同时期，选择不同孔径的生化棉进行负压吸引，最终使创面及逐步愈合（图12-47）。

（三）治疗心得

患者为典型的造瘘口分离内陷导致的腹壁坏死性筋膜炎，造成腹壁巨大缺损、消化液进一步加重腹壁感染并同时导致腹壁化学烧伤，造成腹壁缺损、

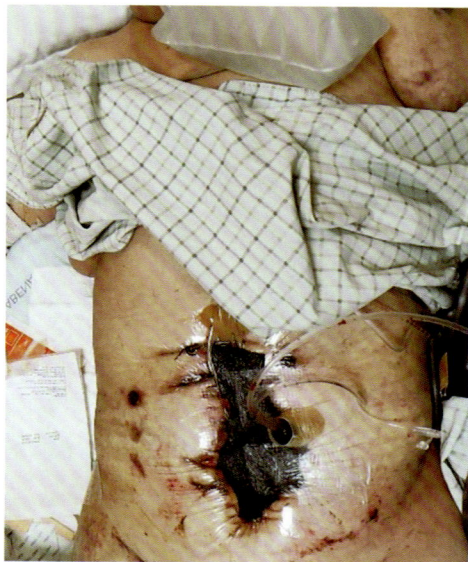

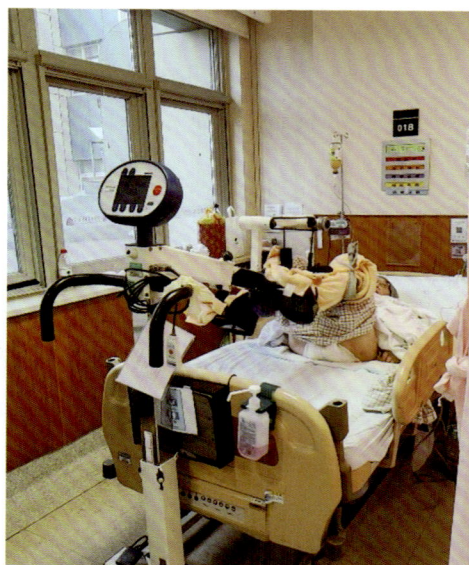

图 **12-43**　伤口给予引流、负压吸引　　图 **12-44**　患者康复锻炼情况
　　　　　　装置引流后

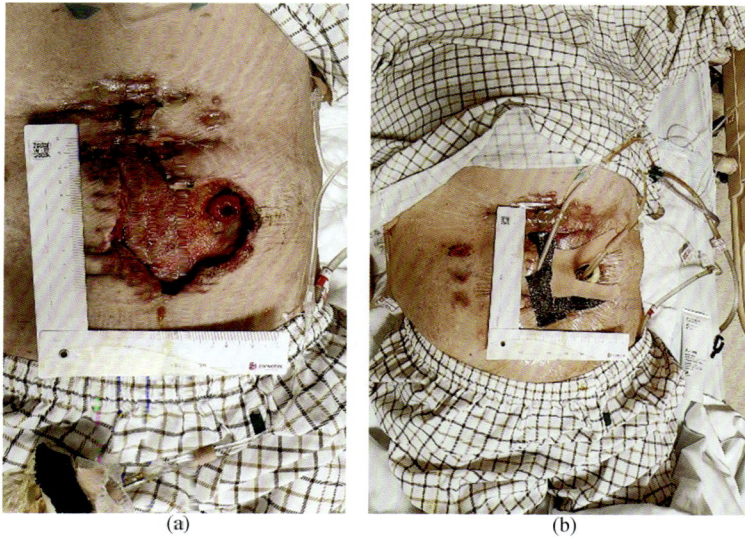

图 12-45　创面处理1周后情况

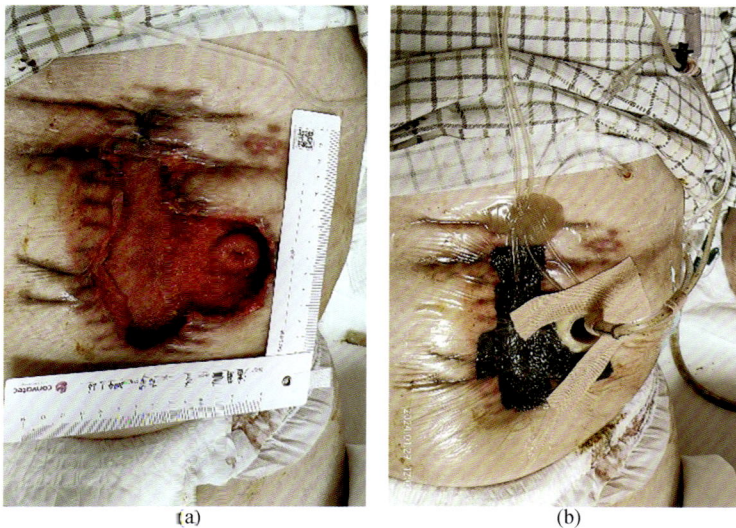

图 12-46　创面处理2周后情况

局部皮肤红肿、溃疡，消化液腐蚀伤口使创面愈合困难，增加护理工作量，由于患者造瘘口孤立于腹壁伤口内，造成消化液溢出后造成腹壁伤口消化液聚集，造成感染、化学烧伤、腹壁坏死循环。因此此类患者多伴有多脏器功能障碍、营养不良、心理创伤及生活质量下降等全身多方面的问题。此类患

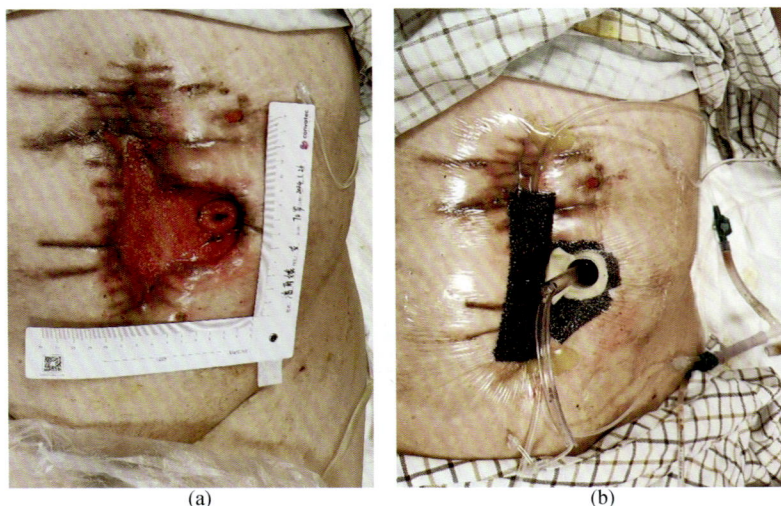

(a)　　　　(b)

图 **12-47**　创面处理3周后情况

者因腹壁感染、疼痛、缺损造成患者心肺功能受限，造成肺部感染、心脏功能不全等心肺功能障碍；患者消化液引流不畅致使患者主要依靠肠外营养支持，进一步加重患者心脏、肾脏负担，造成酸碱及水电解质失衡；患者腹壁巨大缺损伴有疼痛，形成巨大心理创伤；同时因腹部伤口使患者日常活动受限，长期卧床，易出现静脉血栓栓塞症（VTE）；患者腹腔、腹壁感染长期应用抗菌药物，易造成广泛耐药菌的形成。

治疗过程中应关注患者心、肺、肾脏功能的维持、合理营养支持的选择、维持酸碱及水电解质平衡、预防静脉血栓栓塞症、积极控制感染，选择合适的抗菌药物、修复患者的心理创伤。

此类患者创面往往伴有以下特点：①患者多伴有腹腔感染，腹壁感染、腹腔感染导致腹壁切口全层裂开，导致大面积肠管外露风险；②创面愈合过程中容易出现创面持续扩大，造成创面切口愈合困难；③造瘘口内陷消化液引流不畅，患者往往伴有营养不良风险，长时间肠外营养支持会带来相应的并发症，不利于创面愈合；④换则会造瘘口往往位于创面中，造成消化液引流困难。

创面处理应注意以下几点：①将造口溢出的消化液进行合理的引流，控制感染源；②选择合理的引流方式，将造口消化液引流与腹壁创面隔离并建立相应的负压引流；③应用负压封闭过程中通过PVC膜的覆盖可以起到固定、拉合伤口的作用；④不同孔径的生化棉对于组织的刺激生长及引流效果不同，可以根据瘘口的不同部位选择合适的孔径的生化棉；⑤生化棉负压吸引装置对于控制创面愈合困难创面具有明显优势，减少护理工作量及提高患者生活治疗；⑥创面处理过程中积极给予改善多脏器功能、纠正营养不良状态、纠正酸碱失衡及水电解质紊乱、制定合理的康复训练计划等综合治疗。

病例9　肠瘘导致腹壁感染伴缺损

（一）病例介绍

患者女性，61岁。2012年因卵巢癌于当地医院行子宫、双侧卵巢、附件切除术，术后给予放化疗（具体不详），后规律复查未见异常。于2023年4月复查全腹部CT发现盆腔内转移灶；遂于当地医院行顺铂+依托泊苷化疗3周期，化疗后复查肿瘤控制不佳。遂同年8月改为贝伐珠单抗+白蛋白紫杉醇+顺铂化疗3周期。11月第三周期化疗结束后出现左侧腹壁红肿伴疼痛，当地医院考虑软组织感染，给予抗炎等对症治疗后症状缓解。12月再次出现腹壁红肿，伤口疼痛，并自发性破溃引流出粪便样物质，伴发热，体温最高38.5℃，给予抗炎等保守治疗后症状缓解。2024年1月再次出现腹壁溢液，就诊于我院急诊，给予抗炎、补液、禁食水治疗9天，无发热，伤口疼痛较前好转。破溃出覆盖造瘘袋引流，为黄色水样便，瘘口周围少量血性渗出，后造口皮肤破溃逐步扩大，造口袋无法覆盖，遂改为局部覆盖"药膏"并换药，现患者排气排便通畅，无发热，进流食，诉左下腹疼痛。为进一步治疗收入院（图12-48）。

查体：腹部平坦，伤口位于左下腹部，创面周围皮肤红肿伴溃疡形成，创面呈局部皮肤、腹壁缺损，大小约20cm×10cm，皮下可见粪便样分泌物全腹软，左下腹轻压痛，无反跳痛，无肌紧张。未及包块。肝、脾肋下未触及，胆囊未触及，Murphy's征（－），各输尿管点无压痛。腹部叩诊呈鼓音，肝、脾、肾区无叩击痛，移动性浊音（－）。肠鸣音1min未闻及，无高调肠鸣或气过水声。入院后给予创面清创并给予伤口负压治疗，创面潜行处放置负压吸引管充分引流。

诊断：结肠瘘伴腹壁感染、缺损（腹腔开放伴唇状瘘ⅡC型）；腹腔继发恶性肿瘤；卵巢恶性肿瘤术后；卵巢恶性肿瘤术后化疗后；营养不良。

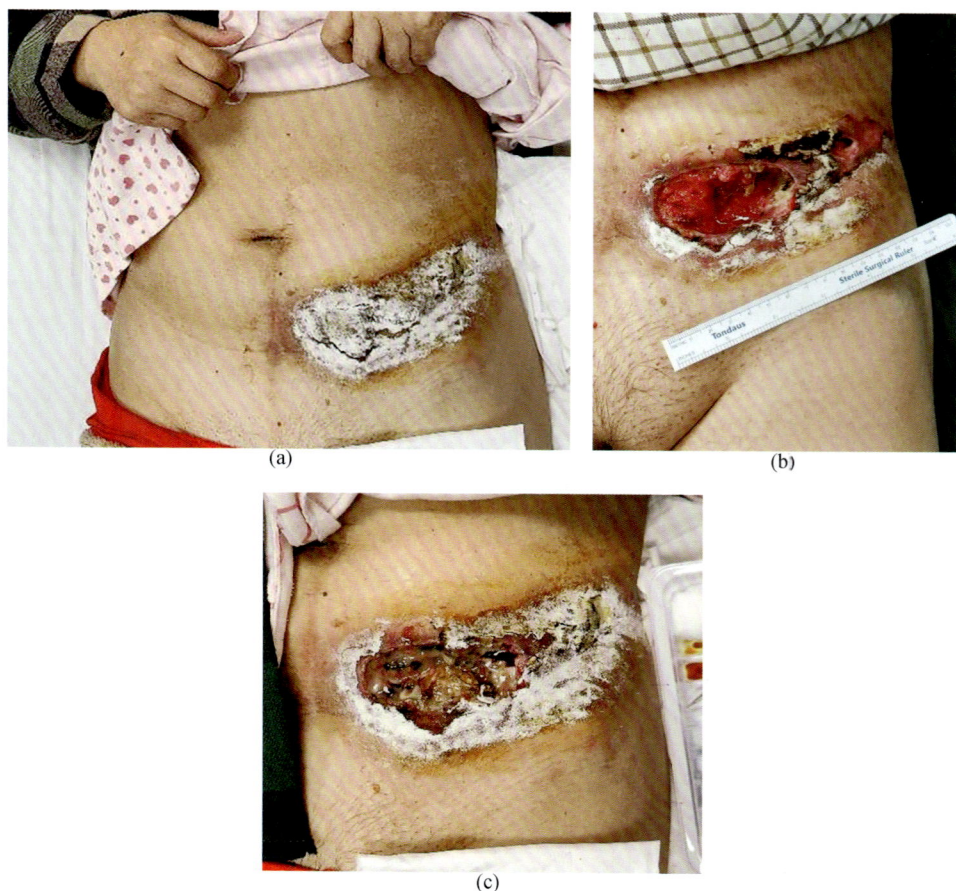

(a)

(b)

(c)

图 **12-48** 入院时创面情况

（二）创面处理

该患者入院后评估伤口，伤口位于左下腹部，创面周围皮肤红肿伴溃疡形成，创面呈局部皮肤、腹壁缺损，大小约20cm×10cm，左下腹腹壁皮下潜行至左侧腋中线（10cm×5cm），创面处可见消化液溢出，创面处可见消化液存留。因此，此腹壁创面是由于肠瘘导致腹壁感染，因引流不畅导致腹壁出现坏死性筋膜炎造成腹壁缺损。结合腹部影像学检查未见腹部及盆腔脓肿形成，肠道未见明确扩张。因此，予创面清创、伤口部分缝合、皮下放置负压吸引管，局部缺缺损的腹壁进行负压吸引装置引流，控制感染并防止创面进一步扩大（图12-49）。同时该患者伴有营养不良风险（NRS2002：4分）、水电解质紊乱及酸碱失衡、腹腔感染，积极给予合理营养支持、腹腔感染充分引流、合理应用抗生素及调整水电及酸碱失衡情况，同时给予患者鼻空肠营养管置入，进行持续肠内营养支持治疗，改善患者营养状态，经上述处理后创面损伤缩小（图12-50）。患者在治疗过程中出现肿瘤导致的原肿瘤转移所致的乙状结肠狭窄出现结肠梗阻，同时再次出现粪便外漏。遂行乙状结肠双腔造口术，伤口继续给予清创后皮下放置负压吸引、缺损处放置负压吸引装置，伤口愈合良好（图12-51）。定期给予更换负压吸引装置。患者造口排气排便后逐步恢复肠内营养，并逐步恢

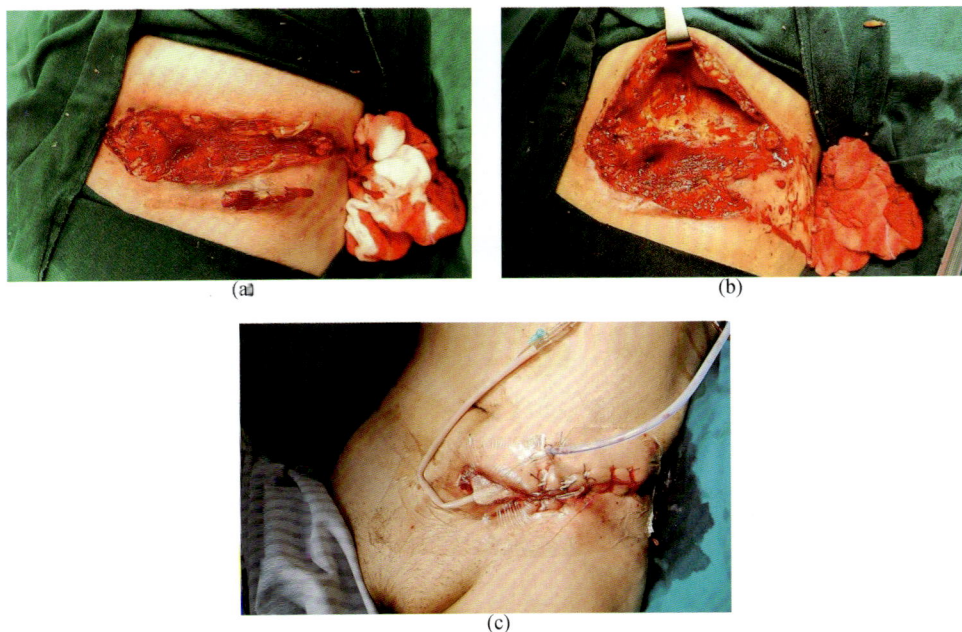

(a)

(b)

(c)

图 **12-49** 手术清创，伤口放置负压引流管及负压吸引装置

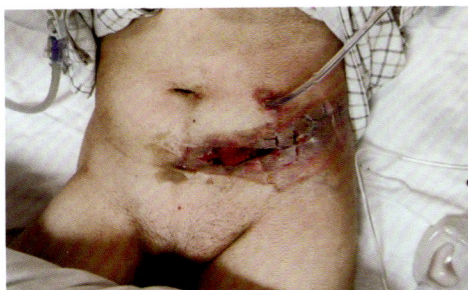

图 **12-50** 术后1周，创面明显缩小

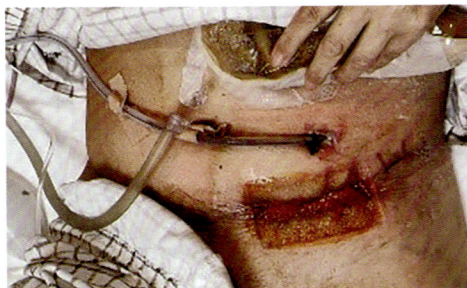

图 **12-51** 造口术后，创面明显缩小

复经口进食，伤口负压治疗过程中，在伤口不同时期，选择不同孔径的生化棉进行负压吸引，最终使创面逐渐愈合（图12-52）。

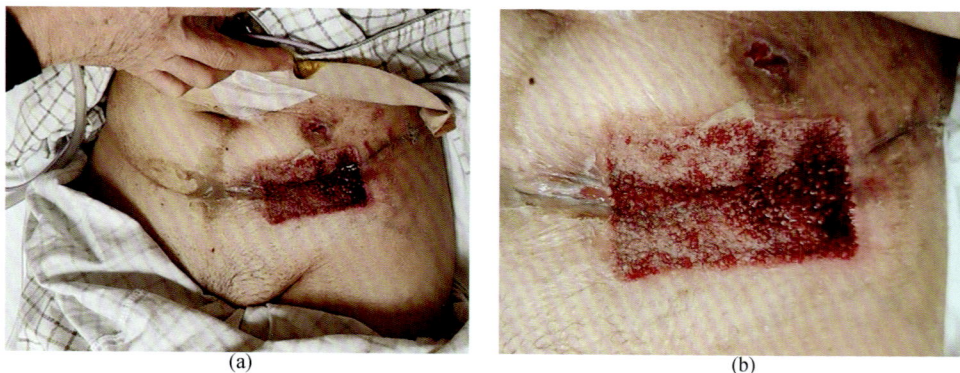

(a)　　　　　　　　　　　　　　(b)

图12-52　造口术后2周，创面愈合良好

（三）治疗心得

患者为结肠瘘造成的腹壁感染、腹壁坏死性筋膜炎，造成腹壁缺损、结肠瘘因含有大量细菌进一步加重腹壁感染并同时导致腹壁化学烧伤，造成腹壁缺损、局部皮肤红肿、溃疡，消化液腐蚀伤口使创面愈合困难，增加患者痛苦。患者目前存在卵巢恶性肿瘤伴腹腔转移，正处于化疗过程中，控制腹壁感染、促进伤口愈合是治疗的关键。

此类患者创面具有其特殊性，处理过程往往伴有以下特点：①患者多伴有不完全性肠梗阻，肠瘘位置往往位于梗阻点，应关注患者排便情况，根据情况选择合理的消化液引流方式；②此类创面往往伴有创面界限不清，清创过程中易出现清理不彻底或清创范围过大，因此在清创过程中，清创切除组织范围要慎重，在控制感染源的情况尽量保留组织；③创面清创后尽量将皮肤、皮下组织缝合，配合皮下放置负压引流管，减少因腹壁缺损造成的愈合缓慢，加快组织愈合；④局部缺损的腹壁，在合理控制消化液引流的情况下，应用负压吸引装置可以促进创面及肠瘘的愈合；⑤腹壁缺损位置放置负压吸引装置时，应注意借助PVC封闭膜的力量将缺损皮肤拉合，尽量减小创面，加快创面愈合；⑥创面引流控制后尽早恢复肠内营养支持，改善营养不良状态，促进组织愈合。

（李元新　张骞）

参考文献

1. Ghimire P. Management of Enterocutaneous Fistula: A Review. JNMA J Nepal Med Assoc, 2022, 60(245): 93-100.

2. Williams L , Zolfaghari S , Boushey R .Complications of Enterocutaneous Fistulas and Their Management[J].Clinics in Colon and Rectal Surgery, 2010, 23(3): 209-220.

3. Adaba F , Vaizey C , Warusavitarne J .Management of Intestinal Failure: The High-Output Enterostomy and Enterocutaneous Fistula[J].Clin Colon Rectal Surg, 2017, 30(3): 215-222.

4. Björck M, Bruhin A, Cheatham M,et al.Classification—Important Step to Improve Management of Patients with an Open Abdomen[J].World Journal of Surgery, 2009, 33(6): 1154-1157.

5. Feliciano DV, Pachter HL. Hepatic trauma revisited[J]. Curr Probl Surg, 1989, 26(7): 453-524.

6. Kirshtein B , Roy-Shapira A , Lantsberg L ,et al.Use of the "Bogota bag" for temporary abdominal closure in patients with secondary peritonitis[J].The American surgeon, 2007, 73(3): 249-252.

7. Hirsch E F .Repair of an abdominal wall defect after a salvage laparotomy for sepsis[J]. Journal of the American College of Surgeons, 2004, 198(2): 324-328.

8. Buinewicz B , Rosen B .Acellular cadaveric dermis (AlloDerm): a new alternative for abdominal hernia repair.[J].Ann Plast Surg, 2004, 52(2): 188-194.

9. Raffl, Arthur B .The use of negative pressure under skin flaps after radical mastectomy. [J].Annals of Surgery, 1952, 136(6):1 048.

10. Fleischmann W , Strecker W , Bombelli M ,et al.[Vacuum sealing as treatment of soft tissue damage in open fractures].[J].Unfallchirurg, 1993, 96(9): 488-492.

11. Barker D E , Green J M , Maxwell R A ,et al.Experience with vacuum-pack temporary abdominal wound closure in 258 trauma and general and vascular surgical patients.[J]. Journal of the American College of Surgeons, 2007, 204(5): 784-792.

12. Theodossis I P .Commentary on "Vacuum-assisted closure in severe abdominal sepsis with or without retention sutured sequential fascial closure: A clinical trial" [J]. Surgery, 2011.

13. Foy H M , Nathens A B , Maser B ,et al.Reinforced silicone elastomer sheeting, an improved method of temporary abdominal closure in damage control laparotomy[J]. The American Journal of Surgery, 2003, 185(5): 498-501.

14. Howdieshell T R , Proctor C D , Sternberg E ,et al.Temporary abdcminal closure followed by definitive abdominal wall reconstruction of the open abdomen[J]. American Journal of Surgery, 2004, 188(3): 301-306.

15. Tieu BH, Cho SD, Luem N, et al. The use of the Wittmann Patch facilitates a high rate of fascial closure in severely injured trauma patients and critically ill emergency surgery patients. J Trauma. 2008 Oct;65(4): 865-70.

16. Weinberg J A , George R L , Griffin R L ,et al.Closing the Open Abdcmen: Improved Success With Wittmann Patch Staged Abdominal Closure[J].Journal of Trauma Injury Infection & Critical Care, 2008, 65(2): 345-348.

17. Keramati M , Srivastava A , Sakabu S ,et al.The Wittmann Patch as a temporary abdominal closure device after decompressive celiotomy for abdominal compartment syndrome following burn[J].Burns Journal of the International Society for Burn Injuries, 2008, 34(4): 493-497.

18. Dayton M T , Buchele B A , Shirazi S S ,et al.Use of an absorbable mesh to repair contaminated abdominal-wall defects.[J].Arch Surg, 1986, 121(8):954-960.

19. Hebert J C , Barone J E , Butsch D W ,et al.Long-term complications associated with prosthetic repair of incisional hernias - Discussion[J].Archives of Surgery, 1998, 133(4): 382-382.

20. NNagy K K , Fildes J J , Mahr C ,et al.Experience with three prosthetic materials in temporary abdominal wall closure[J].American Surgeon, 1996, 62(5):331-335.

21. Brennfleck FW, Junger HHG, Przemyszlaw S,et al.Management of Open Abdominal Wounds With Intestinal Fistula Formation Using a Combination of Negative Pressure Wound Therapy With Instillation and Dwell Time and New Generation Fistula Devices: A Case Report[J].Wounds. 2020 Dec; 32(12): E62-E66.

22. Banasiewicz T, Borejsza-Wysocki M, Meissner W,et al. Vacuum-assisted closure therapy in patients with large postoperative wounds complicated by multiple fistulas[J].Wideochir Inne Tech Maloinwazyjne. 2011 Sep; 6(3): 155-163.

23. Wirth, UlrichRenz, Bernhard W, et al.Successful treatment of enteroatmospheric fistulas in combination with negative pressure wound therapy: Experience on 3 cases and literature review[J].International wound journal. 2018, 15(5): 722–730.

24. Davydov IuA, Larichev AB, Abramov AIu,et al.Kontseptsii kliniko-biologicheskogo upravleniia ranevym protsessom pri lechenii gnoĭnykh ran s pomoshch' iu vakuum-terapii [Concept of clinico-biological control of the wound process in the treatment of suppurative wounds using vacuum therapy]. Vestn Khir Im I I Grek. 1991 Feb; 146(2): 132-136.

25. Fleischmann W, Strecker W, Bombelli M, et al. Vakuumversiegelung zur Behandlung des Weichteilschadens bei offenen Frakturen [Vacuum sealing as treatment of soft tissue damage in open fractures]. Unfallchirurg. 1993 Sep; 96(9): 488-492.

26. Argenta LC, Morykwas MJ. Vacuum-assisted closure: a new method for wound control and treatment: clinical experience. Ann Plast Surg. 1997 Jun; 38(6): 563-576.

27. Tomasz B , Maciej B W , Wiktor M ,et al.Vacuum-assisted closure therapy in patients with large postoperative wounds complicated by multiple fistulas[J].Videosurgery & Other Miniinvasive Techniques, 2011, 6: 155-163.

28. Morykwas MJ, Argenta LC. Nonsurgical modalities to enhance healing and care of soft tissue wounds. J South Orthop Assoc. 1997 Winter; 6(4): 279-88.

29. 裘华德, 王彦峰. 负压封闭引流技术介绍[J]. 中国实用外科杂志, 1998(4): 254.

第十三章

烧伤的伤口负压治疗

第一节　烧伤创面的概述

一、定义

烧伤是一种主要由高温，或辐射、放射、电、摩擦，或接触化学品等导致的皮肤或其他器官组织的损伤。当皮肤或其他组织中的部分或全部细胞被下列物质破坏时会发生热力（高温）烧伤：高温液体（烫伤）、高温固体（接触烧伤）、火焰（灼伤）。

烧伤是一项全球性公共卫生问题，估计每年导致约18万例死亡病例。其中大部分发生在低收入和中等收入国家，约有2/3发生在非洲和东南亚区域。许多高收入国家的烧伤死亡率不断降低。目前低收入和中等收入国家中的儿童烧伤死亡病例数是高收入国家的七倍以上。其中非致命烧伤是一项主要致病因素，会造成长期住院、毁容和残疾等，并往往导致患者受辱和遭受排斥。

二、病因和发病机制

（一）病因

1.热烧伤　可由外源性热源引起（火、热的液体、固体或气体）。火灾也可以引起有毒烟雾吸入。

2.辐射烧伤　最常见的原因是长时间暴露在太阳紫外线辐射下（晒伤），但可能是由于长期或强烈暴露于其他紫外线辐射源（如日光浴床）或暴露于X射线或其他非太阳辐射源。

3.化学烧伤　可由强酸强碱（如石灰水、水泥）、苯酚、甲酚、芥子气（二氯二乙硫醚）、锂和某些石油产品（如汽油、油漆稀释剂）引起。这些成分引起的皮肤及深部组织坏死可在几个小时内迅速进展。

4.电击伤　由电流通过产生的热量与细胞膜的电转化所致。尽管外观仅仅是皮肤损伤，高电压（＞1000伏特）电击伤能导致广泛导电性组织的深部损害，如肌肉、神经和血管。

5.与烧伤相关的事件可引起其他的损伤　比如从燃烧的建筑物跳下、被碎片击中、机动车相撞。幼儿及老年患者的烧伤需考虑受虐待。

（二）发病机制

烧伤产生的热量引起蛋白质变性和凝固性坏死。凝固性组织周围血小板聚集、血管收缩，边缘灌注的组织（淤滞区）在损伤组织周围扩大。在淤滞区，组织充血、发炎。正常的表皮屏障被破坏，使细菌入侵、细胞外液流失、体温调节受损，受损的组织通常会水肿，进一步加重血管内容量损失。由于受损真皮温度调节的功能缺失，尤其是裸露的伤口，因此热量损失可能非常明显。

三、创面特点

（一）创面分级和分类（表13-1和表13-2）

表13-1　烧伤创面分级

特点	Ⅰ度烧伤	浅Ⅱ度烧伤	深Ⅱ度烧伤	Ⅲ度烧伤
损伤深度	表皮浅层，生发层健在	表皮的生发层、真皮乳头层	真皮乳头层以下，仍残留部分网状层	全皮层，甚至达到皮下、肌或骨骼
水疱	无	大小不一的水疱	可有，小水疱	无

续表

特点	Ⅰ度烧伤	浅Ⅱ度烧伤	深Ⅱ度烧伤	Ⅲ度烧伤
创面	红斑状、干燥 轻度红肿、无感染	创面红润、潮湿 红肿明显	创面微湿、红白相间，水肿明显	焦黄、炭化焦痂 树枝状栓塞的血管
感觉	烧灼感	疼痛明显	痛觉较迟钝	痛觉消失
拔毛实验	剧痛	痛	微痛	不痛，且易拔除
局部温度	微增	增高	略低	发凉
愈合时间	3～7天	1～2周	3～4周	>4周
愈合方式	脱屑愈合，无瘢痕	无瘢痕，有色素沉着	瘢痕愈合	无上皮再生，需植皮

表13-2　烧伤严重程度分类（成人）

严重程度	轻度烧伤	中度烧伤	重度烧伤	特重烧伤
Ⅱ度烧伤面积	<10%	11%～30%	31%～50%	>50%
或Ⅲ度烧伤面积	0	<10%	11%～20%	>20%
或总烧伤面积			31%～50%	>50%
			或面积不足30%但合并休克、严重复合伤、中度吸入性损伤	或合并严重复合伤、严重吸入性损伤

（二）并发症

1.全身烧伤并发症　按占体表总面积计算，累及百分比越大，发生全身并发症的风险越大。严重全身性并发症和死亡的危险因素包括：部分和全层烧伤≥40%的总体表面积（TBSA），年龄＜2岁或＞60岁，同时伴有严重创伤和烟雾吸入。

最常见的全身并发症为低血容量休克和感染。

（1）低血容量休克：导致烧伤组织的低灌注和休克，主要与深度烧伤或大面积烧伤引起体液丢失有关；也可由于血管内液体移至间质及细胞内发生全身水肿。此外，不可察觉的流体损失可能是显著的。由于烧伤直接损伤血管或烧伤后低血容量继发血管收缩，亦可导致烧伤组织低灌注。

（2）感染：即使小面积烧伤，也是引起脓毒症、死亡及局部并发症的常见原因。机体防御能力下降和组织坏死促进了细菌侵入和生长。开始几天最常见的病原体为链球菌和金黄色葡萄球菌，5～7天后最常见革兰氏阴性菌感染，然而菌落往往是混合性的。

（3）代谢异常：包括低蛋白血症，可能与液体复苏后的体液稀释有关，也可能由于蛋白质通过损伤的毛细血管进入血管外间隙造成蛋白质丢失。可发生稀释性电解质缺乏，包括低镁血症、低磷血症和低钾血症。休克可导致代谢性酸中毒。肌肉的深度热烧伤或电烧伤以及焦痂收缩导致肌肉缺血，可引起横纹肌溶解和溶血。横纹肌溶解引起的肌红蛋白尿和溶血引起的血红蛋白尿均可导致急性肾小管坏死和急性肾损伤。

（4）对于广泛烧伤的患者，大剂量低温液体输注以及身体暴露于低温环境可造成低体温。广泛烧伤还可导致肠梗阻。

2.局部烧伤并发症

（1）焦痂：焦痂是深度烧伤导致的坚硬坏死组织。完全包围肢体（有时是颈部或躯体）的环形焦痂具有潜在缩窄性。缩窄性焦痂会限制水肿引起的组织膨胀。相反的，组织压力增高，最终会引起局部缺血，缺血威胁焦痂远端肢体和指趾的存活。而颈部和喉部周围的焦痂会影响通气。

（2）瘢痕和挛缩：深度烧伤愈合可导致瘢痕和挛缩；关节的挛缩畸形取决于瘢痕形成的程度。如果烧伤邻近关节（特别是手）、足部或会阴部，可能严重影响功能。感染可以增加瘢痕形成。部分烧伤患者可形成瘢痕疙瘩，尤其是深色皮肤的患者。

第二节　烧伤创面的伤口负压治疗技术要点

一、治疗基本原则

在烧伤科，伤口负压治疗较多地应用于成人或小儿深Ⅱ度烧伤创面、创伤创面、电烧伤创面、热压伤创面、肉芽创面、真皮替代物移植创面或植皮创面床术前准备、植皮创面术后固定，同时也适用于慢性创面，包括糖尿病足溃疡、压疮、静脉溃疡等。

伤口负压治疗可保护创面、促进创面愈合，植皮区准备、提高植皮成活率，提高患者的舒适度等。其可减少创面分泌物，提供湿润环境；减轻水肿，改善局部血运；促进血管化、肉芽形成；加速上皮细胞生长和创面上皮化；防止外界环境中微生物侵袭感染；促进创基血管化，固定皮片；减少换药频率，减轻换药疼痛，控制创面的渗出与异味。另外，负压治疗还可减轻护理工作，缩短住院时间，预防并发症。

需注意的是，伴有坏死焦痂的Ⅲ度烧伤创面是伤口负压治疗的禁忌证，必须去除坏死组织后再应用伤口负压治疗。对于存在活动性出血、血管及神经裸露未予覆盖、局部恶性肿瘤、存在大量坏死组织、供养动脉病变、硬脑膜缺损伴脑脊液漏等创面，不可使用伤口负压治疗。裸露内脏器官表面谨慎使用伤口负压治疗。合并厌氧菌、真菌感染创面，脓皮病创面以及大面积烧伤休克期不建议使用伤口负压治疗。

二、治疗技术要点

（一）作用及机制

伤口负压治疗可保护烧伤创面、促进创面愈合、辅助植皮区准备、提高植皮成活率、提高患者的舒适度等。其机制为减少创面分泌物，提供湿润环境；减轻水肿，改善局部血运；促进血管化、肉芽形成；加速上皮细胞生长和创面上皮化；防止外界环境中微生物侵袭感染；促进创基血管化，固定皮片；减少换药频率，减轻换药疼痛，控制创面的渗出与异味。另外，伤口负压治疗还可减轻护理工作，缩短住院时间，预防并发症。

（二）适应证

1.成人深Ⅱ度烧伤创面　烧伤创面处理的目的在于防止创面加深、感染、水分蒸发，提供适合于创面愈合的温湿环境。深Ⅱ度烧伤创面损伤深度达真皮深层，表面存在较多坏死组织，易导致创面进行性加深、感染，创面愈合时间长。急性深Ⅱ度烧伤创面可分为坏死带、淤滞带和充血水肿带，炎症因子和组织水肿可促使淤滞带内形成微血栓，进一步引起细胞坏死，加深创面。动物实验和临床研究证实，伤口负压治疗能够增加深Ⅱ度烧伤创面局部血流灌注，减轻组织水肿和疼痛，降低创面继续加深的概率，同时可以促进坏死组织溶解脱落、加速创面愈合，提高创面愈合质量。

推荐：深Ⅱ度烧伤创面早期可以使用伤口负压治疗，能减轻水肿和疼痛，提高创面愈合质量（推荐强度：B）。对于坏死组织较多的深Ⅱ度创面，可以早期应用薄层削痂联合伤口负压治疗策略，加速创面愈合（推荐强度：A）。

2.植皮创面床术前准备 植皮成活率与创面床肉芽组织新鲜程度密切相关。有研究比较了伤口负压治疗与纱布敷料预处理创面后的植皮效果，结果表明伤口负压治疗能够显著提高植皮成活率。

推荐：伤口负压治疗可用于植皮创面床的术前准备，培育肉芽组织（推荐强度：B）。

3.植皮创面术后固定 伤口负压治疗对于植皮创面分泌物的引流、皮片固定具有良好作用。RCT研究显示，在自体网状皮移植覆盖的烧伤创面上应用−80mmHg的伤口负压治疗，可提高皮片成活率，缩短创面愈合时间，减轻患者痛苦。有研究显示，伤口负压治疗尤其适用于如颈部、腋窝、臀部、会阴部、关节部位等特殊部位植皮术后的固定，可减少移植皮片丢失和降低再次植皮的概率。

推荐：伤口负压治疗可提高烧伤创面移植皮片的成活率，加快创面愈合（推荐强度：A）。适用于不规则部位如颈部、腋窝、臀部、会阴部、关节部位植皮术后的固定（推荐强度：C）。

4.真皮替代物移植创面 真皮替代物移植的关键在于能否迅速血管化，以便为后期移植自体薄皮片提供良好的受皮条件。伤口负压治疗可使ADM支架与创面基底充分贴合、加速真皮支架的血管化、提高植皮成活率。国内外研究表明，伤口负压治疗能加速真皮替代物的血管化进程，提高自体皮片的黏附性，减少因皮下血肿所致植皮失败；减轻创面的细菌负荷、防止创面感染，提高皮片成活率及修复质量，长期观察瘢痕增生较轻。

推荐：伤口负压治疗能促进真皮替代物血管化进程，提高自体刃厚皮及真皮替代物复合移植的效果（推荐强度：A），后期植皮区皮肤弹性相对较好（推荐强度：B）。

5.电烧伤创面 电烧伤创面常伴有较多肌肉坏死和大血管暴露，创面易感染和出血。多数情况下，早期清创常难以彻底清除坏死组织，需要多次反复清创。联合伤口负压治疗可减轻组织水肿，加速坏死组织脱落，保护间生态组织，促进肉芽组织生长。

推荐：清创联合多次伤口负压治疗，能促进电烧伤创面坏死组织脱落，保护间生态组织，减轻患者痛苦，缩短疗程（推荐强度：C）。

对于电烧伤创面尤其为大面积受损时，专家组强调：①清创时尽量保留间生态组织、血管、神经、肌腱，伴有重要血管、神经及骨质外露时，要尽早移植皮瓣、肌皮瓣或皮片封闭创面，条件不允许Ⅰ期覆盖创面时可以酌情使用伤口负压治疗；②电烧伤创缘的血管存在不同程度的损伤，持续处于负压状态下易破裂出血，因此只能选择间歇负压模式，并且负压值宜从小到大、循序渐进，期间需严密观察创面有无活动性出血。

6.热压伤创面　热压伤创面主要分布在手、前臂。进行创面评估后常规的治疗方法包括急诊焦痂切开减张、切痂清创术，随后根据创面情况选择Ⅰ期移植皮片、游离皮瓣或腹部带蒂皮瓣修复。有研究显示，使用伤口负压治疗处理热压伤创面，能促进组织水肿消退和肉芽组织生长，再Ⅱ期移植皮片覆盖创面。如出现大范围肌腱、骨质外露，在彻底清除坏死组织后宜尽早移植皮瓣修复创面，以期达到较佳疗效。

推荐：轻度、不伴有大范围肌腱或骨质外露的热压伤创面，可以采用伤口负压治疗培育肉芽组织，后行Ⅱ期植皮术封闭创面，术后尽早实施康复治疗（推荐等级：C类）。

7.小儿深Ⅱ度烧伤创面　小儿应用伤口负压治疗需重视负压值、材料及模式的选择。

年龄较小的患儿采用 $-75 \sim -50$ mmHg 负压，年龄较大的患儿采用 $-125 \sim -75$ mmHg 负压。鉴于成人使用 -80 mmHg 负压即可满足治疗需要，因而建议小儿负压值不宜超过 -80 mmHg。

一般而言，小儿烧伤创面适宜采用聚氨酯材料，如果肉芽组织生长旺盛，可改用PVA材料，或在创面与负压材料之间增加非黏性层，以避免肉芽组织长入覆盖材料。

间歇负压模式较持续负压模式更容易诱导肉芽组织生长，过度生长的肉芽组织长入覆盖材料，会在更换敷料时引起疼痛，并且间歇负压模式在实施过程中也会引起创面疼痛，小儿通常难以耐受，因此建议使用持续负压模式治疗小儿烧伤创面。

伤口负压治疗有可能造成液体额外丢失，年龄越小危险性越大，因此要密切观察引流液量，必要时及时补液。

推荐：小儿烧伤创面伤口负压治疗首选聚氨酯材料，$2 \sim 3$ 天更换1次，负压模式首选持续负压模式（推荐强度：C）。负压设定原则上不应超过患儿动脉收缩压（推荐强度：C），2岁以内患儿的负压值为 $-75 \sim -25$ mmHg，$2 \sim 12$ 岁患儿的负压值为 $-75 \sim -50$ mmHg，$13 \sim 18$ 岁患儿的负压值为 $-100 \sim -75$ mmHg。

（三）展望

大量临床研究证实，负压可通过调节炎症反应及细胞外基质相关因子水平等改善创面微环境，促进肉芽组织生长，加快创面愈合，在各种急慢性烧伤创面的治疗中均取得了显著的临床疗效，并为植皮或皮瓣修复提供了有利条件。随着创面修复局部微环境、细胞信号转导机制及材料科学等研究的不断深入，如何加强伤口负压治疗过程中创面炎症反应程度及细胞因子水平的监测，以及促进负压相关设备小型化、敷料管理智能化发展，更好、更精确地服务于烧伤患者是未来的研究方向。

第三节　烧伤创面的伤口负压治疗实例

病例1：深度烧伤创面

（一）病例介绍

患者液化气火烧伤右下肢3h余。无畏寒发热、无昏迷、无恶心呕吐，意识清，精神可，一般情况良好。

辅助检查：白细胞计数6.7×10^9/L，中性粒细胞分类77.3%，红细胞计数4.1×10^{12}/L，血红蛋白120g/L，血小板计数150×10^9/L。心电图窦性心律。床边摄片示，两肺纹理稍增多，未见明显实质性病灶，纵隔影未见明显增宽，心影大小、形态正常，两侧纵隔面平整，两侧肋膈角锐利。

诊断：下肢Ⅲ度烧伤、下肢Ⅱ度烧伤。

病情评估：患者右下肢可见烧伤创面，去除疱皮后可见创面基底大部分红白相间，呈深Ⅱ度烧伤表现，膝关节小片状Ⅲ度烧伤，总面积约6%TBSA。

（二）治疗方案

治疗原则：急诊清创消毒后，辐照生物辅料覆盖，无菌敷料包扎。补液抗感染治疗，肌内注射破伤风人免疫球蛋白，密切关注患者病情，完善入院常规检查与检验，排除手术禁忌证后，择期手术治疗。

手术时，使用磨削痂器械和水动力清创系统磨削创面至针尖状渗血，彻底去除坏死组织。安装一次性负压引流装置，试吸满意。术后7日拆除负压装置，可见创面新鲜，无坏死组织残留，创面肉芽增生良好，按时换药直至创面愈合（图13-1）。

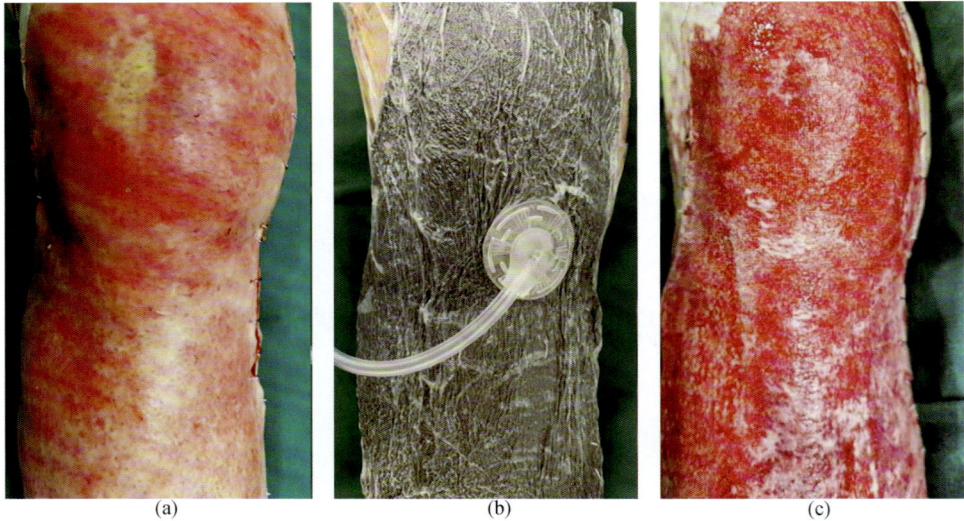

(a)　　　　　　　　　(b)　　　　　　　　　(c)

图13-1　创面清创后予伤口负压治疗，肉芽增生良好

（三）总结

研究表明，深度创面采用伤口负压治疗后并发症较少，愈合率较高，可显著提高深度创面的修复效果，控制感染，减少瘢痕，且降低患者的痛苦及医疗负担。伤口负压治疗在深、浅度创面治疗方面具有相似的作用效果。在一定程度上，伤口负压治疗用于深度创面治疗在并发症及愈合率方面具有更好的优势。

病例2：Ⅲ度烧伤创面切痂

（一）病例介绍

患者液化气火烧伤右足背部1h余，病程中无发热、无昏迷、无恶心呕吐，意识清，精神可，痛觉不明显。

辅助检查：白细胞计数$7.7×10^9$/L；中性粒细胞分类78.8%；红细胞计数$4.2×10^{12}$/L；血红蛋白130g/L；血小板计数$145×10^9$/L。心电图窦性心律。

床边摄片示，两肺纹理增多，无明显实质性病灶，纵隔影未见明显增宽，心影大小、形态正常，两侧纵膈面光整，两侧肋膈角锐利。

诊断：足部Ⅲ度烧伤。

病情评估：患者右足背部可见烧伤创面，创面疱皮已破，大量灰黑色腐皮附着，去除腐皮后，见创面基底创缘红白相间，中央苍白，可见树枝状血管栓塞网，呈深Ⅱ度～Ⅲ度表现，以Ⅲ度为主，总面积约1%TBSA。

（二）治疗方案

急诊清创消毒后无菌敷料包扎。补液抗感染治疗，肌内注射破伤风人免疫球蛋白，密切关注患者病情，完善入院常规检查与检验，排除手术禁忌证后，择期手术治疗。手术时，切除Ⅲ度烧伤创面至皮下组织基底新鲜出血，电凝止血，氯己定（洗必泰）反复冲洗三次，予伤口负压治疗。术后7日拆除负压装置，见切痂创面基底少许新生肉芽组织（图13-2）。

（三）总结

伤口表面施加受控的负压，这对伤口治疗和管理具有潜在的优势。有文献表明伤口负压治疗可以促进切痂创面肉芽组织的生长、提高皮肤移植的存活率。治疗显示改善了靠近伤口边缘的组织灌注，并降低了感染率，为后期创面皮肤移植奠定基础。

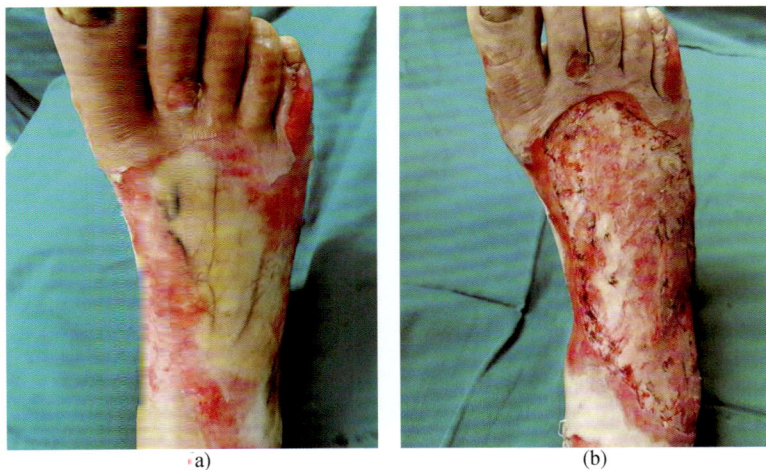

a)　　　　　　　　　(b)

图 **13-2**

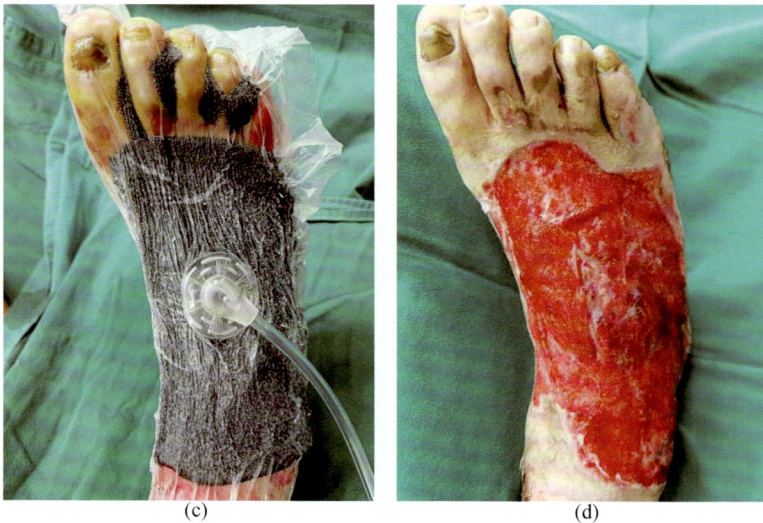

(c)　　　　　　　　　　　　(d)

图13-2　创面清创后予伤口负压治疗，切痂创面基底良好少许新生肉芽组织

病例3：邮票植皮

（一）病例介绍

患者右上肢氧气火烧伤后残余创面27天。既往糖尿病史5年。

辅助检查：白细胞计数$71×10^9$/L，中性粒细胞分类70.3%，红细胞计数$4.5×10^{12}$/L，血红蛋白110g/L，血小板计数$57×10^9$/L，空腹血糖12mmol/L。心电图窦性心律。床边摄片示，两肺纹理稍增多，未见明显实质性病灶，纵隔影未见明显增宽，心影大小、形态正常，两侧纵膈面光整，两侧肋膈角锐利。

诊断：灼伤后残余创面。

病情评估：患者右上肢见烧伤创面，边缘部分上皮化，大部分创面肉芽形成，少量真皮组织存留，总面积约2%TBSA。

（二）治疗方案

患者急诊入院后创面予以清创，无菌敷料包扎，完善相关入院检查，对症治疗。控制血糖于6～8mmol/L，排除手术禁忌证后，择期手术治疗。

手术时，清除创面残余坏死组织，刮除水肿肉芽组织，于右大腿处取下游离皮肤，将其制成邮票状皮片，后将其移植于右上肢创面。随后右上肢予伤口负压治疗。术后7日拆除负压装置，按时换药直至创面愈合（图13-3）。

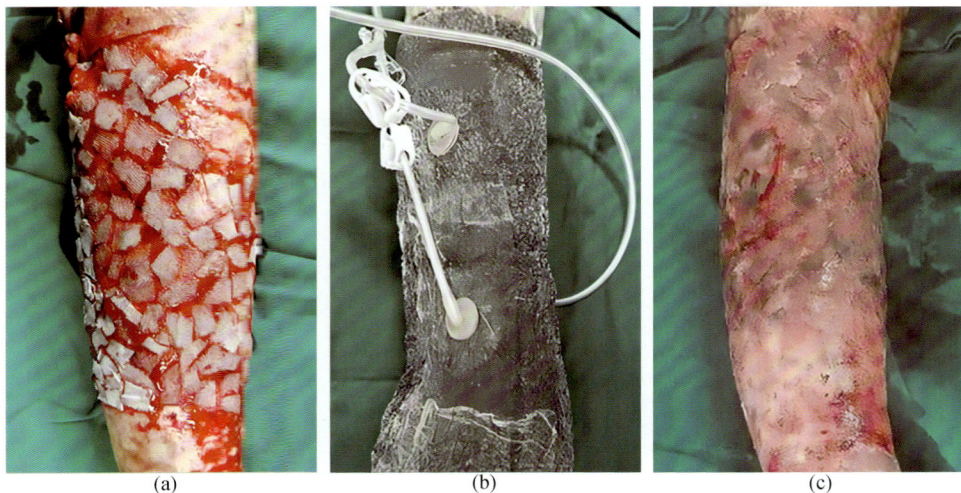

图 **13-3**　创面清创后邮票植皮，予伤口负压治疗，换药至愈合

（三）总结

有研究表明，使用伤口负压治疗有助于创面的愈合，能明显提高烧伤后的治疗效果。并且，于糖尿病患者，伤口负压治疗明显提高了创面的愈合速度。尤其是烫伤或烧伤患者合并糖尿病时，伤口负压治疗有效减少了患者的截肢率，且对于供皮区，伤口负压治疗依然有明显的优势。伤口负压治疗的应用减少显著减少了创面感染的发生率，能够及时清理创面的坏死组织、渗出，保持创面的清洁，提高移植皮片的存活率，从而促进创面的愈合。这种治疗方法实现了较高的局部治愈率、最低的功能发病率以及可接受的伤口并发症发生率。

病例4：刃厚网状支移植

（一）病例介绍

患者氧气火烧伤背部，残余创面20天（图13-4）。病程中无发热、无昏迷、无恶心呕吐，意识清，精神可。

辅助检查：白细胞计数$8.0×10^9/L$，中性粒细胞分类78.6%，红细胞计

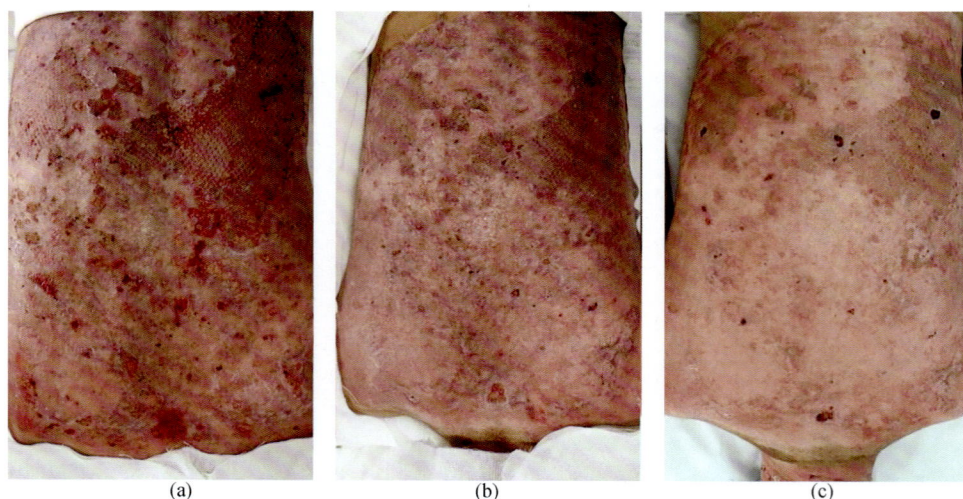

(a)　　　　　　　　　(b)　　　　　　　　　(c)

图 **13-4**　氧气火烧伤背部，残余创面20天

数 $5.1 \times 10^{12}/L$，血红蛋白 $122g/L$，血小板计数 $178 \times 10^{9}/L$。心电图窦性心律。床边摄片示，两肺纹理增多，无明显实质性病灶，纵隔影未见明显增宽，心影大小、形态正常，两侧纵膈面光整，两侧肋膈角锐利。

诊断：灼伤后残余创面。

病情评估：患者背部可见烧伤后创面，大部分创面已愈合，剩余部分残余创面，肉芽新鲜，分泌物不多，无感染，总面积约4%TBSA。

（二）治疗方案

清创，无菌敷料包扎。补液抗感染治疗，密切关注患者病情，完善入院常规检查与检验，排除手术禁忌证后，择期手术治疗。

手术时，予残余创面扩创。刃厚皮片3%，将皮片制作成1：1.5网状皮片，将网状皮覆盖背部创面，皮钉固定，取残余皮片制作邮票皮移植于上述Ⅲ度创面，外覆SAC敷料，予伤口负压治疗（图13-5）。大腿内侧供皮区予氯己定（洗必泰）反复冲洗后，予伤口负压治疗。术后予补液抗感染等对症支持治疗，术后7日拆除负压装置，见背部自体皮存活良好，按时换药直至创面愈合。

（三）总结

将伤口负压治疗应用到深烧伤创面的刃厚皮移植术中，能够有效提高植

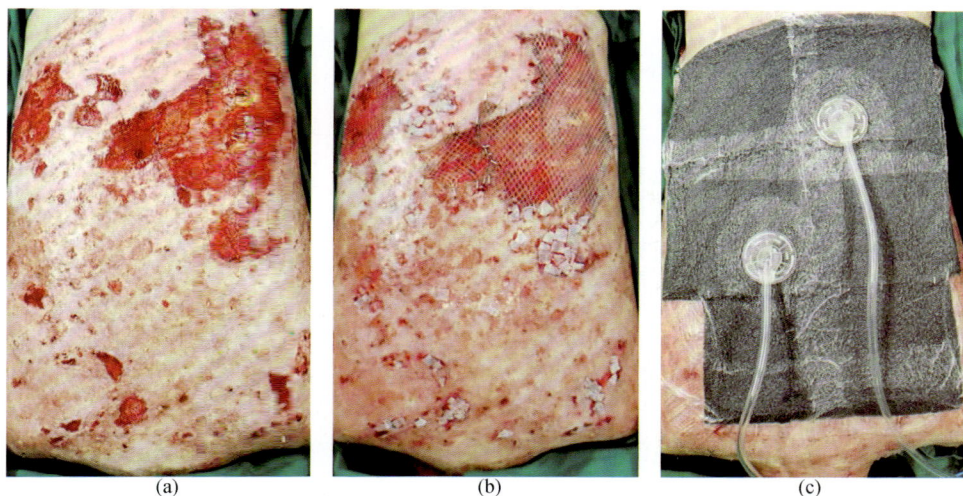

(a) (b) (c)

图 **13-5** 背部创面清创后植皮，予伤口负压治疗

皮存活的概率，并且降低创面发生感染的概率。由此可知，伤口负压治疗加刃厚皮移植术治疗深度烧伤创面的疗效较佳，值得推广应用。

病例5：中厚网状皮移植

（一）病例介绍

患者液化气火烧伤右足背部。病程中无发热、无昏迷、无恶心呕吐，意识清，精神可，痛觉不明显。

辅助检查：白细胞计数$7.7×10^9$/L；中性粒细胞分类78.8%；红细胞计数$4.2×10^{12}$/L；血红蛋白130g/L；血小板计数$145×10^9$/L。心电图窦性心律。床边摄片示，两肺纹理增多，无明显实质性病灶，纵隔影未见明显增宽，心影大小、形态正常，两侧纵膈面光整，两侧肋膈角锐利。

诊断：足部Ⅲ度烧伤。

病情评估：患者右足背部Ⅲ度烧伤创面切痂后7天，伤口负压治疗后见切痂创面床新生肉芽组织生长，肉芽新鲜，无水肿，总面积约1%TBSA。

（二）治疗方案

创面清创切痂，其后新鲜创面予网状皮移植+伤口负压治疗，7日后拆除负压装置，见自体皮存活，切痂创面床新生肉芽组织生长，肉芽新鲜予按时换药直至创面愈合（图13-6）。

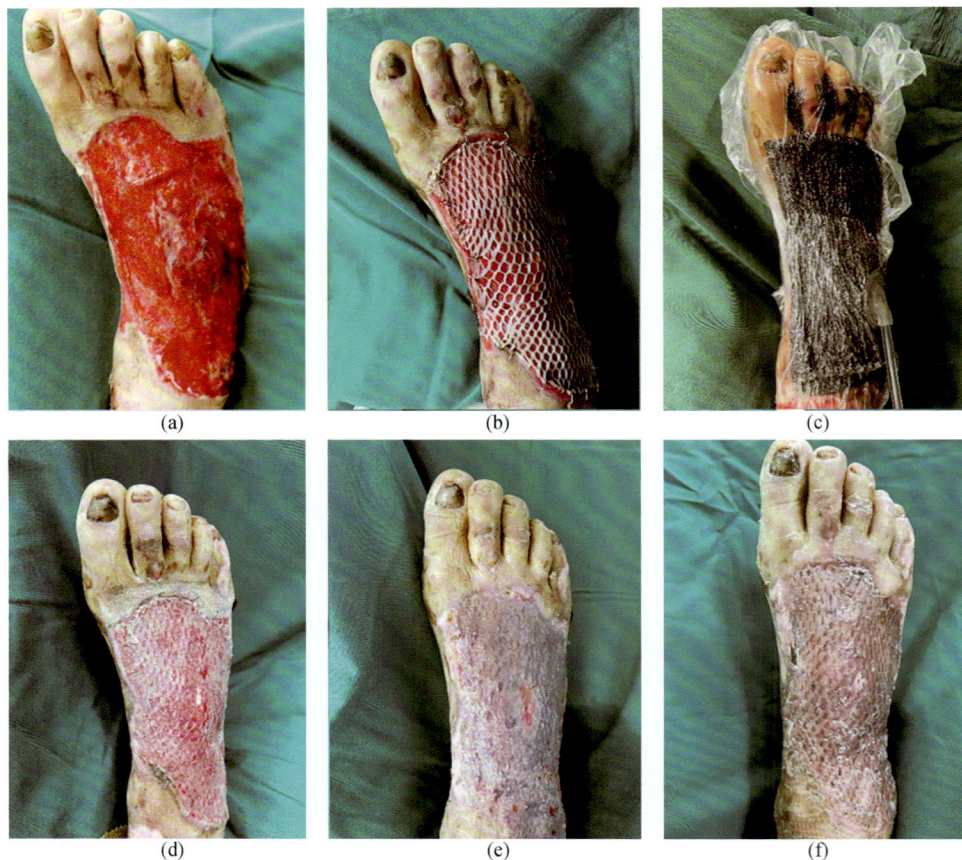

图 **13-6** 创面切痂＋中厚网状皮移植，予伤口负压治疗

（三）总结

伤口表面施加受控的负压，这对伤口治疗和管理具有潜在的优势。有文献表明伤口负压治疗可以促进切痂创面肉芽组织的生长、提高皮肤移植的存活率。治疗显示改善了靠近伤口边缘的组织灌注，并降低了感染率，为后期创面皮肤移植奠定基础。

病例6：刃厚供皮区

（一）病例介绍

患者氧气火烧伤腿部2h余，病程中无发热、无昏迷、无恶心呕吐，意识清，精神可。

辅助检查：白细胞计数7.8×10⁹/L；中性粒细胞分类79.6%；红细胞计数5.2×10¹²/L；血红蛋白124g/L；血小板计数176×10⁹/L。心电图窦性心律。床边摄片示两肺纹理增多，无明显实质性病灶，纵隔影未见明显增宽，心影大小、形态正常，两侧纵膈面光整，两侧肋膈角锐利。

诊断：下肢Ⅱ度烧伤。

病情评估：患者左侧大腿刃厚皮供皮区，创周无创面，总面积约2% TBSA。

（二）治疗方案

手术时，尽量选择皮肤完整性较好、周围无创面的供区以降低污染概率。电动取皮刀取刃厚皮片2%，供皮区予创面持续伤口负压治疗（图13-7）。术后予补液抗感染等对症支持治疗，术后7日拆除负压装置，见左大腿供皮区愈合良好，并予按时换药（图13-8）。

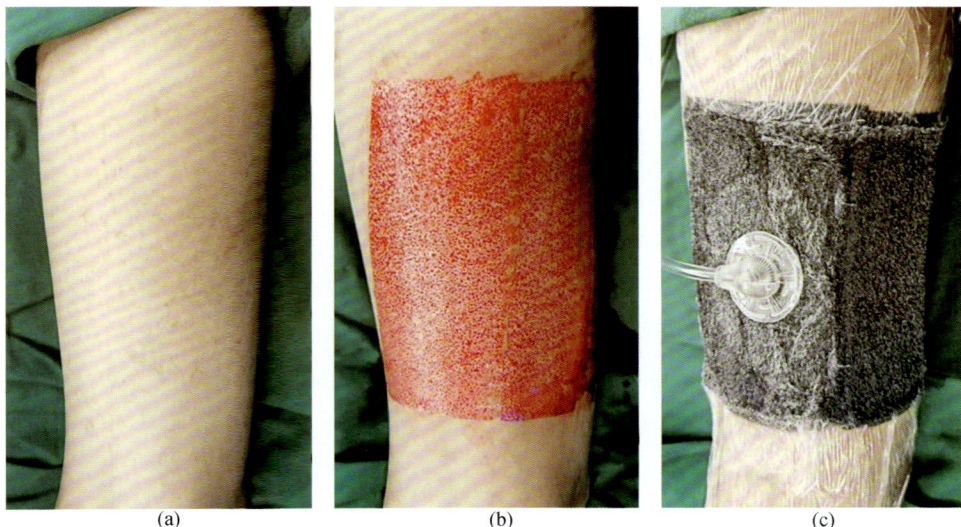

图13-7　左侧大腿刃厚皮供皮区行伤口负压治疗

(a)　　　　　(b)　　　　　(c)

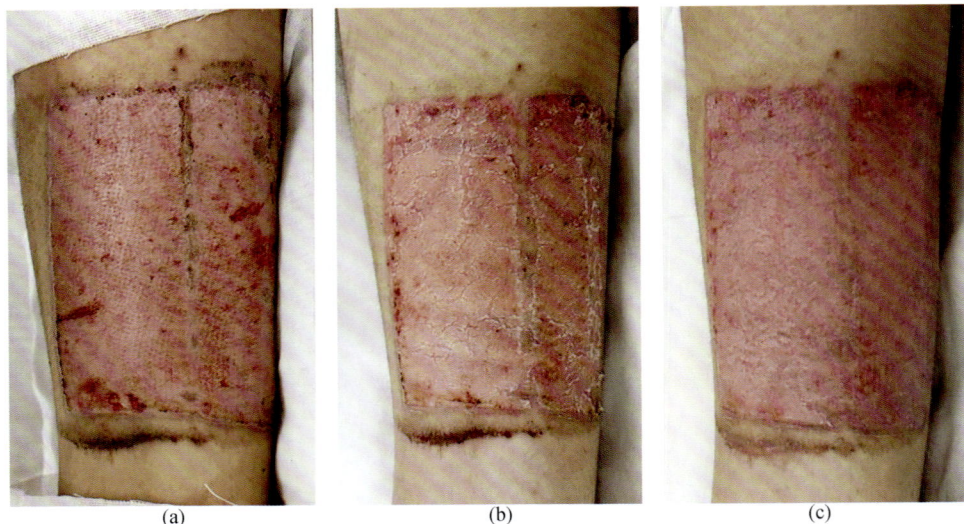

(a)   (b)   (c)

图 13-8 供皮区愈合良好

（三）总结

研究表明，在植皮供皮区应用伤口负压治疗，可以显著提高创面血流量，使组织缺血缺氧情况得到较好的纠正，从而加速了供皮区创面愈合。由此我们认为伤口负压治疗对于供皮区的治疗与恢复有积极作用。

病例7：中厚皮供皮区

（一）病例介绍

患者氧气火烧伤双手3h，伤后未做任何处理，至我院急诊就诊，病程中无发热、无昏迷、无恶心呕吐，意识清，精神可。

辅助检查：白细胞计数7.8×10^9/L，中性粒细胞分类80.3%，红细胞计数4.9×10^{12}/L，血红蛋白118g/L，血小板计数176×10^9/L。心电图窦性心律。床边摄片示，两肺纹理增多，无明显实质性病灶，肺门影未见明显增大，心影大小、形态正常，两侧纵膈面光整，两侧肋膈角锐利。

诊断：手部Ⅱ度烧伤。

病情评估：患者左大腿中厚皮供皮区创面，总面积约2%TBSA，创周有烧伤创面新生皮肤，但无未愈合创面存在。

（二）治疗方法

尽量选择皮肤完整性较好、周围无创面的供区，以降低污染概率。供皮区行伤口负压治疗，试吸满意。术后7天拆除负压装置，按时换药，直至创面愈合（图13-9）。

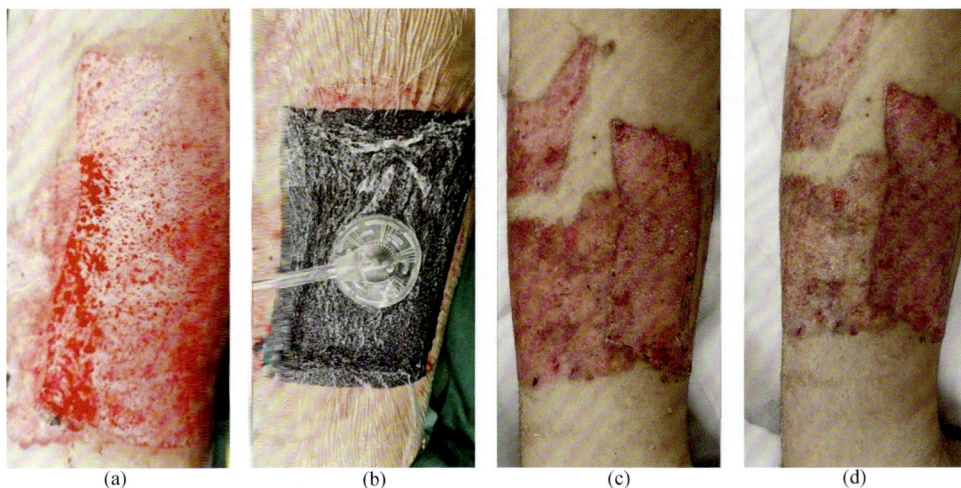

（a）　　　　　　（b）　　　　　　（c）　　　　　　（d）

图13-9　左大腿中厚皮供皮区，行伤口负压治疗，愈合良好

（三）总结

在中厚皮供皮区应用伤口负压治疗，可使创面保持清洁，减轻创面分泌物聚集所引起的炎症反应，消除这种过度而持久的炎症反应对创面愈合所造成的不利影响，进而缩短创面愈合时间，减少瘢痕生成。由此我们认为伤口负压治疗对于中厚皮供皮区的治疗与恢复有积极作用。

病例8：头皮刃厚皮供皮区

（一）病例介绍

患者煤气火烧伤背部2h余，病程中无发热、无昏迷、无恶心呕吐，意识清，精神可。

辅助检查：白细胞计数10.5×10^9/L，中性粒细胞分类84.2%，红细胞计数4.8×10^{12}/L，血红蛋白136g/L，血小板计数288×10^9/L。心电图窦性心动

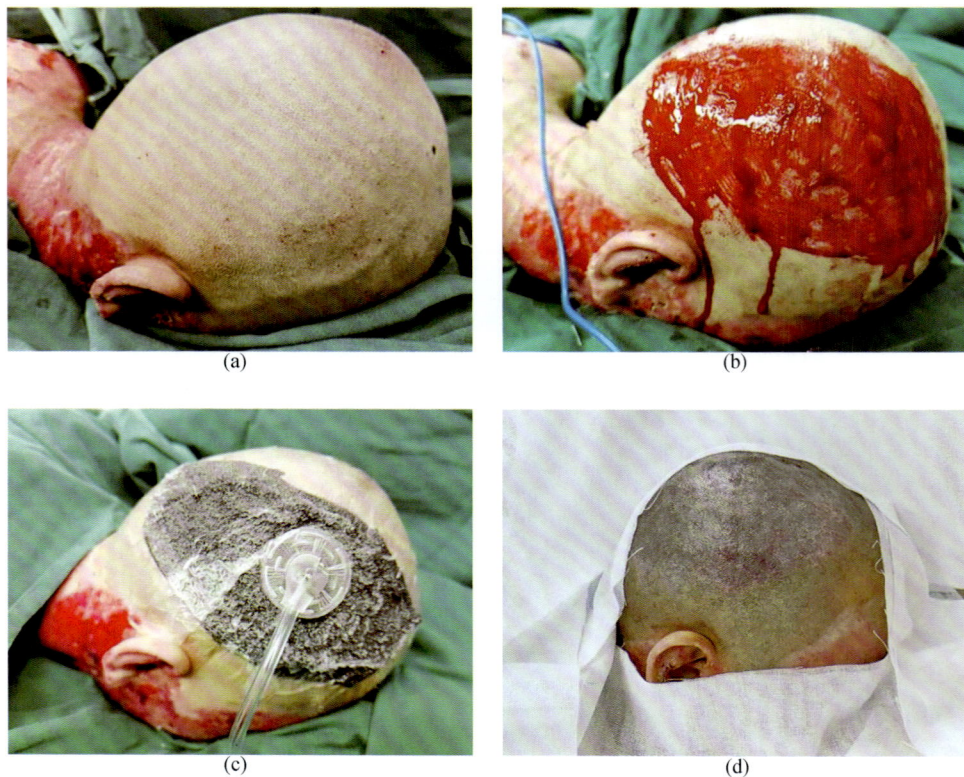

(a)　(b)　(c)　(d)

图 13-10　头皮刃厚皮供皮区，行伤口负压治疗，愈合良好

过速。床边摄片示，两肺纹理增多，无明显实质性病灶，纵隔影未见明显增宽，心影大小、形态正常，两侧纵膈面光整，两侧肋膈角锐利。

诊断：背部Ⅱ度烧伤。

病情评估：患者头皮刃厚皮供皮区，血供丰富，周围无创面。

（二）治疗方法

手术时，头部取皮区血供丰富，可先使用肾上腺素盐水纱布或者止血药物外用，再予创面伤口负压治疗。术后予适当补液、抗感染等对症支持治疗，术后7天拆除负压，见头部创面愈合良好（**图 13-10**）。

（三）总结

伤口负压治疗对复杂的头部伤口愈合以及感染的全层头皮烧伤有较好的

效果。对头部取皮创面，同样可以及时地清除渗出物，降低感染风险，提高头皮愈合速度，使患者头部皮肤更快更好地重建，并且减少了更换患者头部敷料的频率，最大程度降低患者痛苦。

（张逸 王磊）

参考文献

1. Orlov A, Gefen A. The potential of a canister-based single-use negative-pressure wound therapy system delivering a greater and continuous absolute pressure level to facilitate better surgical wound care[J]. Int Wound J, 2022 Oct,19(6): 1471-1493.

2. Shiroky J , Lillie E , Muaddi H ,et al.The impact of negative pressure wound therapy for closed surgical incisions on surgical site infection: A systematic review and meta-analysis[J].Surgery, 2020(6): 167.

3. Plikaitis C M , Molnar J A .Subatmospheric pressure wound therapy and the vacuum-assisted closure device: basic science and current clinical successes[J].Expert Review of Medical Devices, 2006, 3(2): 175.

4. Jones,S M.Advances in wound healing: topical negative pressure therapy.[J]. Postgraduate Medical Journal, 2005, 81(956): 353.

5. Kamolz LP,Lumenta DB,Parvizi D,et al.Skin graft fixation in severe burns: use of topical negative pressure[J].Ann Burns Fire Disasters, 2014(27): 141-145.

6. Landau A G , Hudson D A , Adams K ,et al.Full-thickness skin grafts: maximizing graft take using negative pressure dressings to prepare the graft bed.[J].Annals of Plastic Surgery, 2008, 60(6): 661.

7. Fischer S , Wall J , Pomahac B ,et al.Extra-large negative pressure wound therapy dressings for burns - Initial experience with technique, fluid management, and outcomes.[J].Burns, 2016: 457-465.

8. Gkotsoulias E. Split Thickness Skin Graft of the Foot and Ankle Bolstered With Negative Pressure Wound Therapy in a Diabetic Population: The Results of a Retrospective Review and Review of the Literature. Foot Ankle Spec, 2020 Oct，13(5): 383-391.

9. Chan S Y C , Wong K L , Lim J X J ,et al.The role of Renasys-GO in the treatment of diabetic lower limb ulcers: a case series[J].Diabetic Foot & Ankle, 2014(5): 24718.

10. Tobias K , Liodaki M E , Mauss K L ,et al.Reduced Amputation Rate by Circular TNP Application on Split-Skin Grafts After Deep Dermal Foot Scalds in Insulin-Dependent Diabetic Patients[J].Journal of Burn Care & Research Official Publication of the American Burn Association, 2015, 36(5): e253.

11. Yin Y , Zhang R , Li S ,et al.Negative-pressure therapy versus conventional therapy on split-thickness skin graft: A systematic review and meta-analysis[J].International Journal of Surgery, 2017: 43-48.

12. Chia-Jui H , Yu L , Jiang Y Q ,et al.Negative pressure wound therapy, artificial skin and autogenous skin implantation in diabetic foot ulcers[J].Journal of wound care, 2022, 31(1): 40-46.

13. Li X, Ding W, Wang J. Negative pressure sealing drainage with antibiotic bone cement for the treatment of skin and soft tissue defects in the older population with bone exposure[J]. J Wound Care,2023, 32(2): 104-108.

14. Oshima J, Sasaki K, Aihara Y, et al. Combination of Three Different Negative Pressure Wound Therapy Applications and Free Flap for Open Elbow Joint Injury With Extensive Burns[J]. J Burn Care Res, 2022, 43(2): 479-482.

15. Jones SM, Banwell PE,Shakespeare PG.Advances in wound healing: topical negative pressure therapy[J]. Postgraduate Medical Journal, 2005, 81(956): 353-357.

16. Kamolz LP.Skin graft fixation in severe burns: use of topical negative pressure[J]. Annals of Burns and Fire Disasters, 2014, 27(3): 141-145.

17. Landau, A.G. Full-thickness skin grafts: maximizing graft take using negative pressure dressings to prepare the graft bed[J]. Annals of Plastic Surgery, 2008, 60(6): 661-666.

18. Norman G, Shi C, Goh EL, et al. Negative pressure wound therapy for surgical wounds healing by primary closure[J]. Cochrane Database Syst Rev, 2022, 4(4): CD009261.

19. Jiang ZY, Yu XT, Liao XC, et al. Negative-pressure wound therapy in skin grafts: A systematic review and meta-analysis of randomized controlled trials[J]. Burns, 2021, 47(4):7 47-755.

20. Li MX, Ma J, Zheng ZJ, et al. Clinical effect of bi-layered artificial dermis and autologous skin graft in repairing bone and/or tendon exposed wounds[J].Zhonghua Shao Shang Za Zhi. 2020; 36(3): 179-186.

21. Pujji, O, Farrar E. Jeffery S.Negative Pressure Wound Therapy to the Dura[J]. Journal of Burn Care & Research : Official Publication of the American Burn Association, 2018, 39(2): 224-228.

22. Zargar HR. Successful management of complex scalp wounds with exposed calvarial bones by customized Negative pressure wound therapy (NPWT): Case series and review of the literature[J]. Tropical Doctor, 2022. 52(2): 258-261.

23. Pujji O, Farrar E, Jeffery S. Negative Pressure Wound Therapy to the Dura[J]. Journal of Burn Care & Research : Official Publication of the American Burn Association, 2018. 39(2): 224-228.

第十四章

瘢痕溃疡创面的伤口负压治疗

第一节　瘢痕溃疡创面概述

　　瘢痕由于长期摩擦、感染、外伤、营养不良等原因，往往发生溃疡，一旦溃疡形成，由于瘢痕基底及周围的血液供应非常差，无论植皮，或者皮瓣修复都很难一期愈合，往往需要负压治疗的方法作为过渡，溃疡创面通过清创切除坏死组织后，通过负压治疗的方法使创面肉芽组织新鲜，血运丰富，为植皮或者皮瓣修复创造丰富的成活条件，只有通过负压治疗的过渡，才能彻底解决瘢痕溃疡的修复问题。下面通过几个典型病例我们来了解瘢痕溃疡的负压治疗问题。

第二节　瘢痕溃疡创面的伤口负压治疗技术要点及治疗实例

病例 1

患者男，51岁，三外踝皮肤瘢痕溃疡3年，踝关节周围瘢痕，创面肉芽纤维化。组织变硬，血运差（图14-1）。

治疗方案：纤维化的溃疡创面"井"字划开，深达骨膜（图14-2），然后行封闭负压引流1周（图14-3），使创面肉芽新鲜血运丰富，为植皮创造了丰富的条件（图14-4），再行邮票植皮术封闭创面（图14-5）。

注意事项：患者创面迁延不愈，病程长，溃疡组织纤维化，质地变硬，

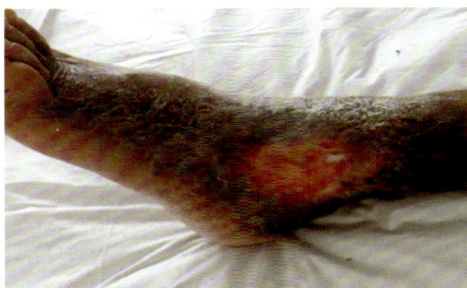

图 14-1　左小腿外踝皮肤溃疡3年，踝关节周围瘢痕，创面肉芽纤维化。组织变硬，血运差

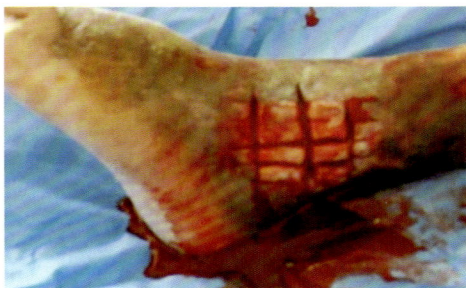

图 14-2　创面"井"字划开，深达骨膜

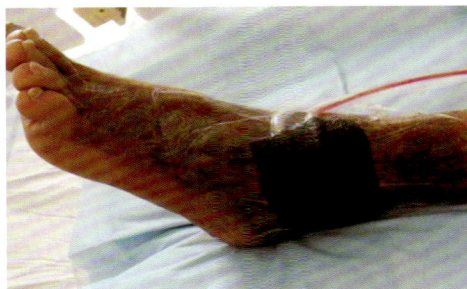

图 14-3　行伤口负压治疗1周

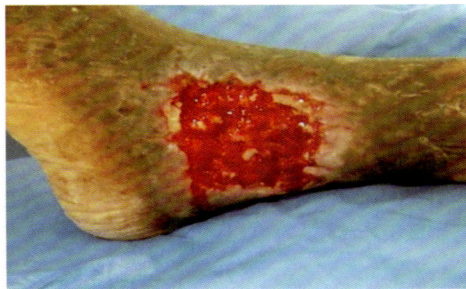

图 14-4　伤口负压治疗1周后，创面新鲜，肉芽组织丰富，为植皮创造了丰富的条件

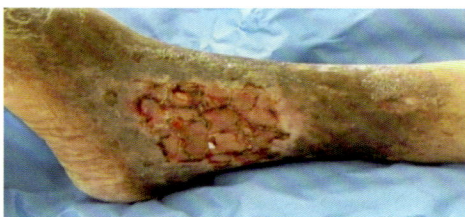

图 14-5 邮票植皮术后

组织内血管受环束带压迫变细，需要"井"字划开，深达骨膜，以彻底释放受压迫的血管。同时用伤口负压治疗培养肉芽。致创面肉芽新鲜，方可植皮。

病例2

患者男，67岁，右小腿溃疡20年不愈，小腿下段变细（图 14-6）。

治疗方案：于溃疡创面设计"井"字切开线（图 14-7），按"井"字切开线切开溃疡，深达骨膜（图 14-8），后行2次伤口负压治疗（图 14-9），术后创面肉芽丰满新鲜，适合植皮（图 14-10）。再行邮票植皮术封闭创面（图 14-11），使创面愈合。

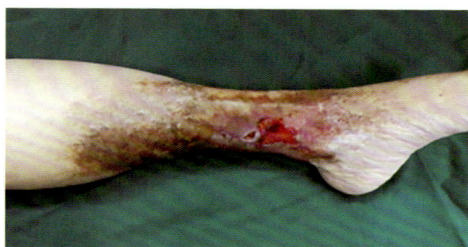

图 14-6 右小腿溃疡20年不愈，小腿下段变细

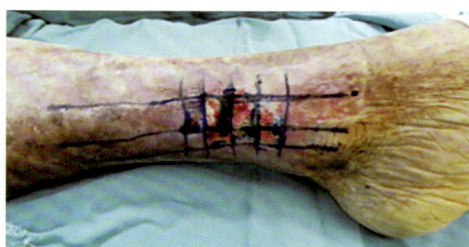

图 14-7 设计"井"字切开线

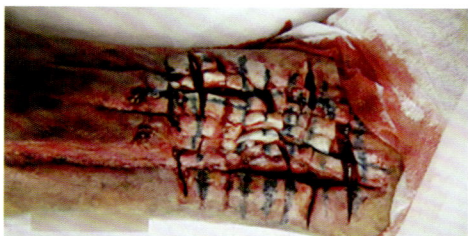

图 14-8 按"井"字切开线切开溃疡，深达骨膜

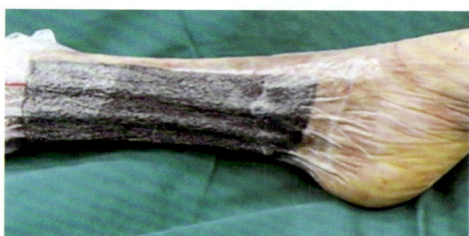

图 14-9 创面行伤口负压治疗2次

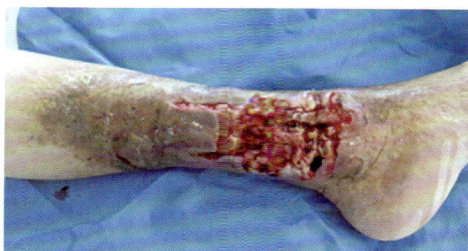

图 **14-10** 经2次伤口负压治疗后，创面肉芽丰满新鲜，适合植皮

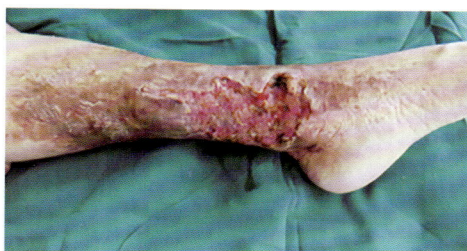

图 **14-11** 邮票植皮术后封闭创面

病例3

患者男，42岁，右内踝静脉性溃疡瘢痕3个月不愈（图14-12）。

治疗方案：行清创术+伤口负压治疗7天（图14-13），术后创面肉芽新鲜（图14-14），行创面邮票皮移植术，术后皮片成活良好（图14-15），创面愈合。

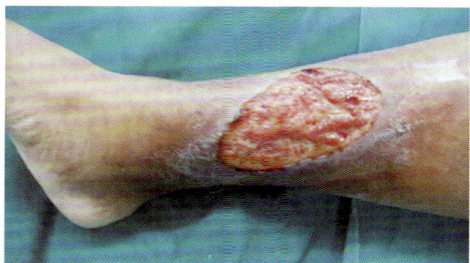

图 **14-12** 右内踝静脉性溃疡瘢痕3个月不愈

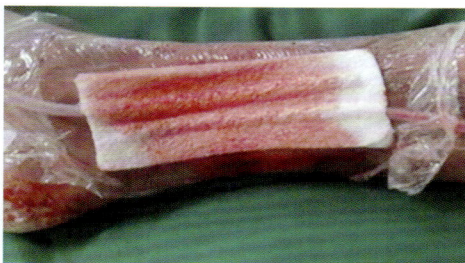

图 **14-13** 清创术+伤口负压治疗7天

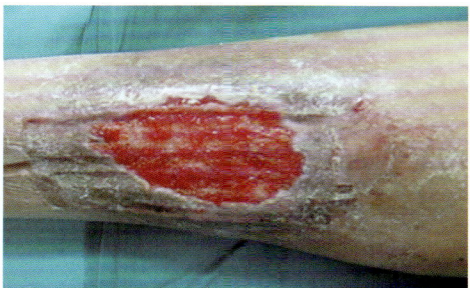

图 **14-14** 术后创面肉芽新鲜

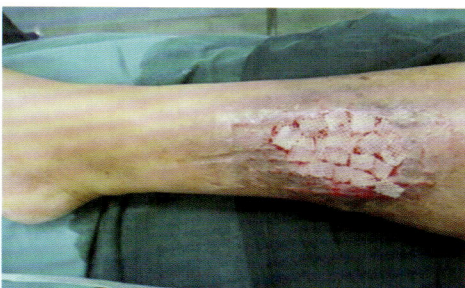

图 **14-15** 行邮票皮移植术，皮片成活良好

病例4

患者男，43岁，右小腿静脉性溃疡半年不愈，内侧瘢痕溃疡结痂（图14-16）。

治疗方案：行切痂（图14-17），创面"井"字切开（图14-18和图14-19），同时行伤口负压治疗7天（图14-20），术后创面肉芽新鲜，待邮票植皮（图14-21）。

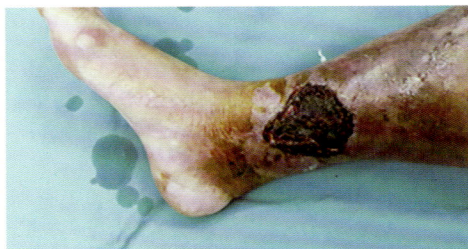

图 **14-16**　右小腿内侧瘢痕溃疡结痂

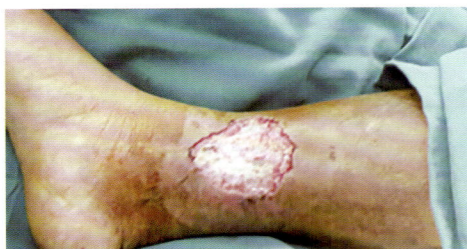

图 **14-17**　去痂皮后创面

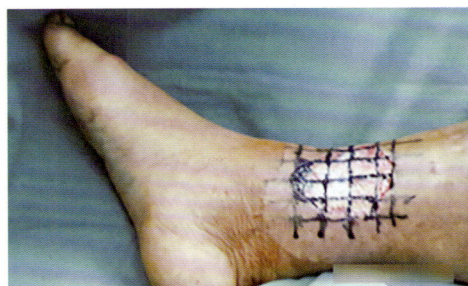

图 **14-18**　创面井字切开

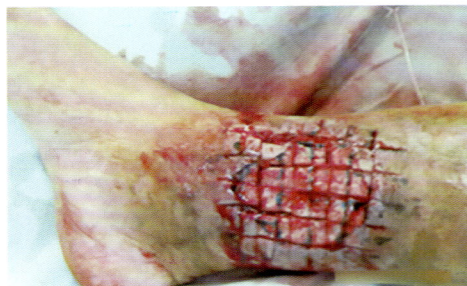

图 **14-19**　井字切开后

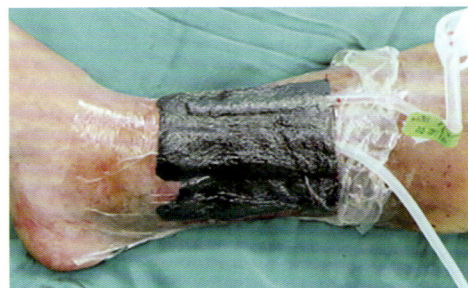

图 **14-20**　井字切开同时行伤口负压治疗7天

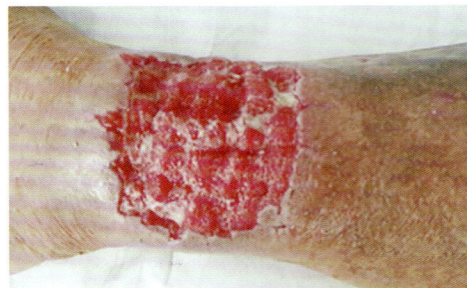

图 **14-21**　伤口负压治疗后7天，创面新鲜，肉芽组织丰满、待植皮

病例 5

患者女，47岁，患类风湿性关节炎21年，并发面部瘢痕溃疡3个月（图14-22）。

治疗方案：入院后应对症治疗，待营养不良、白细胞下降等指标恢复，一般情况纠正后，再行清创＋伤口负压治疗（图14-23），创面新鲜后行植皮术（图14-24）。术后恢复良好（图14-25）。

注意事项：患者患有类风湿性关节炎，长期口服非甾体类抗风湿药物和糖皮质激素，其副作用为降低白细胞数量，导致皮肤感染、脓肿形成，继而形成面部瘢痕。患者长期痛痒挠抓，导致溃疡形成。

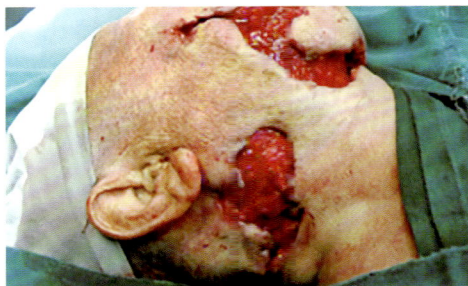

图 **14-22** 类风湿性关节炎21年，
并发面部瘢痕溃疡3个月

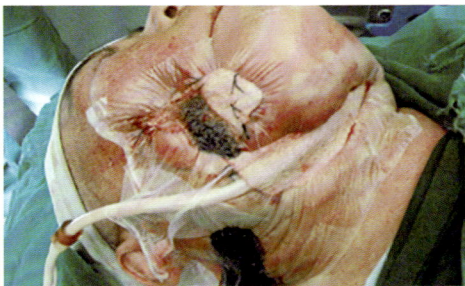

图 **14-23** 清创＋伤口负压治疗

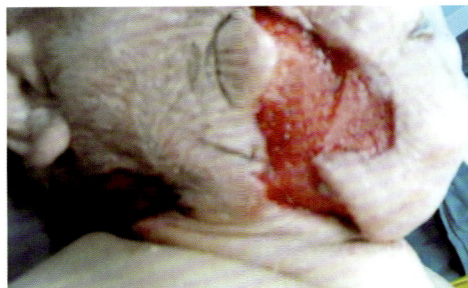

图 **14-24** 伤口负压治疗后创面新鲜

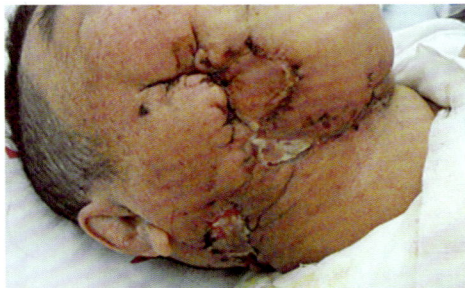

图 **14-25** 植皮修复术后，患者恢复
良好

病例 6

患者女，52岁，冠状动脉搭桥术后，胸前刀口不愈2月余，刀口形成瘢痕溃疡（图14-26）。

　　治疗方法：行清创，发现刀口内有缝合线数根，给予清除。后行伤口负压治疗1周（图14-27）。术后创面新鲜，且下半部分创面愈合（图14-28），剩余创面行刀口皮肤减张缝合器拉拢闭合（图14-29），至刀口完全愈合（图14-30）。

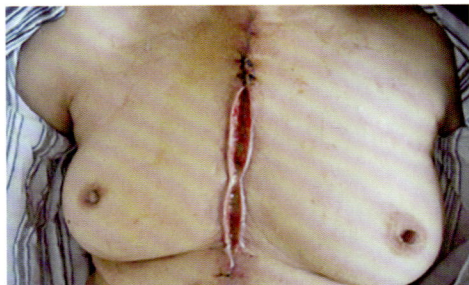

图14-26　冠状动脉搭桥术后，胸前刀口感染2月余不愈，瘢痕溃疡形成

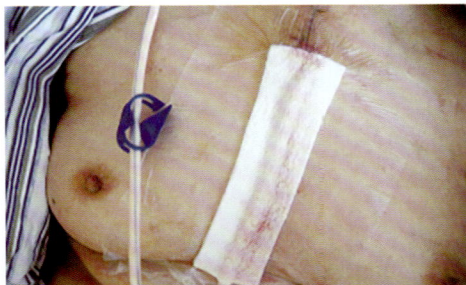

图14-27　创面清创，清除创口内缝线，行伤口负压治疗1周

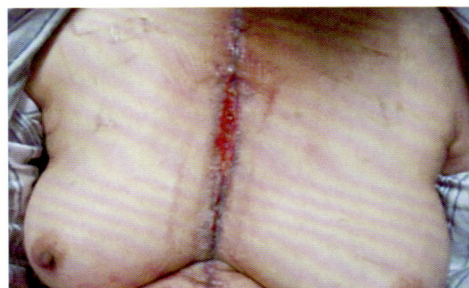

图14-28　伤口负压治疗后，下半部分创面愈合，上半部分创面仍未愈合

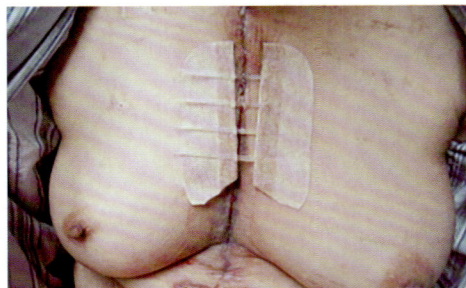

图14-29　未愈合的上半部分行皮肤减张缝合器拉拢闭合半个月

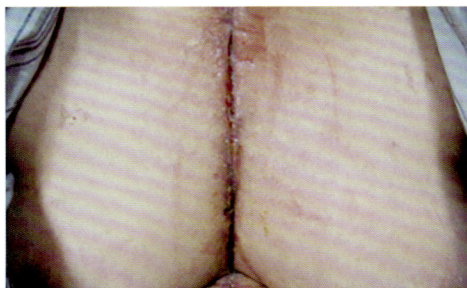

图14-30　刀口完全愈合

病例7

患者女，35岁，车祸伤致左小腿静脉损伤，导致左侧外踝皮肤瘢痕溃疡7年（图14-31）。

治疗方案：患者左小腿外伤致小腿静脉性溃疡7年，踝关节周围瘢痕，创面肉芽纤维化，组织变硬，血运差。不宜用皮瓣修复。采用创面"井"字划开，深达骨膜，行伤口负压治疗7天（图14-32），待创面肉芽新鲜后再植皮修复（图14-33）。患者为女性，曾经做过剖宫产手术，遗留下腹部横行瘢痕，在下腹部顺原刀口线切取中厚皮片，不增加患者的刀口瘢痕区域（图14-34）。植皮修复，打孔打包缝合。术后10天皮片完全成活（图14-35）。随访半年，溃疡未复发（图14-36）。

注意事项：患者三车祸伤，踝关节周围软组织受损，血管破坏，导致创面长期不愈合，患者创面病程迁延时间长，溃疡组织纤维化，质地变硬，组织内血管受环束带压迫变细，需要"井"字划开，深达骨膜，以彻底释放受

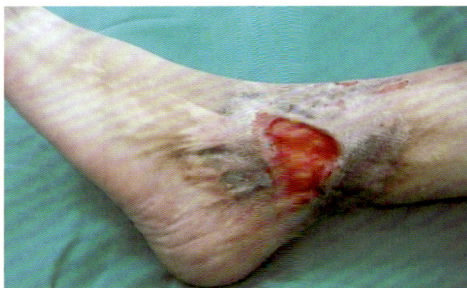

图 **14-31** 车祸伤致左则外踝皮肤瘢痕溃疡7年

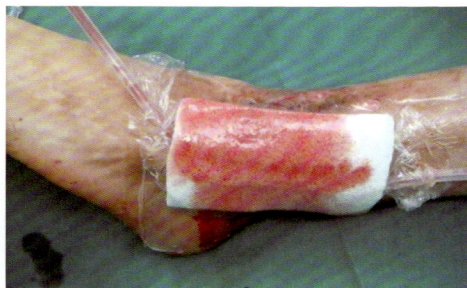

图 **14-32** 创面"井"字划开，同时行伤口负压治疗

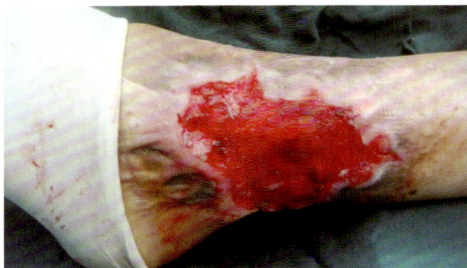

图 **14-33** 伤口负压治疗7天，创面新鲜，适宜植皮

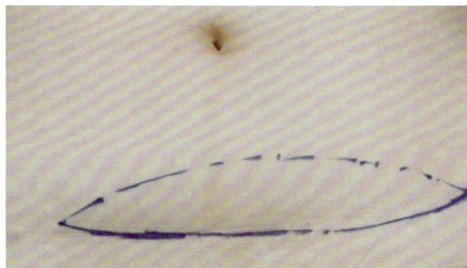

图 **14-34** 顺原剖宫产刀口取中厚皮

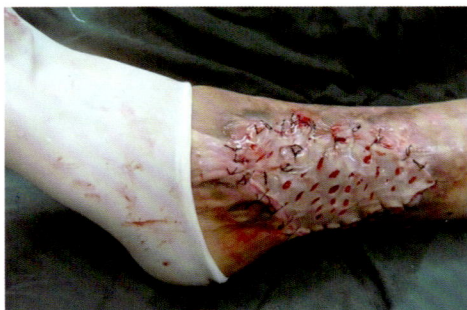

图**14-35**　植皮术后

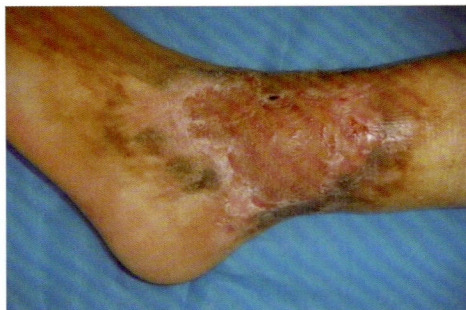

图**14-36**　术后半年随访，溃疡未复发

压迫的血管。同时用伤口负压治疗培养肉芽。致创面肉芽新鲜，方可植皮。从患者下腹部取皮，既可腹壁收紧整形，又可顺原瘢痕切去皮片，不增加新的刀口瘢痕。

病例8

患者女，54岁，患左小腿静脉曲张20年，并发皮肤瘢痕溃疡7年（**图14-37**）。一般情况好，无贫血及营养不良。

治疗方案：入院后做好全面检查后，即行瘢痕溃疡创面"井"字划开，深达胫骨骨膜，周边超过溃疡边缘达正常皮肤（**图14-38**和**图14-39**），然后创面行伤口负压治疗（**图14-40**），7天一个疗程，共两个疗程，经过两个疗程伤口负压治疗后肉芽丰满，创面新鲜，再行邮票植皮术（**图14-41**）。术后植皮成活良好，创面愈合（**图14-42**）。

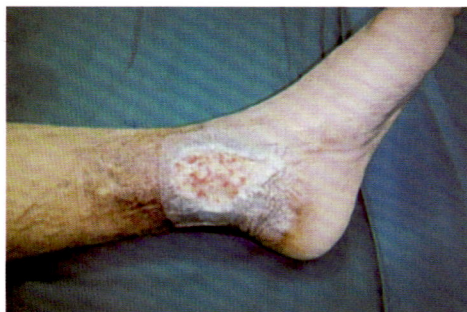

图**14-37**　左小腿静脉曲张20年并发皮肤瘢痕溃疡7年

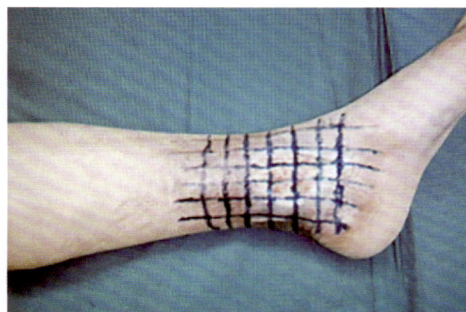

图**14-38**　设计"井"字划开线，范围超过溃疡边缘，至正常皮肤

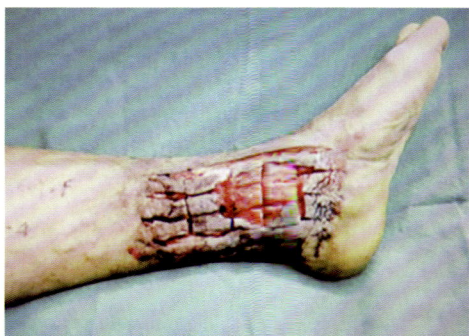

图 14-39　溃疡创面"井"字划开，深达胫骨骨膜，周边超过溃疡边缘达正常皮肤

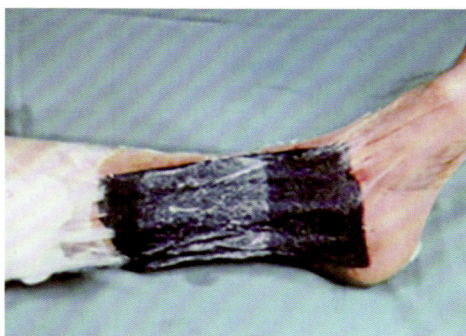

图 14-40　创面"井"字划开后，止血，行伤口负压治疗

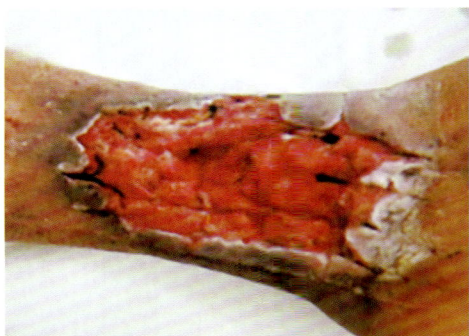

图 14-41　经两个疗程（共14天）伤口负压治疗后，创面肉芽丰满，创面新鲜，适合植皮

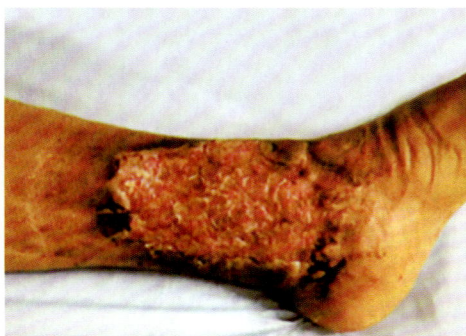

图 14-42　植皮术后创面愈合

病例9

　　患者女，51岁，因左上臂疤痕疙瘩行放射治疗后瘢痕溃疡，经换药3个月不愈（图14-43）。

　　治疗方案：局麻下行瘢痕疙瘩溃疡灶切除+伤口负压治疗7天，待创面新鲜后，再行人工真皮移植术（图14-44）。移植7天后揭去人工真皮表层，行自体刃厚皮片移植术（图14-45），7天后植皮成活。

　　注意事项：患者系瘢痕体质，瘢痕溃疡灶切除后直接植皮瘢痕增生的可能性非常大，采用人工真皮植入可以减少瘢痕增生复发的概率。

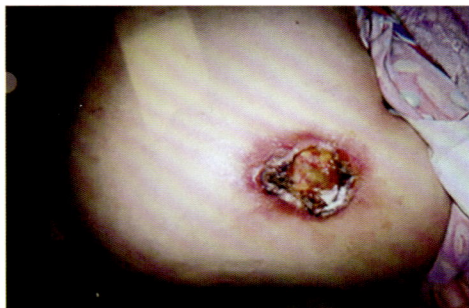

图 **14-43** 右上臂瘢痕疙瘩放射性溃疡3个月

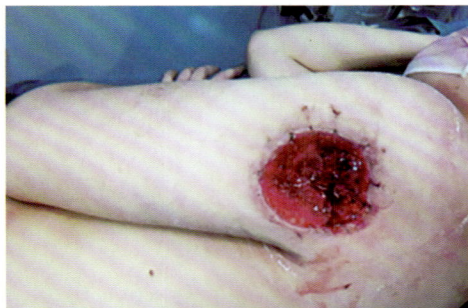

图 **14-44** 溃疡切除，创面行伤口负压治疗7天后创面新鲜，再行人工真皮植入

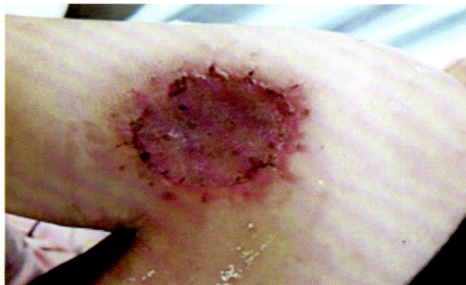

图 **14-45** 人工真皮表面移植自体刃厚皮片

病例10

男，34岁，外伤致足背瘢痕并溃疡创面不愈3年（图14-46）。

治疗方案：青年男性，一般情况良好，无手术禁忌证。踝关节周围瘢痕，足背贴骨瘢痕，无法行同侧小腿及足背皮瓣修复，考虑行对侧小腿腓肠神经营养支逆行岛状瓣，做交腿皮瓣修复。

足背贴骨瘢痕切除，清创，行伤口负压治疗1周（图14-47）。创面新鲜后行对侧小腿腓肠神经营养支逆行岛状瓣，做交腿皮瓣修复（图14-48）。皮瓣具体做法为：以外踝尖与跟腱连线中点至腘横纹中点连线为皮瓣轴线，与外踝上多普勒超声探测血管穿支点作为皮瓣旋转点。两小腿靠近，旋转点距对侧足背创面最近点距离作为皮瓣卷管蒂长度，设计蒂宽2.5cm，以便能够将蒂部卷成管状，在小腿后方皮瓣轴线上依创面大小形状设计皮瓣，腘窝下方皮瓣近心端横行切开皮瓣至深筋膜，寻找到腓肠神经，神经近心端切断，将其包含在皮瓣内，切开皮瓣两侧掀起皮瓣并向下继续切开皮瓣游离到蒂部显露细小的穿支血管予以保护。皮瓣游离至蒂部后翻转180°，蒂部卷成管状，将皮瓣与对侧足背创面周围缝合，供区植中厚皮打包保扎。石膏妥善固定两小腿，以防皮瓣断脱。术后3周断蒂（图14-49），愈合良好。

　　注意事项：术前用多普勒探测外踝上血管穿出点，寻找到小腿后方的腓肠神经后切断近心端。并保证该神经包含在皮瓣内。皮瓣蒂部设计要宽，以便能够将皮瓣蒂部卷成管状。术后两小腿要用石膏妥当制动，以防皮瓣撕脱。

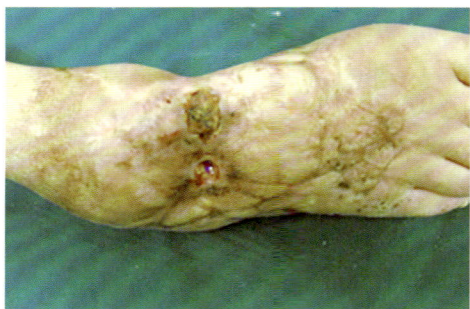

图14-46　外伤致足背瘢痕并溃疡创
面不愈3年

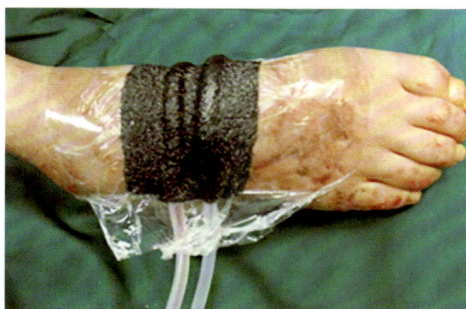

图14-47　清创＋伤口负压治疗1周

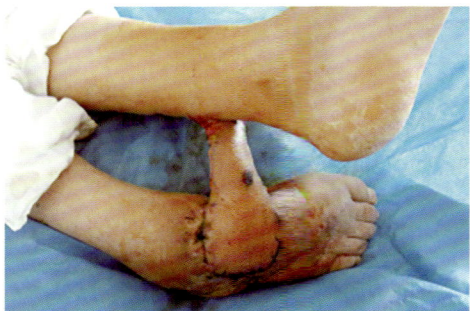

图14-48　对侧小腿腓肠神经营养支
逆行岛状瓣，做交退皮瓣修复

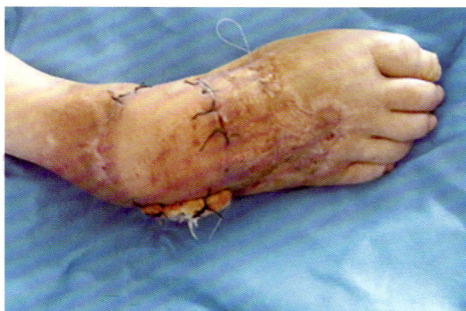

图14-49　术后3周断蒂

（满忠亚）

第十五章

高原地区创面的伤口负压治疗

第一节　高原创面特点概述

一、关于高原

（一）海拔特点

目前国际上根据人体暴露于高原环境时出现的生理学反应，划分为四个海拔高度。

1. 中度海拔　高度在1500m ～ 2000m之间。当人体进入此高度时，一般无任何症状或者仅呈现轻度症状，如呼吸和心率轻度增加，运动能力略有降低，肺气体交换基本正常。

2. 高海拔　高度在2500m ～ 4500m之间。多数人进入这个高度时会出现明显缺氧症状，如呼吸和脉搏增加、头痛、食欲不振、睡眠差、动脉血氧饱和度低于90%，甚至导致高山病发生。

3. 特高海拔 高度在4500m～5500m之间。进入特高海拔地区时缺氧症状更进一步加重，动脉血氧饱和度一般低于80%，运动和夜间睡眠期间会出现严重的低氧血症。

4. 极高海拔 高度在5500m～8848m。长期居住或执行任务的高原，一般不超过5500m。运到海拔6000m地区的人只有那些探险登山运动员，逗留时间也很短。

（二）气候特点

低气压、低氧分压、寒冷、干旱、多风、辐射强和温差大。

二、高原地区创面特点

1. 创面愈合比平原地区慢 长期居住高原者，外周血液中的血红蛋白和红细胞增多，血液黏稠度加大，创面组织渗出多，加上高原气候干燥，创面蒸发快，使血液浓缩，末梢组织循环不良，造成组织缺氧。

2. 创面细菌及真菌较平原地区较少 高原干燥寒冷气候对创面有明显影响，创面细菌和真菌的感染及检出率与内地潮湿环境地区相比较低。

3. 瘢痕形成早 创面组织持续处于缺氧状态，致使创面愈合时间延长，易出现水肿、老化，瘢痕形成早，且增生明显，影响外观、功能。

第二节 高原地区创面的伤口负压治疗技术要点及治疗实例

一、深Ⅱ度烧伤创面

1. 高原深Ⅱ度烧伤创面特点

① 低氧加重炎症与渗出：高原低氧环境导致组织氧分压降低，创面中性粒细胞浸润增多，炎性渗出量较平原增加30%～50%，坏死组织溶脱慢，肉芽化减缓，易形成厚痂，延迟上皮化。

② 紫外线损伤加重：强紫外线直接破坏残留皮肤附件（如毛囊、汗腺），降低创面自我修复潜力。在愈合后容易导致局部皮肤色素沉着，影响外观。

2. 高原伤口负压治疗特色调整

① 负压值设定：高原低氧环境导致创面氧分压降低，使组织代谢进一步受到抑制，故在使用伤口负压治疗时应调整负压值，使之低于平原地区。采用阶梯式负压（$-80 \sim -100$ mmHg，低于平原常规 -125 mmHg），避免高负压加重局部缺血。如果有条件可进给予间歇式负压吸引模式或循环式负压吸引模式。

② 敷料选择：使用复合型硅胶敷料（含保湿成分），对抗高原干燥环境，防止创面水分过多蒸发，影响生长。

③ 治疗时机：需在伤后24h内尽早应用，抑制炎性渗出高峰，减少痂下感染风险。

3. 治疗原则　深度烧伤损伤深度达表皮的生发层、真皮乳头层，创面红润、潮湿、红肿明显，疼痛明显。伤口负压治疗可实现创面的持续引流，无需反复换药，减少了创面暴露造成渗出机会，易达到干湿平衡，具有痛苦小、恢复快、瘢痕较轻等优点，近几年在临床中使用比较广泛。

病例1

患者女性，55岁，因坐浴时温度偏高致双臀部皮肤烫伤，入院时已经在家中自行换药治疗10天，创面未见愈合，故来我院就诊。入院后经清创后给予持续创面负压引流治疗，负压维持在-80mmHg水平。经治疗两次（共10天），创面基本上皮化（图15-1～图15-3）。

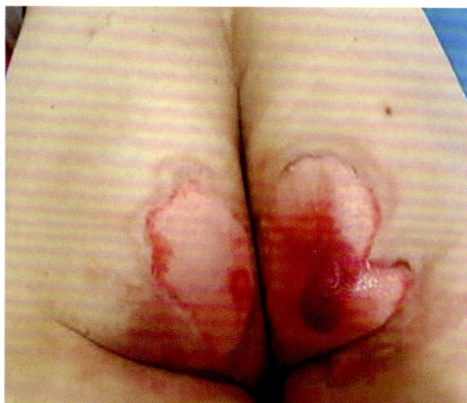

图15-1　深Ⅱ度烧伤创面治疗前

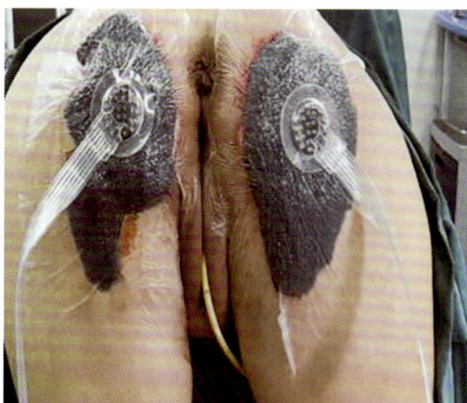

图15-2　清创后伤口负压治疗

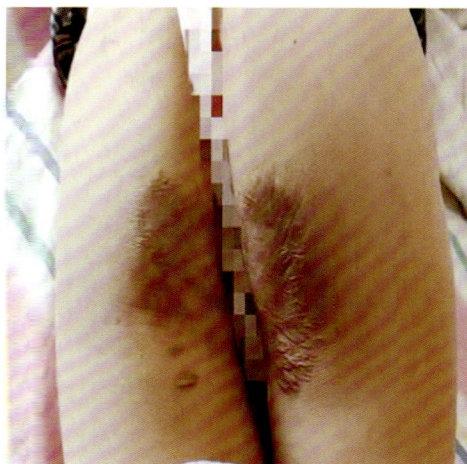

图 15-3　创面愈合后

病例 2

患者女性，64岁，不慎被火焰烧伤全身多处，尤以背部为著，大部分呈深Ⅱ度表现。经3次清创及持续伤口负压治疗共20天后，创面大部分上皮化（图15-4～图15-6）。

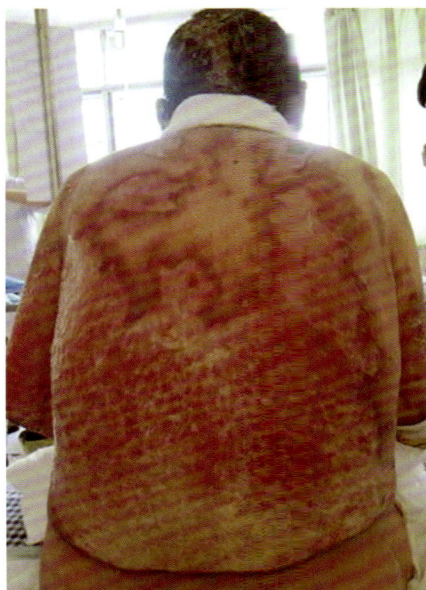

图 15-4　深Ⅱ度烧伤创面治疗前

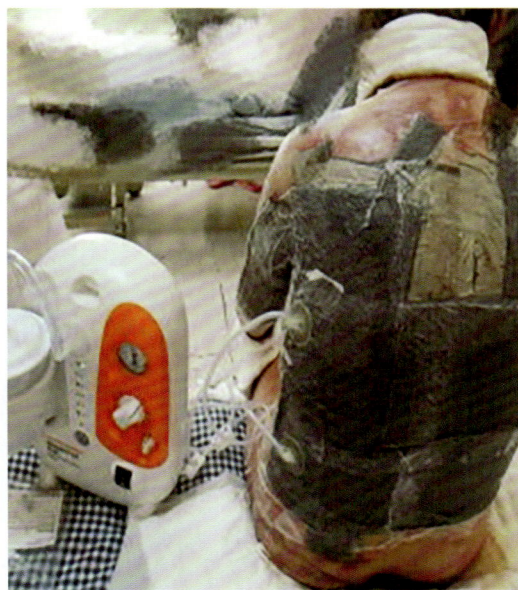

图 15-5　清创后伤口负压治疗

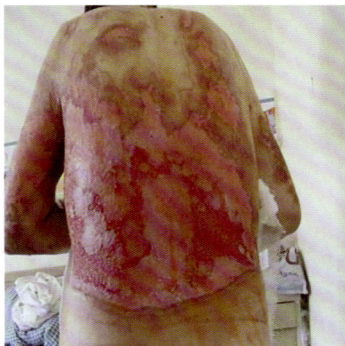

图 **15-6**　部分深Ⅱ度创面愈合

二、皮片移植

1.高原皮肤移植的特点

① 皮片存活率低。低氧环境下移植皮片血管化延迟，存活率较平原下降10% ～ 15%。

② 供区愈合缓慢。供皮区因低氧致真皮层成纤维细胞增殖受阻，愈合周期延长3 ～ 5天。

2.高原伤口负压治疗特色调整

① 双通道负压设计：对受区与供区同步施加负压，受区采用间歇模式（−100mmHg，5min开/2min关），促进毛细血管芽生长；供区采用持续低压（−80mmHg）减少剪切力。

② 材料适配：受区使用孔径更小（400 ～ 600μm）的聚乙烯醇泡沫，增强对皮片的贴合性与稳定性。

3.治疗原则　在肩背部、臀部、会阴部及大腿根部等不易加压包扎固定部位皮片移植后联合伤口负压治疗，使用简便，可使移植皮片保持适当压力，且皮片固定可靠，避免植皮区皮片积血积液和感染。另外，供区使用持续负压引流使供区不再需要加压包扎，对远端的血运无任何影响，所以对供区的选择不再局限于对侧，且同侧手术减少了消毒范围，避免了患者双下肢均受创后术后活动不便的因素，值得在临床上推广和应用。

另外，在下肢作为供区取皮后创面常规加压包扎，这往往会使下肢血液回流减缓，使发生深静脉血栓的概率增加，尤其是在高原地区，血红蛋白的平均含量明显高于平原，高原红细胞增多症患者普遍存在，在机体收到创伤后血液会出现明显高凝状态，加上下肢回流减缓，组织血管内皮系统的损伤，出现血栓形成三要素的概率增加。通过改变供区创面覆盖方式，从而降低高原地区血栓形成的概率。

病例

患者男性，56岁，既往患有2型糖尿病，血糖长期控制不理想。不慎被热水袋烫伤右下肢。自行处理1月后出现创面坏死加深，周边皮肤合并感染而就诊，入院后创面经抗感染、扩创、持续伤口负压治疗1周后感染控制，创面肉芽组织生长良好后给予创面肉芽植皮，并再次负压覆盖引流，创面皮片存活良好，经换药治疗后创面痊愈（图15-7～图15-12）。

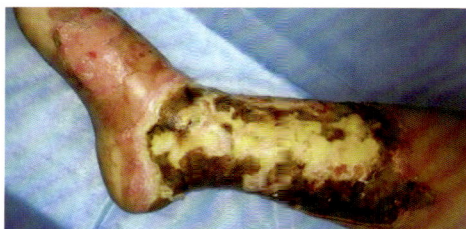

图15-7　Ⅲ度烧伤创面治疗前

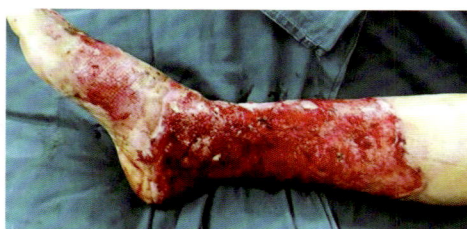

图15-8　清创后

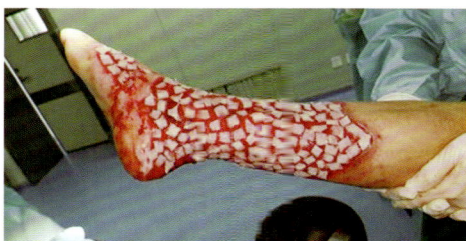

图15-9　邮状植皮术中

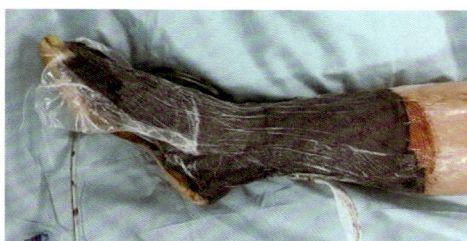

图15-10　负压装置覆盖植皮创面

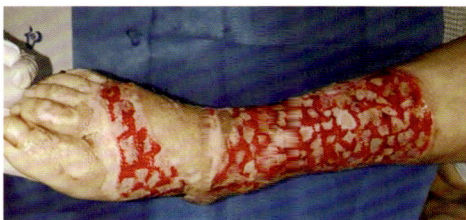

图15-11　7天后拆除负压装置，皮片成活

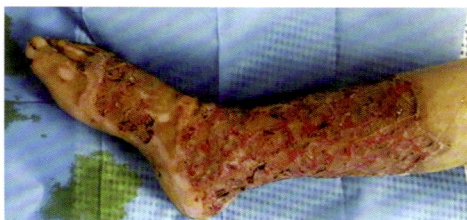

图15-12　1个月后创面愈合

三、皮肤撕脱伤创面

1. 高原皮肤撕脱创面的特点

① 微循环障碍显著：低气压与血液黏稠度升高导致撕脱皮瓣远端微血栓形成风险增加。

② 创缘干燥坏死：高原干燥加速创缘脱水，坏死带宽度较平原扩大1.5～2倍。

2. 高原伤口负压治疗特色调整

① 负压联合局部氧疗：在负压装置内整合微孔氧扩散管（氧流量2L/min），提高创面氧分压至40mmHg以上。

② 压力动态监测：采用智能传感系统实时调整负压值，避免压力波动加重皮瓣缺血。

③ 压力模式的调整：尽可能避免使用中心负压，利用便携式负压引流装置的不同模式可有效解决皮瓣因负压长时间受压缺血的弊端。

皮肤撕脱的伤口负压治疗的本质就是敷料加引流，可以保护创面、吸收渗液、控制感染、促进愈合，而且不用频繁换药。

3. 治疗原则

大面积皮肤撕脱伤常合并有肌肉、肌腱、神经、血管、骨与关节等深部组织损伤，是现代创伤外科经常遇到的复杂损伤之一。这种损伤治疗效果的优劣，取决于早期局部处理的好坏。此类伤口的基本治疗方案如下。

（1）清创术：去除一切污染异物，1‰新洁尔灭或双氧水浸泡创面10min，把污染的伤口转变为洁净的新鲜伤口，为一期植皮闭合创面奠定良好的基础。

（2）闭合创面：彻底清创后，除创面周边残留皮肤血运良好可以缝合外，多不能直接缝合，可采用下列方法。①将撕脱皮肤经过处理后再植回原处；②大片中厚游离植皮；③转移皮瓣。

病例1

女性患者，30岁，务农，以"车祸致左腹部、左下肢皮肤撕脱4h"为主诉入院，入院后行创面扩创＋持续伤口负压治疗＋自体皮取植（图15-13～图15-15）。

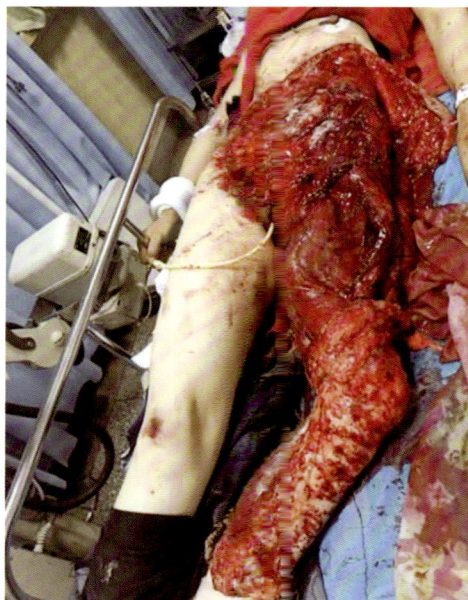

图 **15-13**　车祸致左腹部、左下肢皮肤撕脱

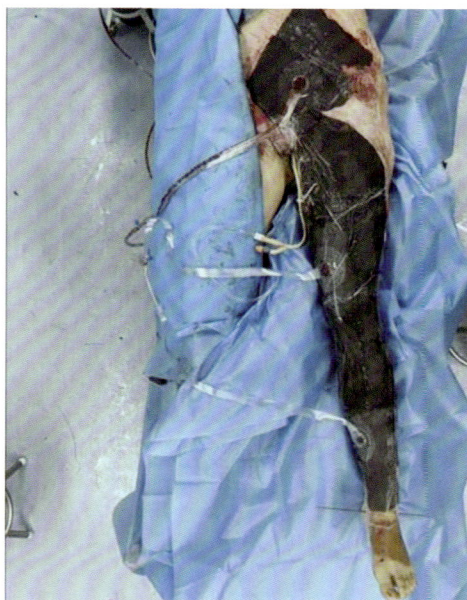

图 **15-14**　创面扩创＋持续伤口负压治疗

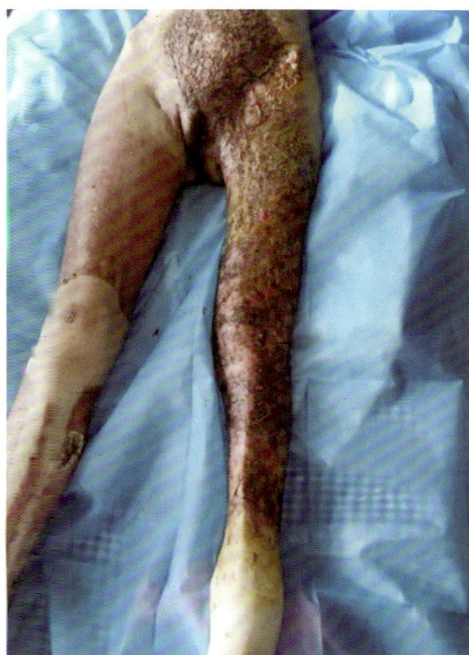

图 **15-15**　自体皮取植，预后良好

病例2

女性患者，35岁，务工，以"头发卷入机器致头皮广泛撕脱及活动性出血3h"为主诉来院，行创面扩创＋持续负压伤口负压治疗＋自体皮取植（图15-16～图15-19）。

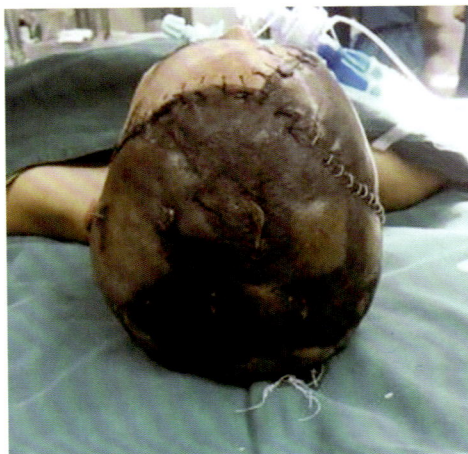

图 **15-16**　头皮原位缝合后坏死

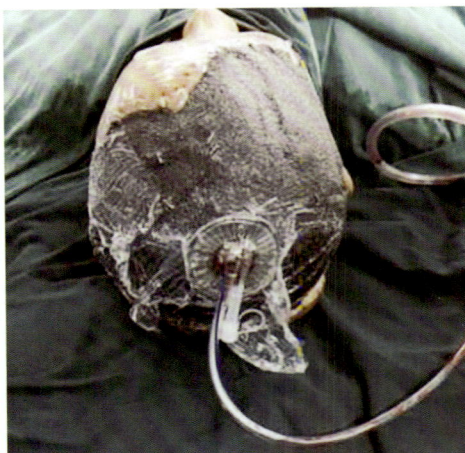

图 **15-17**　伤口负压治疗

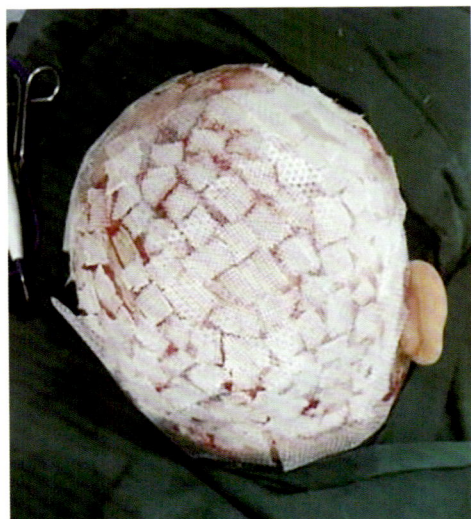

图 **15-18**　创面基础良好后行自体皮移植

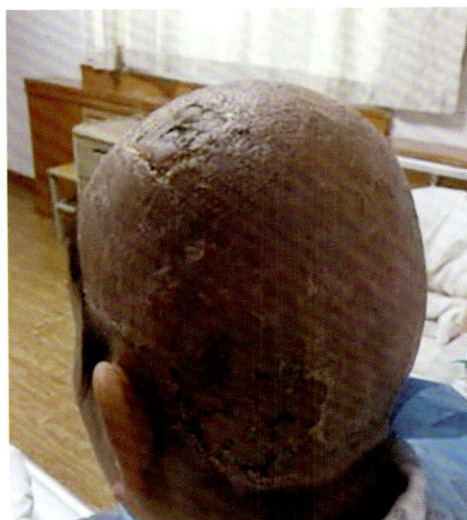

图 **15-19**　创面愈合良好

四、高原压疮

1. 高原压疮的特点

① 缺血 - 再灌注损伤加重：长期低压导致受压部位血流动力学紊乱，组织坏死深度可达骨质。

② 低温延缓修复：高原夜间低温（常低于0℃）抑制胶原合成，Ⅲ型胶原占比升高，瘢痕风险增加。

③ 创面厌氧菌感染概率增高：高原缺氧环境，导致创面厌氧菌容易寄生，创面感染进一步加重，修复困难。

2. 高原伤口负压治疗特色调整

① 恒温负压装置：集成加热模块，如局部敷料保温或红外照射（维持创面温度28～32℃），促进细胞迁移。

② 抗菌策略升级：采用含纳米银涂层敷料，对抗高原常见耐药菌（如耐甲氧西林金黄色葡萄球菌）。

③ 增加氧供：在患者条件允许的情况下，可给予定期高压氧治疗；或者在床旁进行负压内供氧，改变创面无氧环境，增加创面氧分压，抑制厌氧菌生长。

3. 治疗原则 由于高原地区氧分压低，气候寒冷，干燥，使得压疮创面特点及治疗有别于平原地区，在全身治疗基础上创面采用彻底清创、持续伤口负压治疗（高压氧或局部氧疗）及皮瓣转移或皮片移植术，效果明显。

病例

患者男性，54岁，以"左臀部皮肤反复溃烂3个月"为主诉入院。患者入院后完善术前检查，先行两次手术。先为"左臀部扩创术＋持续伤口负压治疗＋局部氧疗治疗"术后7天取除负压装置，可见肉芽生长可，无坏死组织，细菌培养阴性。后行"臀部创面扩创术＋臀上动脉穿支术＋持续伤口负压治疗＋高压氧疗"（图15-20和图15-21）。

引流管旁置放一局部氧疗管（间断氧疗），治疗1周后行皮瓣转移术（图15-22）。

五、高原血管病变创面

1. 高原血管病变创面的特点

① 血液高凝状态：高原红细胞增多症患者血液黏度较平原高20%～

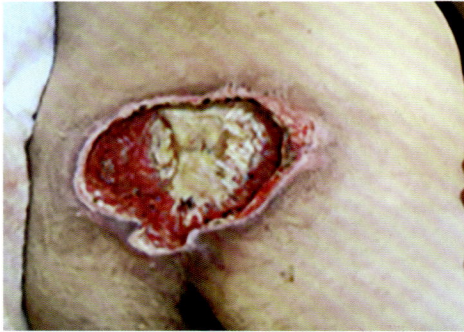

图**15-20**   左臀部皮肤反复溃烂创面

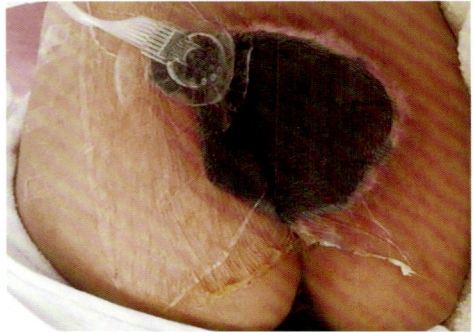

图**15-21**   左臀部扩创术＋持续伤口负压治疗

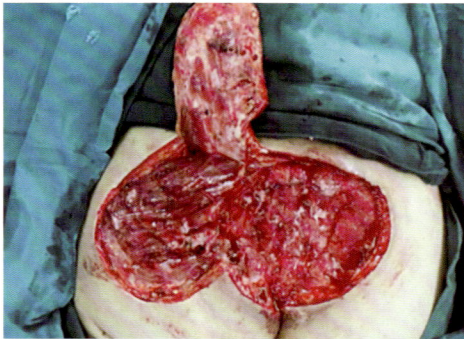

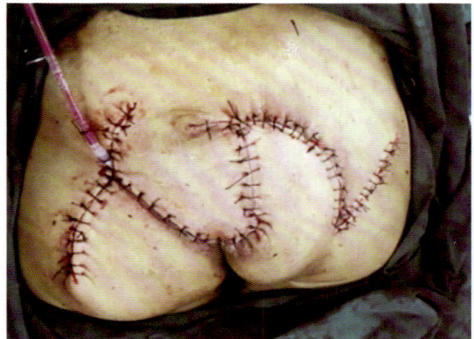

图**15-22**   间断氧疗1周后行皮瓣转移术

30%，创缘易继发血栓。

② 侧支循环匮乏：低氧抑制血管新生因子（如VEGF）表达，侧支代偿能力弱。

2. 高原伤口负压治疗特色调整

① 低强度脉冲模式：采用−50 mmHg脉冲式负压（频率0.5 Hz），避免持续负压诱发血栓脱落。

② 联合抗凝管理：负压治疗期间监测D-二聚体，必要时局部应用肝素化敷料。

3. 治疗原则   机体长期处于高原缺氧情况下，即便可发生一系列的代偿适应性变化，但在血管性病变因素下，高海拔无疑仍会加重机体的缺血缺氧性损伤。而伤口负压治疗利用其及时排除创面、体腔或组织中的脓性积液等有害物质，改变感染部位的生物环境，减轻机体的炎性反应，抑制局部细菌繁殖等优势，配合清创手术等治疗，无疑缩短了病程，促进了创面的愈合，提高了此类疾病的预后。

病例1

　　患者女性，59岁，以"双下肢皮肤色素沉着6年，反复破溃1年"为主诉入院。诊断为静脉淤血性溃疡（图15-23）。入院后行双侧内踝扩创＋持续伤口负压治疗（图15-24），伤口负压治疗后评估创面基础良好（图15-25），行植皮术，最终创面愈合（图15-26）。

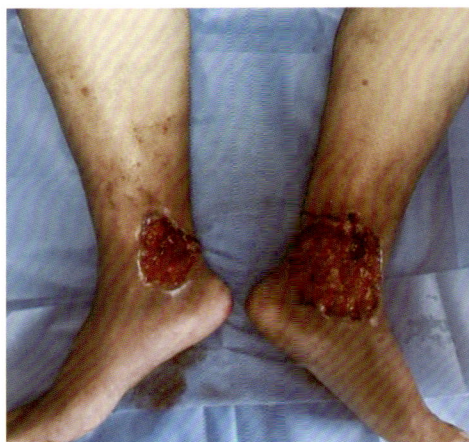

图 **15-23**　静脉淤口性溃疡

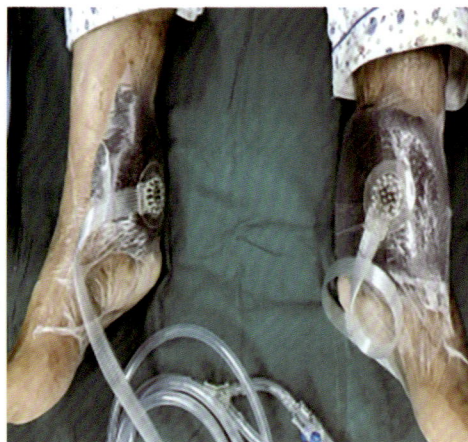

图 **15-24**　伤口负压治疗

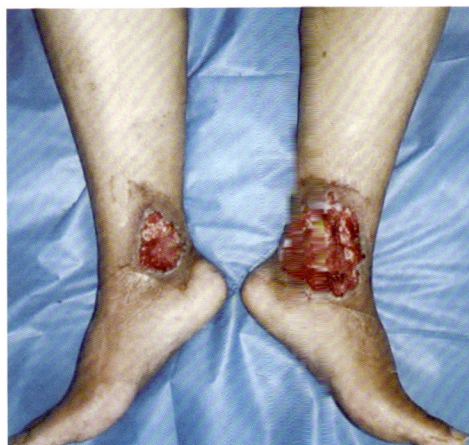

图 **15-25**　伤口负压治疗后

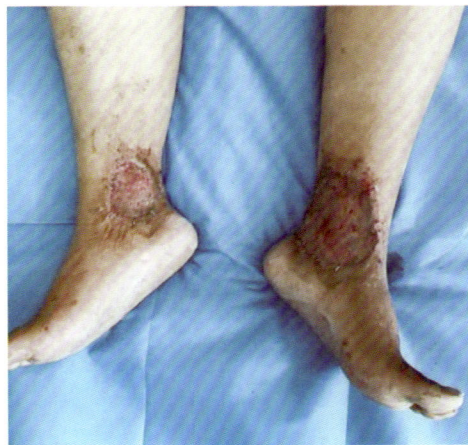

图 **15-26**　植皮术后创面愈合

病例2

患者男性，61岁，以"左小腿皮肤反复破溃伴疼痛5年，加重1个月"为主诉入院（图15-27）。入院后行右小腿扩创＋植皮术＋持续负压引流术，治愈创面（图15-28 ～图15-30）。

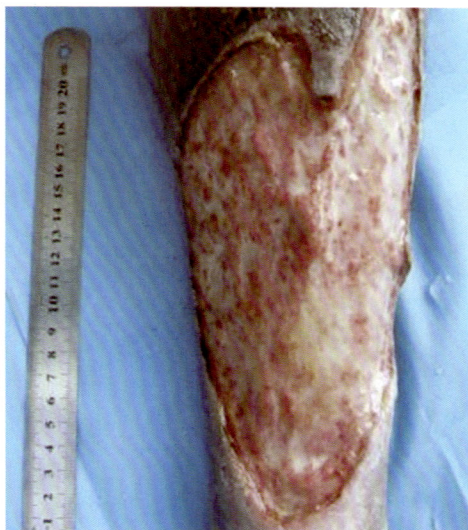

图 **15-27** 入院时创面

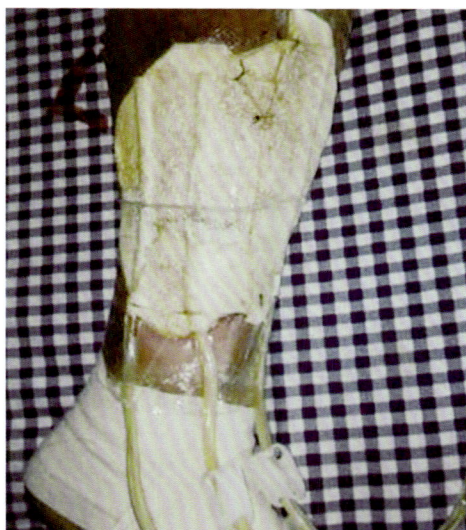

图 **15-28** 伤口负压治疗

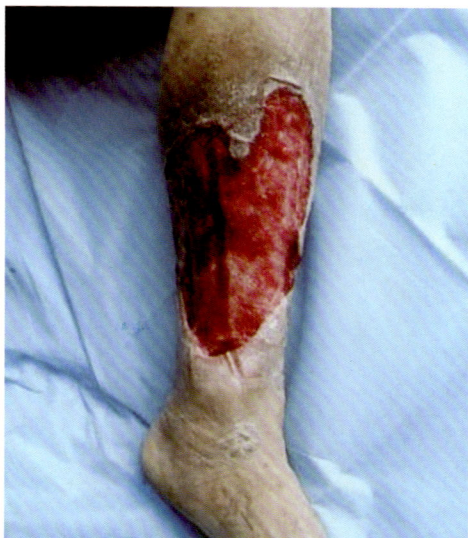

图 **15-29** 伤口负压治疗后创面

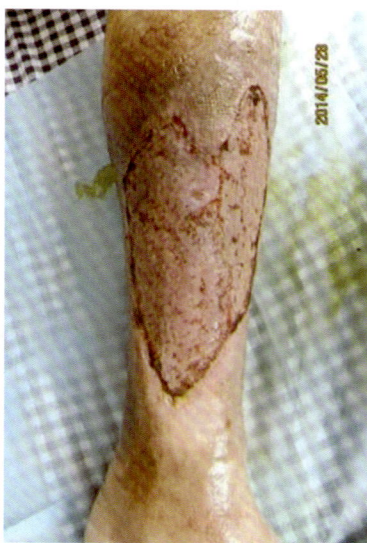

图 **15-30** 皮片移植术后，创面愈合良好

六、高原糖尿后足

1. 高原糖尿病足的创面特点

① 神经缺血双重恶化：低氧加重周围神经轴突变性，痛觉缺失导致溃疡隐匿性扩大。

② 创面菌群差异：高原糖尿病足创面以革兰阴性菌（如铜绿假单胞菌）为主，占比达60%。

2. 高原伤口负压治疗特色调整

① 多模态清创：结合超声、核磁等影像学手段进行清创与负压的治疗，优先清除深部坏死后度。

② 便携式装置　此类患者病程治疗周期长，鼓励使用便携式负压吸引装置，以适应高原偏远地区长期家庭治疗的需求。

3. 治疗原则　生活习性不同，糖尿病足在高原地区十分常见。糖尿病足在彻底清创后行伤口负压治疗效果明显，负压具有较强的引流效果，能明显减少细菌定植，为创面愈合提供一个洁净的伤口床，利于组织生长和防止感染。同时伤口负压治疗能增强伤口表皮基底细胞、成纤维细胞、血管内皮细胞的增生活性，促进伤口修复细胞的有丝分裂和细胞增殖，从而加速肉芽的生长，在一定程度上能够辅助糖尿病足的愈合。

病例1

清创后行伤口负压治疗，并行高压氧治疗，促进创面肉芽组织生长，肉芽创面植皮效果较好（图15-31～图15-34）。

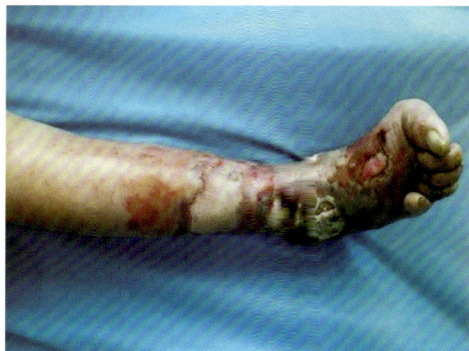

图 **15-31**　糖尿病足创面

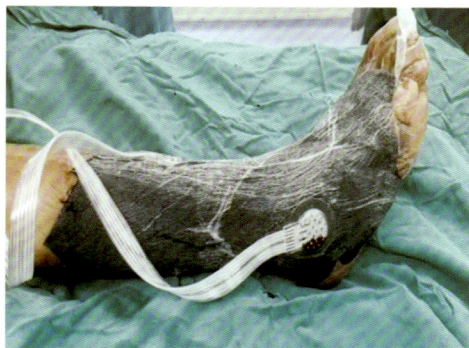

图 **15-32**　行伤口负压治疗

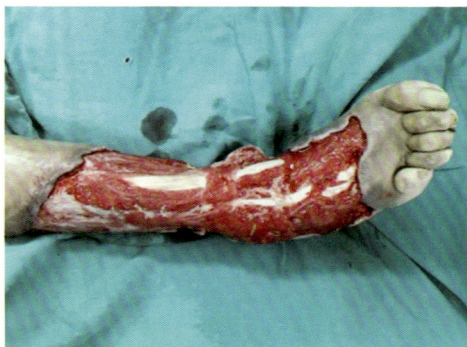

图 **15-33**　创面经伤口负压治疗肉芽生长良好

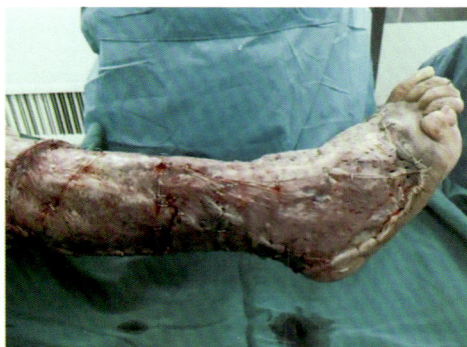

图 **15-34**　创面愈合良好

病例 2

　　患者董某，54岁，女性，既往有2型糖尿病病史12年，血糖长期未规律检测及治疗。此次出现右足底溃疡一月入院，查体见自足底远端溃疡创面处可探及一长约12cm的窦道，向足底近端延伸，伴有脓性分泌物，经充分切开扩创后持续负压引流后闭合腔隙（图15-35 ～图15-38）。

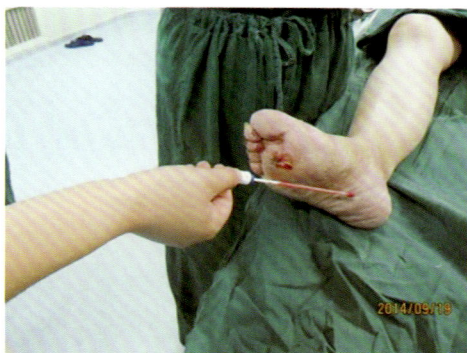

图 **15-35**　入院时足底窦道形成

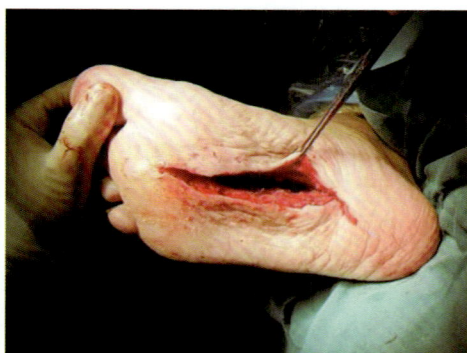

图 **15-36**　行窦道充分扩创

七、高原骨外露创面

1.高原骨外露的创面特点

　　① 外露骨膜及骨质容易坏死：高原地区气候干燥，外露骨质在缺失水分情况下易坏死。

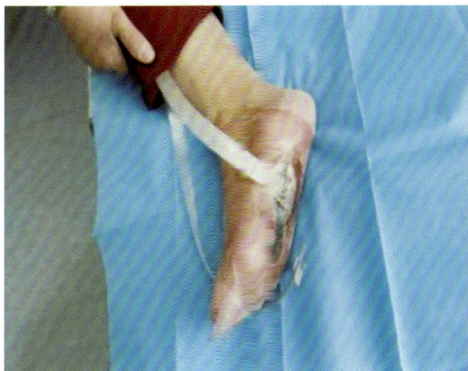

图 **15-37**　感染创面伤口负压引流　　　　图 **15-38**　创面愈合
　　　　治疗

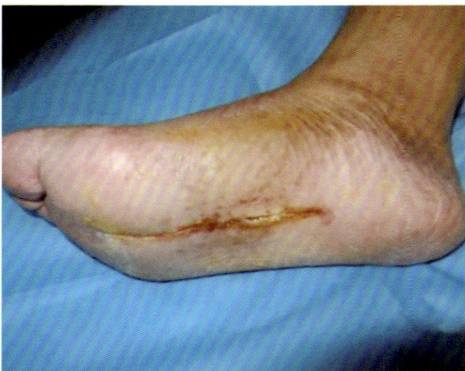

② 骨膜血供差：在负压压迫情况下骨质基底无缓冲效应，骨膜血管易压迫缺血、缺氧。

③ 骨膜再生延迟：低氧环境下骨膜祖细胞增殖率下降60%。

④ 死骨分离缓慢：海拔＞4000米时死骨吸收周期延长2～3周。

2. 高原伤口负压治疗特色调整

① 骨膜支架的建立：清创后考虑联合使用人工真皮或β-TCP支架（孔隙率85%）联合负压，促进骨髓间充质干细胞迁移。

② 动态压力调节：骨面接触区采用-50 mmHg，周围软组织区-125 mmHg，实现分区力学调控。

3. 治疗原则　骨外露创面属于难治性创面。难治性创面是指各种原因引起的经正规治疗超过1月未愈合或者没有愈合趋势的创面。近年来，随着国内交通事业、制造事业的快速发展，因交通事故、生产意外导致的骨折发生率逐渐升高，其中开放性骨折是较严重的骨折类型，早期需行彻底清创及骨折固定治疗。但部分严重创伤患者存在软组织缺损，清创后导致骨外露，治疗难度高。采用伤口负压治疗四肢皮肤软组织缺损合并骨或肌腱外露创面的患者，能获得良好治疗效果，且具有操作简单、手术风险及创伤小等优点。

病例1

患者男性，28岁，因"左小腿软组织坏死3周"为主诉入院（图15-39）。清创后部分腓骨外露给予伤口负压治疗（图15-40），2周后骨外露创面肉芽覆盖（图15-41），行邮状植皮手术修复创面（图15-42）。最终创面愈合良好（图15-43）。

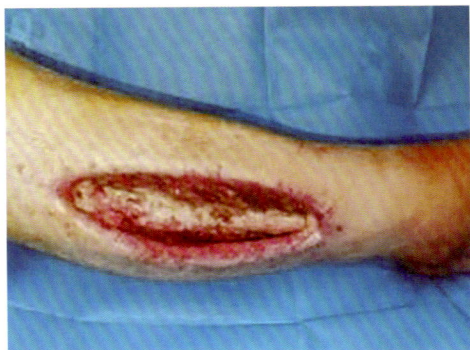

图15-39　患者左小腿软组织坏死

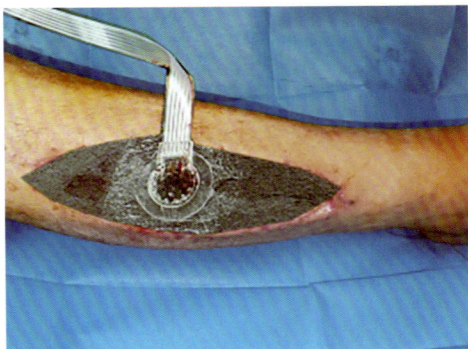

图15-40　清创后予伤口负压治疗

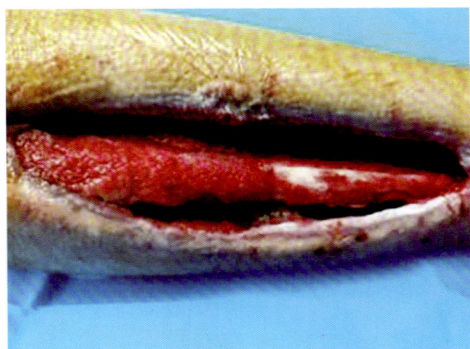

图15-41　骨外露创面肉芽覆盖

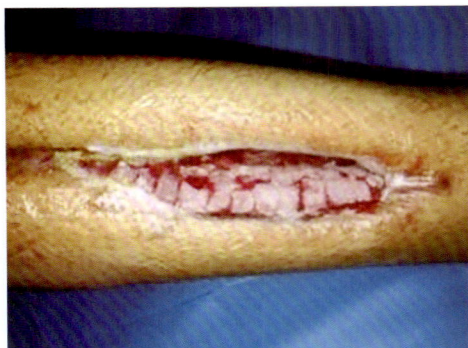

图15-42　行邮状植皮手术修复创面

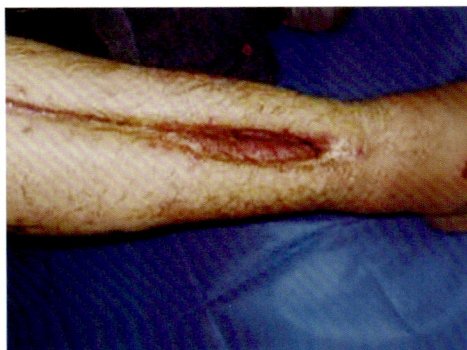

图15-43　创面愈合良好

病例2

患者男，51岁，以"腰背部化脓伴骨外露3月"为主诉（图15-44），入院后多次清创＋伤口负压治疗（图15-45），待肉芽组织覆盖（图15-46）后，行推进皮瓣修复创面（图15-47）。最终创面愈合良好（图15-48）。

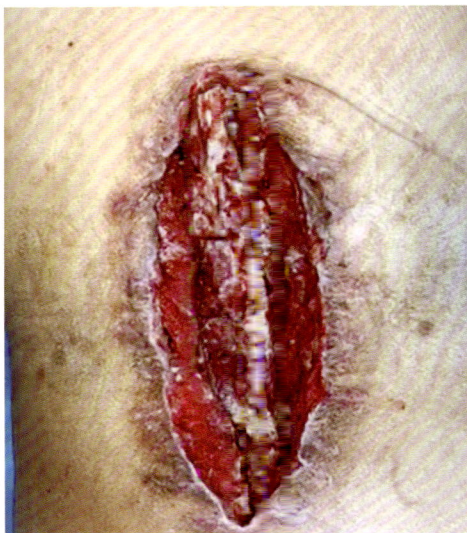

图 **15-44** 患者腰背部化脓伴骨外露

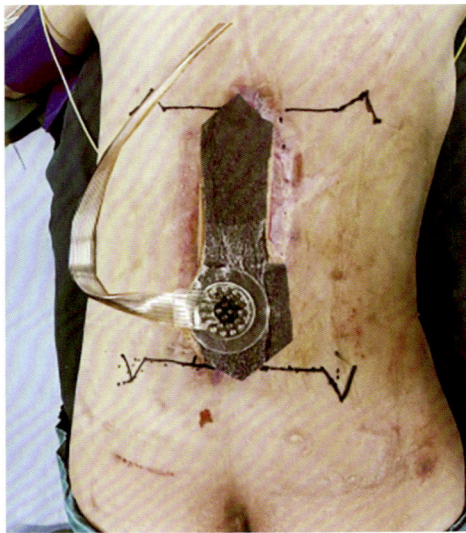

图 **15-45** 清创＋伤口负压治疗

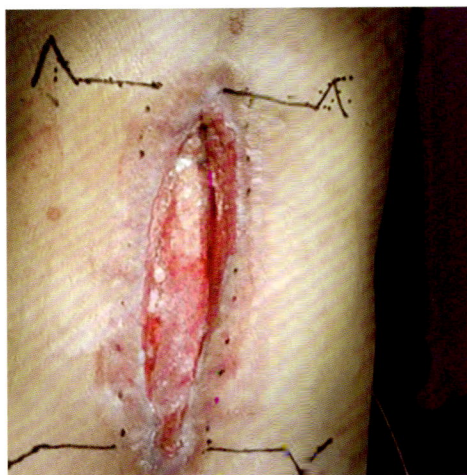

图 **15-46** 伤口负压治疗后肉芽组织覆盖

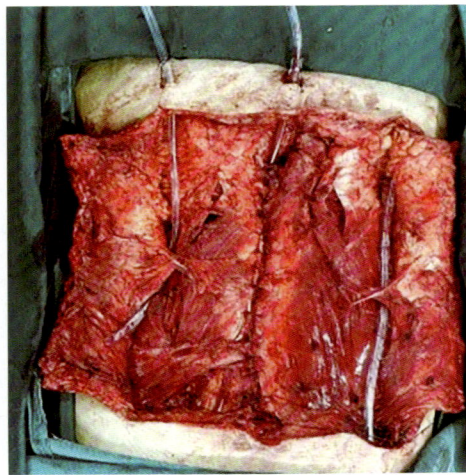

图 **15-47** 行推进皮瓣修复创面

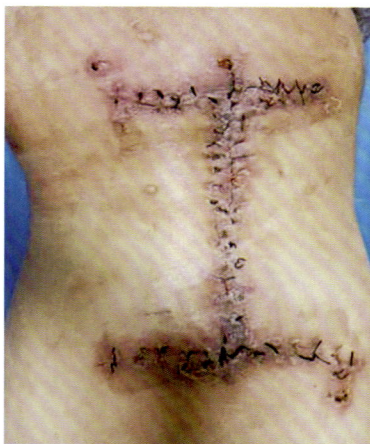

图 **15-48**　创面愈合良好

八、高原地区创面负压治疗共性优化策略

1. 环境适应性改进　采用耐低温材料（−20℃抗性）与防紫外线密封设计。配备气压补偿装置，自动校准高原低气压导致的负压值衰减。

2. 季节管理　冬季采用加热型引流管（维持37±2℃），防止管路内冷凝堵塞。

3. 时机与周期调整　治疗窗口较平原提前24～48h，单次持续治疗时间缩短20%（5～7天/周期）。

4. 全身氧疗协同　推荐负压治疗期间配合经鼻高流量氧疗（FiO_2 40%～50%），改善创缘氧供。对于无高压氧禁忌证的患者，可联合高压氧舱治疗（2.0 ATA，每日1次），突破高原氧分压限制。

5. 多学科联合管理　对于糖尿病足、骨外露等创面，联合内分泌科及骨科等相关科室协同治疗，综合管理患者创面。

通过针对高原病理环境的精准干预，负压治疗可显著改善高原创面愈合质量。从"压力-氧供-温度-材料"的四维重构技术体系，通过参数个性化设置、材料功能化改进、操作时机精准把控，突破环境限制实现创面愈合加速。

（卓么加）

第十六章

胸骨骨髓炎的伤口负压治疗

第一节　胸骨骨髓炎创面概述

胸骨骨髓炎是胸骨及其骨髓的化脓性感染，常由开胸手术后继发感染所致，引起切口周围或深部组织的感染。胸骨骨髓炎的发病与高龄、糖尿病、心肺功能疾病、肾病、低蛋白血症、左侧胸廓内动脉被利用搭桥及细菌感染等有关。

胸骨骨髓炎可以由冠脉搭桥术、主动脉夹层动脉瘤人工血管移植术、心包炎的治疗引起。据国内外文献报道，心内直视术后并发切口感染发生率为0.4%～8%，冠脉搭桥术后切口并发症发生率为1.9%～8.5%。开胸术后切口感染初始裂于切门多在手术后3～24天。往往患者合并糖尿病、心功能不全、肾功能障碍。严重者可以出现嗜睡、昏迷等脑功能障碍表现。一旦发生胸骨骨髓炎，临床治疗将变得复杂，各种并发症增加，特别是长期深部的感染会造成心肺功能恶化，导致住院时间延长、医疗费用增加，死亡风险增高。

胸骨骨髓炎的好发部位依次为胸骨下段、胸骨中段、胸骨上端，深度依次为胸骨浅层骨皮质、髓质、胸骨深层骨皮质、纵隔、主动脉弓后，坏死组织包括胸骨、肋骨、肋软骨、关节囊、纵隔脂肪、心包组织。假如出现了肋软骨感染，往往术后容易反复发作，有可能需要多次手术治疗。

第二节　胸骨骨髓炎创面的伤口负压治疗技术要点

胸骨骨髓炎患者，往往经过一段时间换药无效才到专科求治，由于伤口长期不愈合，带来一系列临床问题，特别是心肺功能、肾功能容易发生问题。绝大部分涉及胸骨骨髓炎创面裂开的患者需要手术治疗，特别是固定胸骨钢丝未拆除的患者，单纯换药极难愈合。此时，就需要术前至术后的相应准备。

（一）术前阶段

1. 手术耐受力及术后恢复能力评价　对于手术患者，尤其需要进行手术耐受力及术后恢复能力评价，帮助医生判断创面情况。进行肺功能检查以帮助判断术中风险，记录每日液体出入量预判心肾功能，检查血气分析，通过检查血生化指标（血浆蛋白、血糖、尿素氮、肌酐）判断各脏器基本情况、做伤口细菌培养和药敏试验检查，以帮助围手术期抗感染药物的选择；了解患者的手术史，包括开胸手术和既往身体其他部位手术史，以帮助选择今后手术适宜的皮瓣。

2. 影像学检查　查超声心动、胸部X线，伤口部位检查CT并做三维成像，显示肋骨影像用于判断整个感染范围。影像学检查也可以帮助判断钢丝的缠绕方向及深度（**图16-1**和**图16-2**），不同的医生对患者可以有不同的钢丝固定方式，明确情况对于顺利清创、拆除固定物、缩短手术时间有非常大的帮助。

3. 改善全身状态　全身情况需要多方面的调节。进行营养支持及脏器功能支持，术前控制空腹血糖8mmol/L以下，餐后2h血糖水平11mmol/L以下，提升白蛋白水平25g/L以上，营养状况的改善，有利于手术后伤口的恢复；改善患者的抑郁状态，如受到疼痛困扰要给予充分有效的止痛治疗。

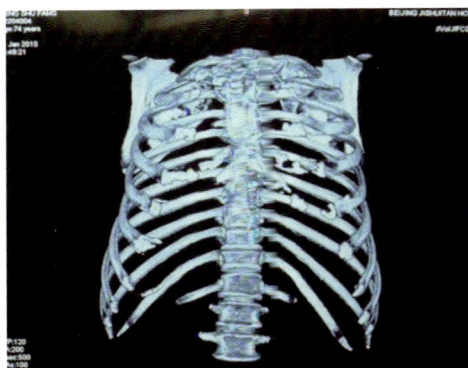

图 16-1 三维CT显示骨和钢丝状态

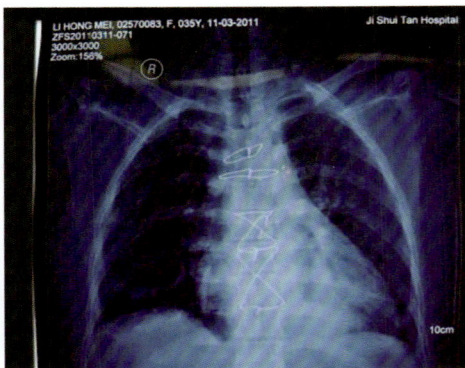

图 16-2 X片显示钢丝状态

4. 药敏试验 根据细菌培养的药敏结果使用敏感抗生素。患者往往存在耐药菌的感染，包括耐药金黄色葡萄球菌、耐药鲍曼不动杆菌、耐药表皮葡萄球菌、耐药大肠杆菌、耐药阴沟杆菌、耐药屎肠球菌等，多为混合感染。在入院前、入院后手术前，需要细菌培养加药敏试验，帮助选择合理的抗生素以在围手术期使用。

5. 术前换药 对于创面，手术前给予恰当的清创换药治疗，此时换药以控制感染为主。术前换药应该充分引流，大量感染性渗出需要及时处理，有条件时可以在手术前谨慎使用伤口负压治疗，帮助控制感染炎症及渗出液。从国内外对于胸部正中切口感染治疗历程可以看到，伤口负压治疗引入胸骨骨髓炎的救治体系以后，病情控制变得容易了很多，患者生存率也得到了极大的改善。

6. 处理并发症 胸骨骨髓炎患者往往伴随并发症，比如糖尿病、肾功能不全、心力衰竭等。因此，可以组建以整形外科或者修复重建外科医生为主导，内科医生、麻醉科医生和临床药师参与的治疗团队，对患者的病情综合分析、判断、评估，有利于患者的术前准备、术中管理及术后康复，有利于调整患者的全身情况（维护重要脏器功能，调整并控制血糖，加强营养支持，合理使用抗生素，创面定期常规换药治疗）等，为手术做好准备。

（二）手术阶段

手术期间，手术室应该注意保暖，给予患者人文关怀，手术中需要对患者的生命体征、心肺功能、麻醉状态、出入量水平、血糖水平进行监测，避免术中全身并发症的发生。

创面彻底的清创为手术的第一步。切除创面周围的感染坏死组织，取出内固定的编织钢丝，彻底清除所有坏死的胸骨、肋软骨、肋骨及其他感染、坏死的组织等。因为胸骨是个扁状骨，假如发现浅层骨皮质破坏，要彻底扩创，探查胸骨上下段，有可能存在胸骨全长的髓腔感染，尽可能把感染清除干净。有些患者，单纯清创术配合伤口负压治疗就能使伤口快速愈合。

根据手术进展情况、患者的麻醉耐受情况及创面情况选择是否一期修复，并且根据创面的大小及位置的高低设计修复方案。

假如患者出现了胸骨大面积缺损、深部感染，往往需要用血供良好的皮瓣修复，包括胸大肌肌瓣转移移植、胸大肌肌瓣翻转移植、腹直肌肌瓣移植、大网膜轴行组织瓣移植、胸腹联合肌瓣移植等。根据创面的情况选择修复皮瓣的种类，常用胸大肌肌瓣和腹直肌肌瓣，配合伤口负压治疗。

① 胸大肌肌瓣：适合修复胸骨近端的组织缺损，必要时可以双侧胸大肌联合应用，使用时候应该注意若是翻转胸大肌为胸廓内动脉胸骨旁穿支为血供来源，需要明确该侧胸廓内动脉是否已经被取用，否则易造成手术失败。

② 腹直肌肌瓣：适合修复胸骨中下段组织缺损，若创面较长，单纯腹直肌肌瓣不能完全覆盖，可以选用腹直肌及胸大肌联合修复创面；老年患者要警惕腹直肌可能萎缩而不能利用，多次生产经历的女性患者腹直肌有可能出现损伤不可利用的情况。

伤口负压治疗适用于清创后坏死胸骨可以完全去除的创面，基底情况良好，经伤口负压治疗可以短时间内愈合。治疗关键在于负压的控制。以往早期使用负压技术治疗伤口的时候，往往使用普通纱布、银离子纱布等自制填充物作为负压敷料，容易出现堵管引流不畅等情况，现在已经有了先进的填充耗材，多用高分子多孔有弹性的医用海绵类材料，市售负压套装目前用于这类伤口已经非常方便。

发生胸骨骨髓炎及切口不愈合时，如果处理不及时、处理不当会有生命危险。经过多年的临床实践，这类创面的治疗方法得到了极大的改进，特别是伤口负压治疗技术的出现，给很多患者带来了治疗的便利，特别适合基层医院的早期救治。应该注意的是，胸骨骨髓炎治疗时要重视患者的全身情况，谨慎处理并发症，及时手术。负压控制感染后，如果存在巨大深在的创面，建议及时使用血供丰富的组织瓣闭合创面。

第三节　胸骨骨髓炎创面的伤口负压治疗实例

病例1

患者女性，74岁，主因冠脉搭桥术后1月余，胸部伤口裂开流脓，经外院反复治疗不愈合，来我院求治。

诊断：胸骨骨髓炎，冠脉搭桥术后。

治疗方案：患者入院时创面流脓（图16-3），基础情况差，给予相应对症处理稳定病情。周后手术扩创，去除感染坏死组织及钢丝异物（图16-4），扩创后予伤口负压治疗（图16-5）。负压治疗1周后，创面新鲜，感染得到控制，行左侧胸大肌肌瓣旋转，右侧胸大肌肌瓣翻转修复伤口（图16-6），

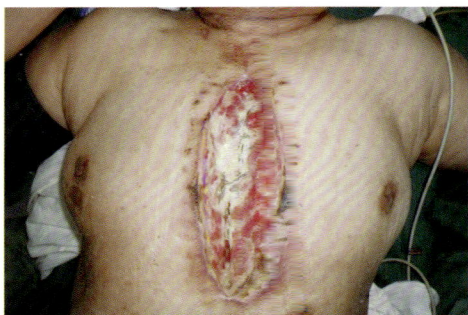

图 **16-3**　入院时创面情况，伤口流脓

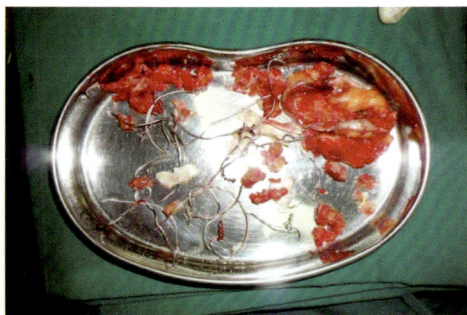

图 **16-4**　手术扩创，去除感染坏死组织及钢丝异物

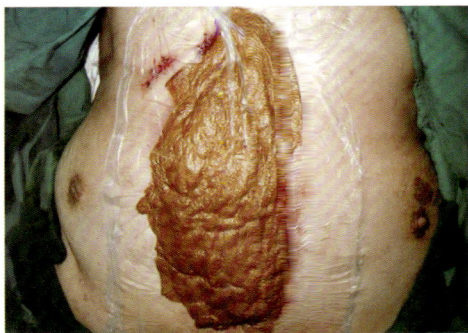

图 **16-5**　放置负压治疗装置，填充抗感染纱布

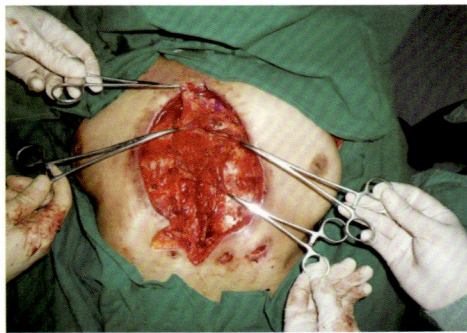

图 **16-6**　皮瓣修复

闭合伤口（图16-7），一期愈合。术后创面修复良好（图16-8），患者康复出院。

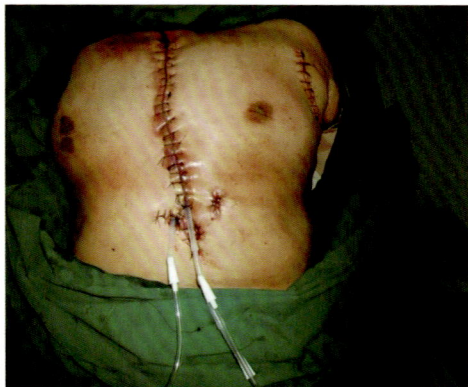

图 **16-7** 闭合伤口

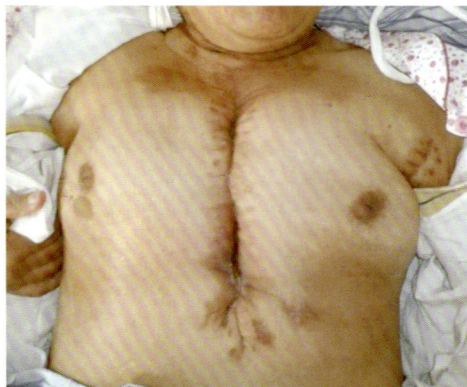

图 **16-8** 创面愈合

病例2

患者女性，68岁，冠脉搭桥术后创面不愈合3月余，流脓，反复换药不愈合（图16-9），来我院求治。

诊断：胸骨骨髓炎，冠脉搭桥术后。

治疗方案：入院后予支持治疗稳定病情1周后，行手术扩创，去除感染坏死组织及钢丝异物（图16-10和图16-11）。自制负压引流装置（图16-12），控制创面感染后，换药40天愈合（图16-13）。

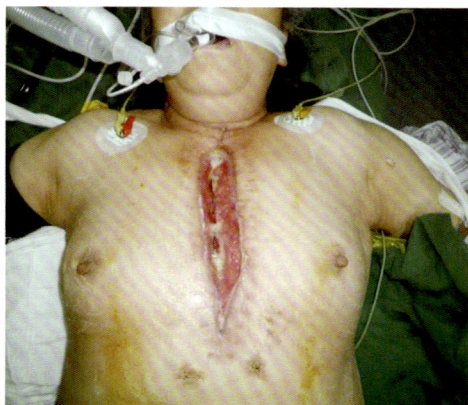

图 **16-9** 创面感染不愈合

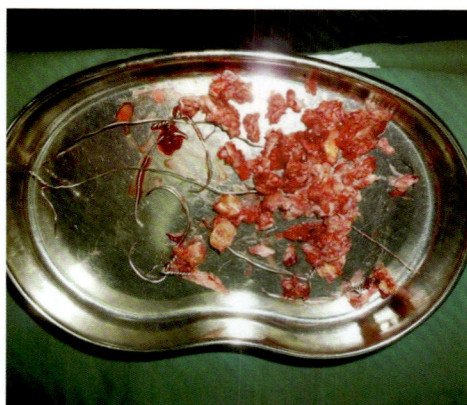

图 **16-10** 清创去除坏死组织

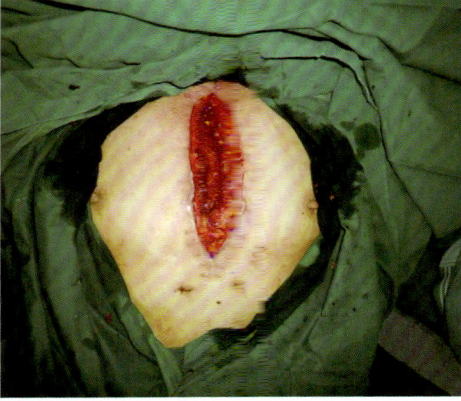

图 **16-11**　扩创后创面

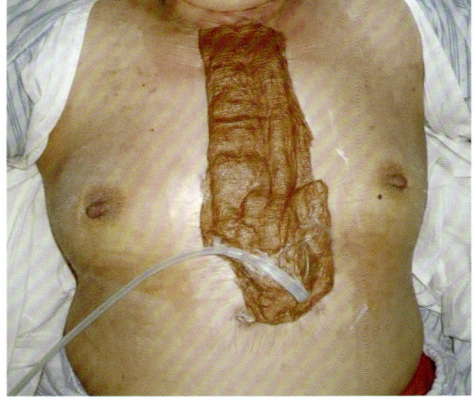

图 **16-12**　自制负压引流装置，填塞
抗感染纱布

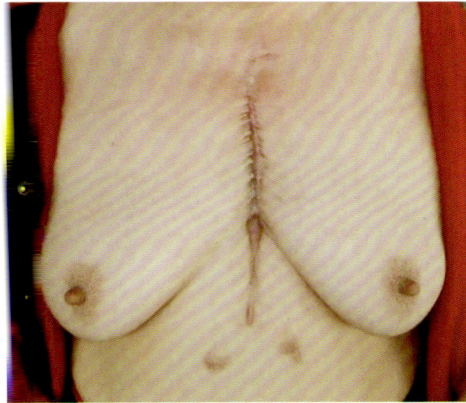

图 **16-13**　创面完全愈合无复发

（周业平）